中醫是這樣看病的
醫經心悟記

曾培傑—陳創濤 著

目錄

【序一】進與病謀，退與心謀 6
【序二】中醫是如何看病的 8

第一章 陰陽

1 陽氣與鼻塞 18
2 陽化氣則陰津四布 21
3 從治水看陽化氣與陰成形 24
4 陽動冰消與閉經 27
5 口乾尿頻與陰隨陽升 30
6 一息陽氣一息命，一息寒氣一息病 33
7 通降胃腸助陽入陰治失眠 37
8 製陽光消陰翳看腳腫 40
9 陰實堵道與陽火反彈 44
10 盜汗、衝氣上逆與陽不入陰 49
11 援物比類與中醫 53

第二章 臟腑

12 肺金若鐘，內外叩之皆鳴 60
13 從風吹雲、陽光照、天降雨看心肺痰喘 63
14 大地溫暖靠太陽，胃腸蠕動賴心臟 66
15 九竅不利建中氣 69
16 從放風箏看肺胃上逆嘔吐咽癢 72
17 升清降濁調脾胃 76
18 從幼苗最怕倒春寒看小孩食積脾虛 79
19 打呼與胃中痰濕 83
20 從莊稼枯黃治土壤看眼耳鼻舌病調脾胃 87
21 補土伏火、平衡降逆治口腔潰瘍 91
22 治眼目流淚要明來源與去路 94

23 從海水倒灌、濁火反彈看中焦肝膽脾胃鬱滯 97
24 從臟腑傳變看生氣的代價 101
25 從水往低處流看眼目脹滿 105
26 從種田植樹看治肝病 108
27 脾胃動力在心腎 112
28 無處不到看三焦 115
29 從五臟相關看陽痿 118
30 精遺勿澀泄 122
31 臟邪還腑、陰病出陽是癒病的大方向 125
32 五臟元真通暢 128

第三章 氣血

33 生氣是如何傳變傷及五臟的 134
34 從十字路口交通堵塞看逍遙散治肝氣鬱結 138
35 從風箏斷線、火山爆發看氣血並走於上 141
36 杯中窺垢見治瘤大法 145
37 水庫積水與婦人積液包塊 148
38 從雲開霧散見蒼天領悟氣行結散 151
39 吹口哨與耳鳴 155
40 肥三藥與壓氣飯 159
41 治痹不忘虛 163
42 勞力過度傷什麼 166
43 思慮過度傷什麼 169
44 膻中與人參 172
45 譬如陰晦，非雨不晴 175
46 風氣雖能生萬物，亦能害萬物 179
47 產後風濕源於氣血不足 182

第四章 經脈

48 桂枝燒酒方治風冷傷頭 188

49 從水到渠成看氣充血足經脈自通 191
50 經脈所過，主治所及 195
51 經脈與臟腑 198
52 從河狹水急看血脈狹窄引起高血壓 201
53 從抽水馬達強弱看血壓低 205
54 河道淤阻與痛風 208
55 三焦湯與道路 212
56 從百川歸海看消水治脹 215
57 高速公路與血脈 219
58 管道與經絡血脈 223

第五章 治法

59 從陽光與烏雲悟通降法 236
60 從風寒積聚看發表通裡 240
61 從天清地濁人要活領悟給病邪以出路 244
62 十字路、三岔路與人體要害 247
63 從「白雲朝頂上，甘露灑須彌」看水火升降 250
64 從堤壩漏水看帶下治法 254
65 升降散與鬱六藥 257
66 脈獨大獨小與順其性養其眞 261
67 鼎三法在治療更年期症候群中的運用 265
68 痤瘡與垃圾 269
69 推揉二法悟方劑 273
70 中醫治病用什麼 277
71 小兒咳嗽協定方 281
72 小功法大智慧 285
73 立竿見影拍百會 288
74 方證對應 291
75 藥症對應 294
76 治漏三法——塞流、澄源、復舊 297
77 靈活使用中成藥 299

78 利小便與撤熱下行 303
79 健忘乏力與清濁 306
80 以通為補治陽痿 310

第六章 取象

81 木熱流脂與肝熱汗出 316
82 上中下取象悟藥 318
83 鍋中物與灶下火 321
84 固表金鐘罩 324
85 蟲無濕不生 327
86 從草木枯槁領悟弦硬鬱脈 330
87 抽油煙機與通腸法 333
88 從蟬蛻之象看辭舊生新 337
89 刮鍋底與雞屎藤 341
90 從耕種農忙看嗜睡傷人 344
91 從吹風機看風能勝濕 347
92 水足風起船自行 350
93 白帶渾濁與植樹造林 353
94 養人如養花 356
95 潤滑油與除鏽垢 361
96 從爐火添煤看膏方之道 364
97 舌裂與乾旱 368
98 脾是水堤防 371
99 瓦斯與養生 374
100 從天地人三才觀看皮膚病外洗方 377
【後記】醫門實修文 381

【序二】

進與病謀，退與心謀

我們在任之堂裡，跟隨余老師學到中醫最精髓的悟性思維，但老師這些悟性思維又是從何來的呢？無他，好琢磨而已。

老師通常會因爲一兩個醫門話頭，而反覆參究幾天甚至幾個月，如同儒家所謂格物致知，禪門所言參禪觀話頭一樣。

老師在任之堂成立八周年慶上對眾學生說，你們知識累積到一定程度後，就要多去參醫門話頭，究天地之道，窮萬物之理，這些簡單的概念，流傳已久的名言都有巨大的價值。當你通古今醫家之變時，就能成就自家機杼，別有一番風骨。

學生就疑惑道，該怎麼參究呢？應該如何選醫門話頭？

老師便說，比如金元四大家中，張從正參「邪去則正安」的話頭，而創立攻邪派；李東垣參「脾胃一虛，百病叢生」的話頭，而創立補土派；劉完素參「六氣皆從火化」，而創立寒涼派；朱丹溪參「陽常有餘，陰常不足」，而創立滋陰派。他們都從不同角度，豐富發展了中醫。

可選的醫門話頭很多，比如「怪病多由痰作祟」，就這一句話，你們好好去琢磨，就大有學問。朱曾柏就曾深入思考「疑難雜病從痰論治」，反覆參究這句話頭，印證於臨床，並建立了痰病學。

這痰是怎麼來的，在臨證讀書中，常把這句話頭提起，反覆參究，反覆琢磨，語默動靜，行住坐臥，皆念茲在茲，久而久之，痰的來源跟去路，漸漸明達，痰的病症表現跟治療方案，也進一步清楚。在臨證中，一旦能驗證所思所想時，慢慢你就由這扇門，進到更廣闊的醫學天地裡去了。

這個就叫做借一句話頭以成就醫學的精進，就像借舟渡河一樣。古人所謂的進與病謀，退與心謀，說的無非就是不斷地參話頭，不斷地格物致知，不斷地接近靠近眞理。

進與病謀，退與心謀，臨證重在參話頭。
由少到多，由生轉熟，反覆參究疑團破。
朝也琢磨，夕也琢磨，不分陰晴與顛簸。
你來應酬，他來應酬，我心總在醫門遊。
不理閒說，不講房樓，終歸是醫中國手。

曾培傑　陳創濤
二〇一四年三月一日

【序二】

中醫是如何看病的

建一棟房子需要用到哪些知識？

老師說，第一要有精密的理科設計圖紙，第二要有優美藝術的文科思維，第三要有從理論到實踐的轉換能力，能落到實處，扎扎實實地把這些想法變爲現實。學中醫也是如此。

大家可能都會有疑問，不是說學中醫需要的是文科的人才嗎？以文通醫，事半功倍？

老師說，學中醫更需要理科的邏輯推理能力，當然也少不了文科的知識積累。沒有文科的功底，很多醫籍根本看不進去，還有很多美妙的取象思維，也展不開。如果沒有理科的邏輯推理能力，到時候眞正想把醫理落實到臨床中去，就會發現，手中雖有千方，但筆下實難出一良策啊！

所以文理兼通，方得爲醫。不得識文斷字，難以爲醫，不得窮理通變，更加難以爲醫。一個出色的臨床醫家，必然是理事圓融，精通文學，理論推導嚴密的。如果缺乏任何一方面，就像鳥兒少了一邊翅膀，車子少了一個輪子一樣，都很難眞正富有氣象地動起來。這就是爲何歷來學醫者多，成就者少的道理。

老師向來都是理科偏長的，他可以將別人一個小時都做不完的數理題目，在半個小時內做完，而且拿到最高分。

老師說，這些都是陳年舊事，二十年前的經歷了，但我如今回憶起來，依然快樂。我一看到這些數理題，就很激動，因爲它們富有邏輯推演的挑戰性，裡面的證明題，你每證明一道，都像是攀上了一座高山一樣，讓人很有成就感。所以對數理題，我向來都是迎難而上。這種習慣的建立，讓我在臨床中，遇到疑難雜病，立即燃起挑戰之心，必須要打破砂鍋問到底。

然後老師就給大家講最初級的三角幾何到高級的立體幾何。不是說學中醫嗎？怎麼講起數理來呢？

老師說，醫易相通，《易經》講究象數理，你們取象的悟性思維，在這一年多的時間裡都大大提高了，但那種邏輯嚴密的推演、數理的思維，還遠遠不夠。而臨床上眞正想出實效，必須要具備這種思維。

就好比三角形，三個內角之和是一百八十度，這是一條定理，如果你知道兩個內角和爲一百三十度，你能否推出第三個內角爲五十度？

由已知的資料，推出結論，然後加以證明，這就是嚴密的數理思維。在臨床中，當你看到鼻流清涕的病症時，如何推出通宣理肺的治法來？通過通宣理肺來治療鼻流清涕，這是現成的經驗推論成果，但你要知道這成果是怎麼出來的。首先你要去找定理公式，所謂的定理公式多是千百年來流傳不變的醫門話頭，這些話頭大都存在於經典裡頭，如《黃帝內經》、《難經》等。

這時你找到肺開竅於鼻，這是一條定理，你又找到陽化氣陰成形，這是第二條定理。

由這兩條定理，你就想到原來鼻子流清水是肺裡有寒，清水是陰成形的產物。如果陽氣足夠，它就不會變成清水，而會化成氣，去熏膚充身澤毛。只有胸肺陽氣不振，氣化不過來，陰邪才過剩，通過肺的窗口流出水來，提示你裡有寒。這時你就可以證明通宣理肺，用溫化胸肺寒氣之法，就可以治癒鼻流清涕。

這時你給病人開出中成藥通宣理肺丸，他吃了有用，你給他開玉屏風散合桂枝湯去溫化胸肺陽氣，他喝了照樣有用。當這個推論一旦被你自己證明後，你治病的思路就變得活潑而且相當開闊，臨證用藥就能夠步步改善疾病。

所以說，我們中醫是怎麼看病的，我們該如何去教人學好中醫，這裡面最關鍵的不是去看哪家學派學說，也不是去跟哪個名師，而是首先要培養這樣的邏輯推演思維。

由已知的很多公式定理去推出更多的推論，然後通過各種推論來解決各類證題，即臨床上需要攻克的疑難雜病。

學醫就像修行一樣，要「自依止，法依止，莫異依止」，就是說人貴在能夠自己去參究領悟道理，運用已知的原則規律，去解決各類層出不窮的問題。自依止就是靠自己；法依止就是要遵循各類法則規律定理公式；莫異依止，就是不要去依附其他的人或各種學說，即便是老師也不是給你依靠的。

所以西方有句哲言叫，吾愛吾師，吾尤愛眞理。

而在中國，眞正的尊師重道，不是尊某人、尊某學術，而是尊眞理、尊天地道法。

現在很多學醫的人，老想得到別人的偏方秘方，現成的經驗，不肯花心思工夫去鑽研深究，去參悟醫門話頭，不願意去背很多定理公式，如《黃帝內經》。其實只要你把這些基本定理公式背會了，然後加以深究推演，那麼面對層出不窮的疑難雜症，你治療起來思路都會漸漸明朗。如果你不加分析地籠統接受別人的經驗推論，不是你自己證出來的，這就叫做「拾人牙慧」，到你真正臨床去應用時，難以得心應手。

這就好比某些醫家，他善用柴胡劑，用得爐火純青，病人普遍反映效果好，而你不明其中機理，也照搬去用柴胡劑，結果發現效果不明顯，大失所望。

好比有人得出經驗說，我重用一味川芎治頭痛效果良；有人說我用藁本、蔓荊子治療頭痛效果很好；有人說我用羌活、葛根治頭痛，同樣效果非常好；有人說我用三七配細辛打粉治頭痛，得心應手；有人說我用全蟲、蜈蚣，製成散劑治頭痛，對各類頑固久不癒的頭痛效果出奇的好；也有人說我就一首川芎茶調散加減變化通治一切頭痛；還有人說我就逍遙散一方，治療頭痛就很好了……

這時你就全蒙了，一下子如山高海深般的知識全湧過來，每個都是好的臨床經驗，都說得頭頭是道，當你眞正碰到一個頭痛病人，估計你就莫衷一是了，好像哪個都可以，但眞正用起來，又似乎哪個都不如意。這就像孫思邈《大醫精誠》上所說的，世有愚者，讀醫籍方書，三年便昂頭戴面，稱天底下沒有病我不能治的。等到眞正臨床治病三年，發現疾病並不全按書中那樣教條地發生發展，屢屢受挫，便氣憤地說，這天底下沒有一個方好用的。

爲何呢？因爲所有書本知識，都是別人的推論，你需要一個自我內化的過程，只有這個過程建立在嚴密的邏輯推演基礎上，你才能夠眞正地將知識與實踐融爲一體。

就比如我們要證明爲何頭痛不離川芎，假如這道題就是你的幾何題，你的數學題，你如何通過所知的定理公式，把這個題給證明出來呢？證明出來後你用時就不會茫然失措了，證不出來，你照搬照套，那就相當於買彩券一樣，靠概率去中，靠運氣去碰。

醫門的大部分公理原理定律都在《黃帝內經》中，所以我們要好好參究《黃帝內經》裡的各類話頭。針對上面說到的題目，我們找出第一點叫頭爲諸陽之會；然後再找出第二點，川芎這味藥，能夠上行頭目，下行血海，旁開鬱結；還有第三點，不通則痛、不榮則痛這條定理。接下來我們就可以推演出各類治療頭痛的推論了。

你知道爲何會有各家學說？爲何中醫能夠百花爭鳴？爲何歷代醫家能夠產生各類豐富的經驗？原來都是從這基本的原理定理裡頭得出各種解決疾病的經驗推論。

所以對於頭痛，碰到不通的，把陽氣升上來通達之，如羌活、葛根。碰到不榮的，臟腑不足的，把氣引上來，滋養之，如補中益氣湯。碰到邪風束表，導致經脈收引的，用藥發散之，如川芎茶調散。碰到臟腑裡氣不調，用藥條達之，如逍遙散。碰到局部有瘀血刺痛的，用藥搜剔之，如蟲類藥蜈蚣、全蠍。

這樣使得這個諸陽之會的頭部，能夠處在「清陽出上竅，濁陰出下竅，清升濁降」的狀態，那麼你隨手用出來的方子都是好方，都是直接切中病機的，這就一下子把醫學活了。

老師說，我們接下來的工作就要多練習這治病悟病的過程，把這些大家都知道的公理公式整理出來，然後熟悉它們，並且去推演，得出各種推論來服務於臨床。這個就是中醫之證。真正的證它有兩個層次的意思，一個是證候，要你去辨的，這個是名詞；一個是證理，要你去推演的，這個是動詞。所以中醫之證，絕不像你們尋常理解辨證論治那麼簡單，它最精深之處，就是怎麼去證道。對這證道的過程眞正參究洞悉後，才能夠從根源上推動中醫的發展，才能培養出眞正有底氣的中醫來。

我們便問老師，要掌握這中醫之證該如何去做呢？

老師笑著說，治病就像解題，你們以爲中醫難，所謂難易相成，難是難在你們掌握的公理定理不多，難在你們對這方面的推論不熟。一旦基礎打牢了，再到臨床上稍經點撥，把那重紙捅破，把這些推論的過程一理順，你們自己都能夠得出很多寶貴經驗，根本不需要急著到各處去訪師問道。你們自己都可以從古籍中挖出大量寶藏。你們會發現這中醫治病也如同眾學生解幾何題一樣，會的人一點即透，不會的人怎麼都做不出。

所以你們現在要做的工作就是把中醫的定理公理，古籍上大量的原則治法，先掌握熟悉，變成自己的武器，爲下一步的推演做好準備。

爲何我們現在治療很多濕疹病人，用杏蘇五皮飲效果非常好？這就是靠定理公式推出來的結論，這個過程是這樣的：

首先要知道的第一條是肺主皮毛，第二條是濁陰出下竅。

所以臨床上一碰到皮膚濕疹，肺脈上亢，要想到這就是濁水不能出濁道，往皮表發了，要治哪裡呢？治肺。要怎麼治呢？把水濕收到三焦通過膀胱把它利出去。這樣濕濁從小便而走，皮膚表面濕濁不泛了，自然就好，這可是治根之法啊！

而這個治根之法，正是通過「肺主皮毛」、「濁陰出下竅」這兩個再簡單不過的中醫公式推演出來的。即便是初學中醫的人，也知道這兩條公式，但他們多不知道如何去推演。一旦知道如何去推演，可能面對濕疹這樣的疑難之症時，就有了有效的應對之法。

所以說，要如何解幾何題呢？如果連定理公式這些基礎都不知道，連三角形三個內角和是一百八十度都不知道，連等邊三角形三條邊相等的常識都不知道，那麼所有的推理將無法進行下去。就像沒打地基，高樓根本蓋不起來一樣。

現在很多學生很聰明，很善於去挖掘別人的推論，但那只是別人種出的果，不要以爲受別人恩惠就是一件很值得高興的事，不要因爲得到很多現成的經驗就沾沾自喜，要學好中醫必須要自己去悟。學中醫到底有沒有可以遵行的法則？應該如何去悟？怎麼樣去下工夫？有沒有一個模式可以成爲天下醫者的範本呢？絕對是有的。就像太陽，把光和熱佈施給萬物，心臟把能量供應給五臟六腑。眞正的醫者應該是一個眞正的修道者，應該成爲一輪紅日。

現在很多人從學院裡走出來，意氣蓬勃，一到臨床上就受挫，一受挫對中醫就喪失信心，一喪失信心就半途而廢自我放棄，唯他人馬首是瞻，結果很多知識都不能貫通起來，根本就不能融合起來。這裡面除了基礎薄弱外，還因爲缺乏一股反覆參究的精神。

老師一直認爲眞正的醫者，應該是一個禪者、覺悟者，像把一個話頭參破啃透一樣，把一個醫理悟透，這個反覆參悟琢磨的過程，就像牛反芻一樣，對這些公式定理不厭百回讀，熟讀深思子自知。古詩云，鴛鴦繡取憑君看，莫把金針度與人。

這是說，當把漂亮的鴛鴦畫布繡好後，可以給人觀賞，但從來不把這暗藏的繡花功夫傳出去。而現在余老師不僅把病案公布出來，還把如何治病的思路，把中醫這個千年瑰寶在實踐中反覆驗證行之有效的「金針之術」，毫無保留地全盤托出。

但現在很多人都想一蹴而就，他們都忽略了重要的一點，就是眞理的把握往往需要一個反覆的過程，沒有一次性到位的。一次性到位的，那是魔法，不是正法，那是急功近利。人間正道向來都是滄桑的，都是沉澱的，都是精華的凝練。

於是我們推出《醫經心悟記——中醫是這樣看病的》，目的是把學醫人如何看病悟病，如何根據現有的常識公式定理來推演治療大法的過程昭顯出來。這裡面雖然零零碎碎，但卻是臨床上反覆琢磨凝練出來的東西，希望大家在這基礎上能夠更上一層樓，跳得更高，看得更遠，領悟得更深，思路更廣。

曾培傑　陳創濤

二〇一四年三月一日

第一章
陰 陽

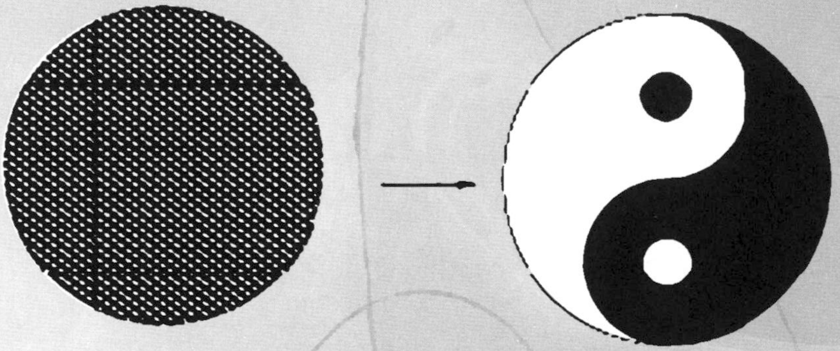

混沌初開，乾坤始奠。
氣之輕清上浮者為天，為陽；
氣之重濁下凝者為地，為陰。

古人說，醫道雖繁，如果用一句話來概括它的話，就是陰陽而已。

病情變化莫測，然萬病不離其宗，雖非一言能盡，但總不離陰陽之道。

陰陽看似不可捉摸，實際就在我們日常生活中。

當你看到太陽時，就要想到陰影，見到火時，就要想到水。

當你站在高山上時，就要想到深谷，見到雲時，就要想到雨。

當你白天活動時，就要想到晚上休息，見到熱時，就要想到冷。

……

人體就像一輛車，車的配件如人的臟腑，車裡的汽油，如人的氣血，車的管道如人的經脈。

開動車時，不斷地左右調方向盤，就像在調車子的陰陽。

用藥物或用外治法，幫病人調身體，其實就是在調病人身體陰陽這個大方向盤。

1 陽氣與鼻塞

《慎齋遺書》曰：「凡人生病處，皆為陰為火，總因陽氣不到，陽氣所到之處，斷無生病之理。」

有個病人，男，四十三歲，長期過敏性鼻炎，平時最怕風冷，晨起噴嚏不斷，鼻塞頭暈，夜臥難安。

他問老師是怎麼回事。

老師說，頭爲諸陽之會，你陽氣不夠，發不上來，所以容易招風冷。

他又問，那我頭暈，又是怎麼回事？

老師說，也是陽氣上不來。

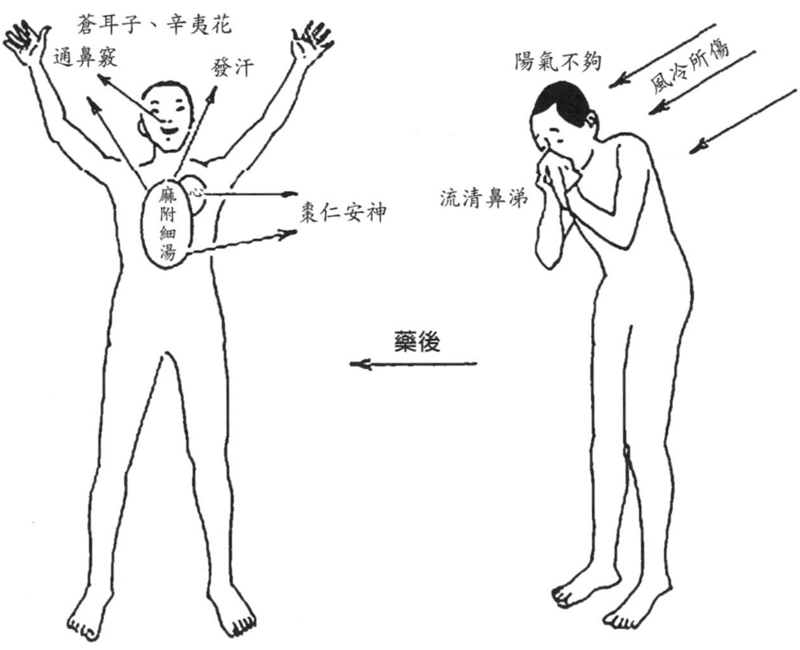
蒼耳子、辛夷花
通鼻竅
發汗
心
麻附細湯
棗仁安神
藥後
陽氣不夠
風冷所傷
流清鼻涕

（要多爬山運動發汗）　（少待冷氣房）

他又問，那我疲勞沒勁、記憶力減退，是怎麼回事？

老師笑著說，還是陽氣上不來。就像你家裡停電了，或者電壓不夠，你的冰箱、電視、電鍋、洗衣機、電腦都不亮了，都轉不起來。這時不是去修電器，而是去通電。你陽氣一上來，什麼都好了。哪個地方陽氣不到，哪個地方就不舒服。就像太陽光照射不到的地方，就特別陰濕，黴菌病毒就潛滋暗長。

病人點了點頭，然後老師給他開方：

麻黃 10克	**附子** 20克	**細辛** 10克	3劑
蒼耳子 15克	**辛夷花** 15克	**酸棗仁** 20克	

就這六味藥，病人吃了後，過了幾日來複診，很高興地說，醫生，吃了你的藥後，我明顯感到鼻炎在好轉，頭也不暈了，晚上睡覺比以前好些，早上起來打噴嚏少了，也不怕涼風了。

老師笑著說，正氣存內，邪不可干。陽氣者，衛外而爲固也，陽氣足，能夠到頭表，自然精神，不怕風冷。

然後老師叫大家回去好好參究「陽氣」二字，讓大家放到大自然中去領悟。何以天地之間，春生夏長，秋收冬藏？何以《黃帝內經》上說「陽生陰長，陽殺陰藏」？何以張景岳提出「天之大寶只此一丸紅日，人之大寶只此一息眞陽」？

參究提示

1. 頭爲諸陽之會（陽足竅開啓，陽虛竅鬱閉）。
2. 肺是人體清氣最多的地方，那人體濁氣最多的地方在哪裡呢？（小腸）
3. 肺氣通於鼻，鼻通氣於天，清陽出上竅。

2 陽化氣則陰津四布

《黃帝內經》曰：「膀胱者，州都之官，津液藏焉，氣化則能出矣。」

有個病人，女，四十二歲，晚上尿頻急，雙尺脈弱。她問老師，爲何我口乾、小便多？

老師說，你這吃進來的水，沒有經過充分氣化，直走下焦排出去了。

她又問，爲何夏天，我四肢還是涼的，腰背酸？

老師說，一樣的道理，陽氣化源於下焦，你腎陽不足，氣化不好。她又問，爲何我小肚子脹脹的，在醫院裡檢查是盆腔積液，只有用熱水袋捂著，才會緩解一些，如果不捂著，墜脹得難受？

老師說，各隨其所欲而治之，你身體畏寒喜暖，就說明

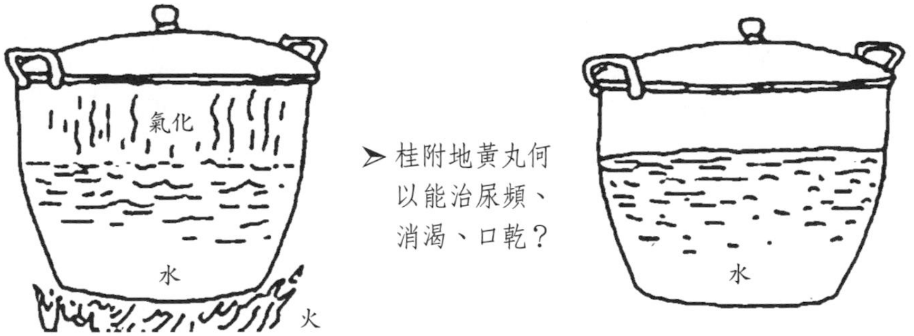

➤ 桂附地黃丸何以能治尿頻、消渴、口乾？

有火水氣化，鍋蓋滋潤　　無火水不蒸，鍋蓋是乾的

上焦鍋蓋如人之口，想要滋潤，下焦要有火

陽氣不夠，陽氣主溫煦，主氣化，陽氣不夠，水液就不能被很好地氣化，停留在局部，就容易成爲痰飲積液。

病人又問，爲什麼我整個夏天以來，始終都提不起食欲，不想吃飯，連眼睛都懶得張開？

老師說，這也是下焦陽氣不夠，食物得消化，同樣需要陽氣。火能生土，你身體陽火不夠，吃東西消化自然不好。消化不好，就沒食欲。人的欲望就是靠那股陽氣，欲望減退，也可以看成陽氣不足。

然後老師就給她用桂附地黃丸，八味藥：

桂枝 10克	**附子** 10克	**熟地** 30克	**山藥** 20克
棗皮 10克	**茯苓** 20克	**澤瀉** 10克	**丹皮** 10克

3劑

病人吃完藥後回來複診說，醫生，我感到肚子墜脹好像輕了些，肚子沒那麼涼了，以前要用熱水袋敷才會緩解，現在不用熱水袋去敷，也不難受了。而且我前段日子一直不想吃飯，吃了幾天藥後，胃口突然好起來，想吃飯了。腰部也沒那麼酸了。

老師這裡沒有給她用到開胃的藥，卻就把她的脾胃健運起來，說明脾胃腐熟運化功能，還是要靠下焦命門之火，人體食欲的振奮也有賴於陽氣的溫煦。腹中怕冷四肢涼，盆腔有積液，是因爲陽不化氣，所以寒水就內停，津液流通不了，就變成積液，這積液跟津液之間的轉換，靠的也是那股陽氣。

然後，老師叫大家去參「陽化氣」的道理，去觀察熬藥鍋子中的水，爲何沒有下面的火力，它就是一盆死水，有了火力，它就能滾動氣化，蒸騰成水氣，往上敷布？

再去看看自然界，爲何冬天下那麼多雪，還下雨，人都覺得乾燥缺水？爲何水在體內要變成氣霧，才能滋潤？

爲何冰雪到了春天，才能融化變成流動的水？我們治療盆腔積液、卵巢囊腫時能從中得到哪些啓發？你們想通了，婦科的很多問題，解決起來都有思路。

參究提示

1. 陰隨陽升。人體的津液要靠陽氣才能蒸騰遍佈周身。
2. 引下焦之水來滋潤上竅乾渴，靠的是陽主氣化的功能。
3. 胃火源於心火，脾陽源於腎陽。

3 從治水看陽化氣與陰成形

《黃帝內經》曰：「陽化氣，陰成形。」

《景岳全書》曰：「凡治腫者必先治水，治水者必先治氣。」

《本經疏證》曰：「水者，火之對。水不行，由於火不化。」

十堰有個病人，女，四十五歲，腳腫身腫，最近一週加重，舌淡胖，苔水滑，有齒痕。

老師摸完脈後說，這是一個坎卦，心腎陽虛，中焦脾胃鬱滯，心煩胸悶，堵得嚴嚴實實。

病人點頭說，是啊，很累，很沒勁，不想動。

老師說，人體疲累是心腎陽氣不足，寒濕

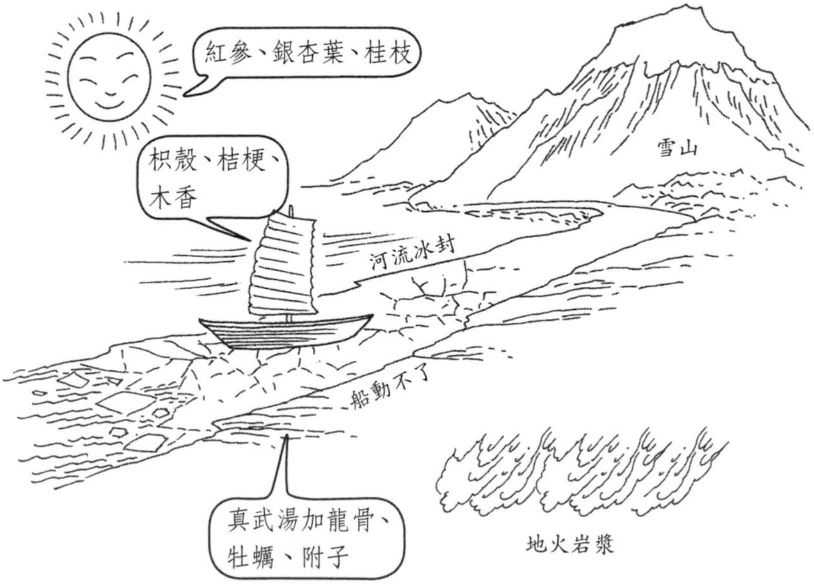
紅參、銀杏葉、桂枝
枳殼、桔梗、木香
雪山
河流冰封
船動不了
真武湯加龍骨、牡蠣、附子
地火岩漿

陽動冰消，舟行水搖

內盛；人覺得堵得慌，是中焦鬱滯，氣機不能舒展，所以我們用藥調上下心腎，助陽化氣，再疏通中焦，把鬱滯打開，所以選眞武湯加味。

方藥爲：

附子	15克	白芍	30克	生薑	20克	茯苓	20克
白朮	20克	龍骨	20克	牡蠣	20克	紅參	20克
銀杏葉	30克	枳殼	10克	桔梗	10克	木香	12克

6劑

病人吃完藥後，腫消了大半，小便量也比平常多了些，腿再按下去，腫就沒那麼明顯了。所以她就再過來抓藥吃。

老師說，所有陰性物質的停留，像水濕痰飲等病理產物，都是因爲身體缺乏一股陽氣。張仲景說「病痰飲者，當以溫藥和之」，不僅是痰飲，各類水濕積聚，都少不了溫暖陽動之藥去化它。陽不能夠化氣，陰就會成形，所以治有形的腫，要看到水濕在哪裡，看到水濕要想到陽氣蒸化力量不夠，氣機對流不好。

你們要去參身體最關鍵的陽氣動力在哪裡。爲何助陽化氣的同時，還要疏通中焦？爲何《黃帝內經》這「陽化氣，陰成形」六個字，是治療所有病的總綱？放到天地中去，你們要去觀察「氣蒸雲夢澤，波撼岳陽城」的景象，想想這雲蒸霞蔚，水霧氤氳，它靠的是什麼東西？

我們就去觀察自然之理跟日常生活之道，老師叫大家琢磨水是怎麼被氣化的。在自然界中，我們可以看到太陽高照，地面上的水就蒸化爲氣，上升爲雲；而對應人體臟腑，心爲陽中之太陽，五臟之中陽氣最盛，所以我們常會用到紅參、銀杏葉、桂枝，加強心臟動力，以助氣化水液。在熬藥房裡，我們可以看到蒸氣水霧繚繞，爲何有形的水能夠不斷被氣化呢？因爲下面煤爐子那團火正燒得旺，對應人體，就是腎，人體的腎陽要足，水濕才能被氣化，游走三焦，成爲津液，滋潤臟腑孔竅。所以我們常用眞武湯合腎三藥（附子、龍骨、牡蠣），助腎陽蒸化水液。龍骨、牡蠣能讓亢盛之邪火變爲少火，亢盛之火能食氣，少火才能生氣，慢火才燒得持久。同時，龍骨、牡蠣還能夠讓附子的雄烈之火變爲溫和之火，而慢慢氣化。

上下陽氣製造出來後，中焦要能通暢才能對流，如果中焦堵住了，好像道路不通，陽氣也不能很好地舒展，水濕代謝也會受到影響。所以常用胸三藥（枳殼、桔梗、木香），令胸中氣機展布，這樣氣化正常，水液流通，就不會阻滯在局部。清者上升，濁者下降，腫硬滿脹隨之而消。

參究提示

1. 陽化氣，陰成形。
2. 陽主動，陰主靜。
3. 水盛則陽微，陽強則水退。
4. 《黃帝內經》曰：「腎何以能聚水而生病？岐伯曰：腎者，胃之關也。關門不利，故聚水而從其類也。上下溢於皮膚，故爲胕腫。胕腫者，聚水而生病也。」

4 陽動冰消與閉經

《黃帝內經》曰：「天地溫和，則經水安靜；天寒地凍，則經水凝泣；天暑地熱，則經水沸溢，猝風暴起，則經水波湧而隴起。」

《金匱要略》曰：「婦人之病，因虛、積冷、結氣，為諸經水斷絕。」

《琵琶行》曰：「冰泉冷澀弦凝結，凝結不通聲暫歇。」

最近任之堂用桂附地黃丸治癒了多例閉經的婦女，老師便跟大家談其中的道理。

有個女病人，減肥，只吃水果，

- 防不勝防，因為缺乏正知正見。養生誤區，才是萬病之源。
- 今朝經水不來了，他日宮中長包塊。

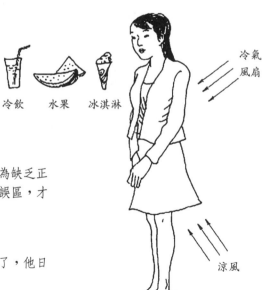

寒凝血瘀經水閉，想想這是何道理

少吃米飯，結果人是瘦下去了，但氣色卻難看。以前每個月月經還很準時，自從減肥後，先是月經推遲，然後就減少，最後就來不了了。

老師一摸她的脈說，你這手都是冰涼的，哪有年輕人的朝氣。

她問，我以前手不涼的，現在爲什麼經常怕冷？

老師說，減肥吃水果吃的。

她不解地瞪大眼睛說，水果不是養顏美容嗎，難不成吃了還會生病？

老師笑著說，如果眞的是養顏美容，那你爲何現在手腳冰涼、氣色枯槁、月經不來呢？趕快把水果戒了，讓身體陽氣恢復，只有健康才是美麗。還有以後不要穿這裙子了，下半身易受寒，風邪只往子宮鑽，月經不會好的。不要只愛風度，不要溫度，你下次再穿裙子過來，就不要找我看病了。

然後老師就給她開了桂附地黃丸，加上川牛膝。

病人調了兩次方子後，月經就來了，而且手腳也沒那麼冰涼了，她才相信老師跟她說要戒水果、要穿長褲的道理。

就像花朵一樣，花心還要花瓣葉子去包著，這樣才不容易受風寒，人體又怎麼能夠隨便暴露，讓風冷直接鑽進來呢？這樣下焦受寒，陰成形，子宮一收縮，上面冰涼的水果又從脾胃下來，上下夾擊，子宮就處於冰伏寒邪狀態，月經怎麼能來得了，手足怎麼能暖得起來？

然後老師讓大家去參，爲何這桂附地黃丸能治療閉經？是治療哪種類型的閉經？你們多到大自然去參參，什麼時候水流得最歡暢，什麼時候水流得最澀滯不通？要讓澀滯不通變得通暢無阻該怎麼辦？

大家情不自禁地想到冬天跟老師上牛頭山去，觀雪採藥，在下山的時候，經過一些小溪流、小溝渠，發現這溝渠裡的水都結成冰了。

這時有誰能夠想到水遇寒則凝的道理呢？有誰能夠想到婦女經水閉住，跟受寒是分不開的呢？又有誰能想到用桂附地黃丸助陽氣化，起到「陽動冰消」的效果，那經水不就自然來了嗎？

所以，我們看這冬天「冰泉冷澀」的狀態，就要想到春天「水暖流動」的氣象。要參透這個陽動冰消的道理，找到讓病體由冬天狀態變成春天狀態的辦法，這樣閉經的診斷治療思路都出來了。

大家想起《琵琶行》中的詩句：「冰泉冷澀弦凝結，凝結不通聲暫歇。」寒冰之氣就是主凝結的，凝結不通了，水就不來了，它就歇止了。

參究提示

1. 閉經、子宮肌瘤爲何跟受寒分不開，去參參它們的成因吧。《黃帝內經》曰：「積之始生，得寒乃生。」
2. 《黃帝內經》又曰：「石瘕生於胞中，寒氣客於子門，子門閉塞，氣不得通，惡血當瀉不瀉，衃以留止，日以益大，狀如懷子，月事不以時下。皆生於女子，可導而下。」
3. 穿裙子腳受涼會引起子宮關閉。婦人來月經時，經常吃涼飲冷，接觸冰水，月經就來不了了。

5

口乾尿頻與陰隨陽升

《景岳全書》曰：「陽不化氣，則水精不布，水不得火，則有降無升，所以直入膀胱而飲一溲二，以致源泉不滋，天壤枯涸者，是皆真陽不足，水虧於下之消證也。」

人體的津液必須要靠陽氣才能上承到口中來。要濕潤鍋蓋，必須靠鍋底陽火足，才能把水蒸氣蒸上來滋潤鍋蓋。所以善治陰者，必善於用陽來化陰，此爲陰隨陽升也。

常有中老年人，夜尿頻多，口乾渴，腿腳沉重人疲憊，手腳怕涼，腰酸痛。

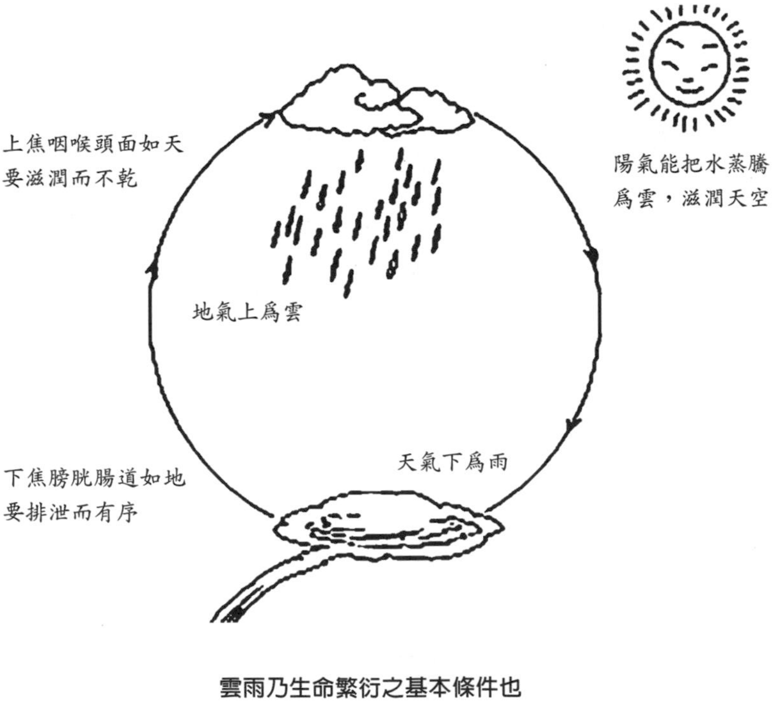

上焦咽喉頭面如天
要滋潤而不乾
陽氣能把水蒸騰
爲雲，滋潤天空
地氣上爲雲
天氣下爲雨
下焦膀胱腸道如地
要排泄而有序

雲雨乃生命繁衍之基本條件也

老師說，這種情況原因很簡單，就是年老陰陽兩虛，陽不化氣，導致水津不能上承，所以口乾尿多，陽氣不能布達四肢，故畏寒腰痛。

十堰當地有個老先生就是這樣。晚上尿多，喝水不解渴，腰背怕涼。老師說他尺脈弱，身體的津液缺乏一團火來蒸化，整個脈處於下陷狀態，水氣往下降就升不起來，所以口乾尿多就是好不了。我們用藥很簡單，下陷者把它升舉上來就行了，然後老師給他開桂附地黃湯。

病人吃第一劑藥就有效，晚上小便次數少了，口中也沒那麼乾渴了，不再老想著喝水。三劑藥喝完後，晚上偶爾有一兩次夜尿，也不影響休息了。然後老師叫他續服桂附地黃丸的中成藥鞏固。

老師叫大家去參人爲何會消渴。人體那麼多水液，怎麼會缺水呢？是眞的缺水，還是缺一股陽氣？爲何下陷脈的人，口中就容易乾渴？爲何桂附地黃丸能夠很好地把尿頻跟口乾渴兩個病症同時解決？

大家看看大自然，思路就開了。地面上的水能夠往天空輸送布散，靠的是天上的太陽。人體也是一樣，水不得火則有降無升，有降無升則口乾尿多。

又如同樣一眼泉，冬天泉水少，夏日泉水多，並不是因爲冬夏而水有增減，而是因爲陽氣的變化，影響水往上冒出。夏天陽足以蒸化，則水泉源不竭，冬天陽氣下潛，陽氣不足以蒸化，則泉源涸少，所以冬天易見大地乾裂，而夏天卻多濕潤。

所以治療消渴就是要注重用火來化水，用陽來蒸氣。只有足夠的陽氣才能載津液上承，只有足夠的火力，才能把地面的水蒸騰到天空中而滋潤藍天。

在人體而言，三焦能溝通上下、輸布水液，背後靠的便是這股陽氣啊！只有陽氣才能讓水液輸布在身體中形成迴圈，升降不息，而不至於水液瀦留，或飲入的水隨即就排出去，有降無升。

參究提示

1. 地氣上爲雲，天氣下爲雨。
2. 雲雨是生命繁衍的必要條件，天地之有雲雨，如人身之有陰陽。

6 一息陽氣一息命，一息寒氣一息病

《醫貫》曰：「余有一譬焉，譬之元宵之鼇山走馬燈，拜者、舞者、飛者、走者，無一不具，其中間惟是一火耳。火旺則動速，火微則動緩，火熄則寂然不動。」

又曰：「上根頓悟無生，其次莫若寡欲，未必長生，亦可卻病。反而求之，人之死，由於生，人之病，由於欲。上工治未病，下工治已病。已病矣，繹其致病之根，由於不謹。急遠房幃，絕嗜欲，庶幾得之。世人服食以圖長生惑矣，甚者日服補藥，以資縱欲，則惑之甚也。」

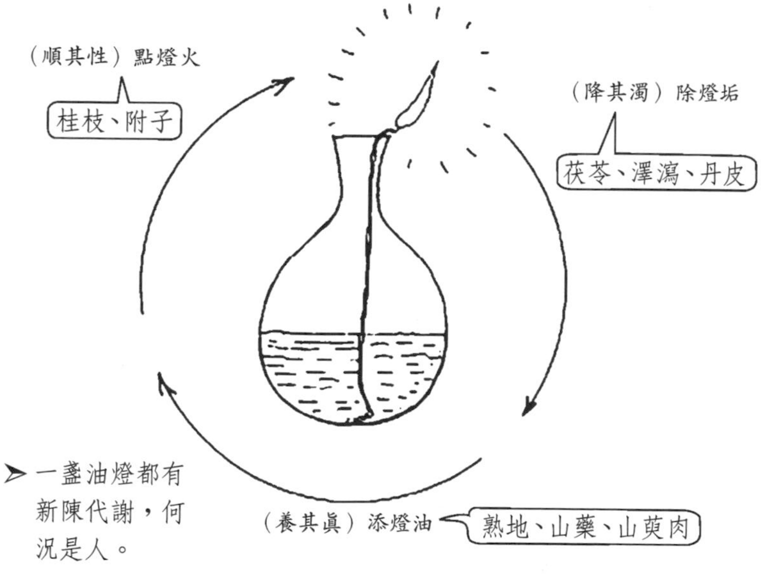
（順其性）點燈火
桂枝、附子
（降其濁）除燈垢
茯苓、澤瀉、丹皮
（養其眞）添燈油
熟地、山藥、山萸肉
➤一盞油燈都有新陳代謝，何況是人。

桂附地黃丸燈象圖

有個年輕人在十堰當地打工，他第一次來任之堂，臉色煞白，神疲乏力，坐在那裡，背都彎下來，不像一個二十多歲朝氣蓬勃的年輕人，看起來跟六七十歲的小老頭一樣。我們心中不禁疑惑，這是先天稟賦不足呢，還是後天得了大病，抑或者自己把自己的身體搞壞了？

老師叫他去做個檢查，他說，我做過檢查，都沒事，就是人氣色差了些，不想動，做事沒勁，整天很睏。

老師摸他的脈，便說，你尺脈弱得很，整個六脈都沒神，既然沒有其他大病，那你平時是不是有手淫的習慣啊？

他點了點頭說，醫生，我就是這個問題，以前看黃色影片看多了，現在想戒都戒不了，不過最近好多了，比較少手淫了。

老師跟他說，別不把命當回事，你傷了其他地方還好，這腎的命根子可傷不得啊。就像草木一樣，傷了枝葉，它還會再生，但傷了它的根本，它要再生就很困難了。你現在尺脈弱得很，人之有尺，猶樹之有根，枝葉雖枯落，根本將自生，根本若傷伐，枝葉難再生。

你現在不是少手淫的問題，而是要從根源上不手淫，把手淫戒掉，你這身體才有恢復的可能。

年輕人感慨地說，醫生，我看了很多地方，就只有你對我這樣說，我儘量去改吧。

老師笑著說，年輕人要拿出些魄力來，不要說「儘量」這些可爲可不爲的話，要改就下決心改，雷厲風行，沒得條件可談。像《了凡四訓》上說的，改小錯誤，要像拔陷進肌肉裡的刺一樣，迅速剔除；改大錯誤，要像被毒蛇咬住手一樣，迅速斬除。這就是《易經》上風雷所以合成益卦的道理。斷惡修善，貴在雷厲風行。

年輕人精神爲之一振，這醫生的氣場可以影響病人，心存正氣，又有正知正見，病人聽後如沐陽光，如面佛天，這樣有了敬畏之心後，再去治療，自然更有效果。

老師就給他開了桂附地黃湯，叫他以後就用這中成藥來長期調養，以丸者緩也，徐徐圖之。後來他來複診時，果然氣色比以前要好了，稍微像點年輕人，走路不再那樣拖著腿，疲累沒勁的樣子。原來桂附地黃丸把他身體的火氣給慢慢溫養起來了，當然這跟他把老師的話聽進去，節欲保身是分不開的。

老師給大家一本趙獻可的《醫貫》，叫大家回去參人體命門之火跟行動、精神狀態有什麼關係。爲何人體火足一點，行動就迅速，火微弱的話，行動就緩慢，火如果熄滅的話，就寂然不動？眞可謂一息陽氣一息命，一息寒氣一息病！

大家看了這本書後，想到青壯年、中老年人跟臨終之人的不同。青壯年天癸最盛，火力足，所以能風風火火拚事業，動作也敏捷；而中老年人，接近退休，人活動行動就變緩慢，這是火力轉微弱的緣故；而臨終之人不能動，乃火熄也。故善養生者，必善於保養節欲，不會恣意縱欲日夜戕伐此火。善治病者，必善於固護命門，不會應用大量苦寒敗胃之品，反覆熄滅此火。

參究提示

1. 桂附地黃丸八味藥，有的養眞添油，有的順性點火，有的降濁除燈垢。

2. 一個好的名方就像有生命一樣，如桂附地黃丸，爲何說它可以取一個油燈之象呢？

3. 如何保健康復，如何愛惜自己的命門之火？《理虛元鑒》曰：「如初發病尚輕淺，亦有不藥而但以靜養安樂而自癒。稍重者，治需百日或一年，煎百劑……便可斷除病根。至於再發便須三年爲期。此三年間，起於色者節欲，起於氣者愼怒，起於文藝者拋書，起於勞倦者安逸，起於憂思者遣懷，起於悲觀者達觀，如是方得除根。至於三發，則不可救矣。」

7 通降胃腸助陽入陰治失眠

《黃帝內經》曰：「胃不和，則臥不安。」又曰：「病而不得臥者，何氣使然？岐伯曰：衛氣不得入於陰，常留於陽。留於陽則陽氣滿，陽氣滿則陽蹺盛，不得入於陰則陰氣虛，故目不瞑矣。」

老師說，晚餐宜少，因爲人到晚上消化機能減退，不能給胃腸道增加負擔，臟腑也需要好好休息。如果晚上吃得過飽，或者胃不好的病人，就容易失眠，給他重鎮安神安不住，必須要把他腸胃治好，他就舒服了。

有個病人，女，三十六歲，大便困難，每三五日一行，稍微吃飽一點就胃脹胃痛。

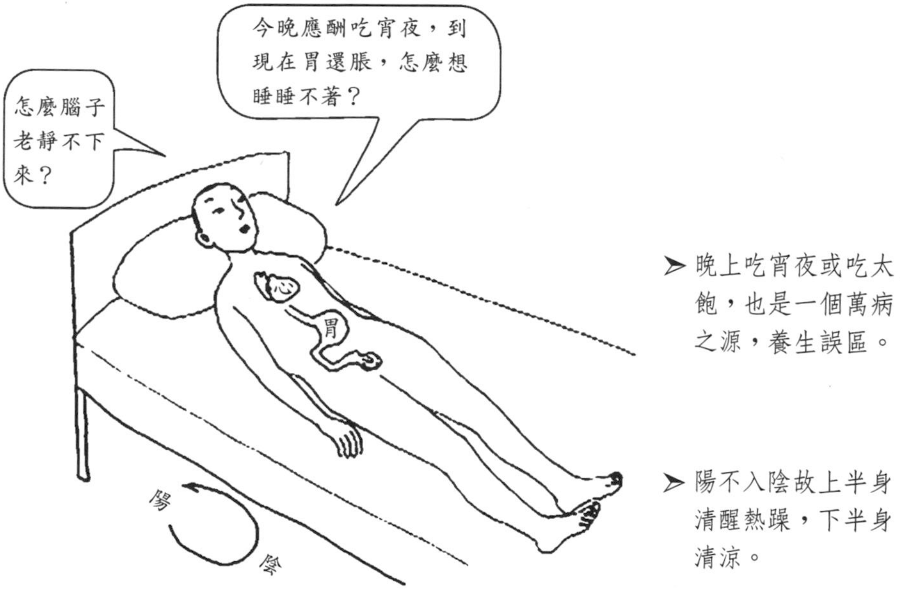
今晚應酬吃宵夜，到現在胃還脹，怎麼想睡睡不著？
怎麼腦子老靜不下來？
心
胃
陽
陰
➤ 晚上吃宵夜或吃太飽，也是一個萬病之源，養生誤區。
➤ 陽不入陰故上半身清醒熱躁，下半身清涼。

胃不和則臥不安

老師問她，晚上睡覺怎麼樣？

她說，在床上翻來覆去，沒辦法睡。

老師又形象地比喻說，你這就像鍋裡煎魚一樣，反覆煎熬，翻來覆去，最終身體都煎乾了。

她點頭說，是啊，長期睡不好，人就消瘦，不長肉。

老師說，陽不入於陰，陽氣浮亢，陰氣虧虛。人體上半身爲陽，下變身爲陰，睡覺就是心神要往下收，但這往下收的通路堵住了，所以沒法安臥。這最大的上下通路就是陽明胃腸經，上半身的熱氣都可以從胃腸這個大通道往下納，如果胃脹堵在那裡，上下不通，上面越熱，下面越涼，屎憋在那裡，什麼病都來了。故救急莫速於通腑。

然後老師給她開方：

火麻仁 20克	**雞屎藤** 30克	**珠子參** 10克	**白朮** 100克
當歸 30克	**木香** 10克	**黃連** 4克	**生地** 20克
桂枝 20克	**黃芪** 40克		

3劑

病人吃完藥後來複診，高興地說，醫生，吃了你的藥大便很順，以前睡覺老翻來翻去，現在安靜了，能睡了，好啊！

老師再摸她脈說，腸胃之氣下去了，所以你心沒那麼煩躁了，陽入於陰，現在你睡覺就好了。老師讓大家回去參參，爲何對於很多中老年人便秘不能用強攻，要用潤通？爲何重用白朮、當歸對各種習慣性便秘效果好，而且藥力也平和？治失眠心煩爲何要問病人的胃，要注重通降胃腸？

大家思索後發現，原來很多中老年人習慣性便秘，不是熱火燥結，而是脾虛血弱，推動乏力，這時重用白朮、當歸這些多脂的中藥，既能養氣血健脾，也能潤通腸道，堪稱一舉兩得。而且這兩味藥一個爲補脾氣聖藥，一個爲補血聖藥，這樣脾腸氣血充足，便積不攻自下。

我們再看《醫間道》裡「人體臟腑陰陽氣血循環圖」中的兩個輪子，就知道爲何胃不和的人臥會不安，心會煩，睡在床上會翻。原來心以下就是胃，心氣要循著胃腸通道下交於下面的小腸，這樣心中的燥熱之氣才能夠順降下去，如果這個途徑堵住了，上焦陽燥之氣降不了，那就沒辦法睡，而且睡不沉了。

所以我們看老師這個方子裡頭，並沒有一味藥專門去治失眠，反而直接治腸胃，腸胃通降，其眠立安。陽入於陰，睡眠自香。

參究提示

1. 心要通過胃而交於下焦。
2. 胃不和則臥不安，這是胃氣不降，心火反亢，陽不入陰。
3. 人體上半身爲陽，下半身爲陰，中間就是脾胃，脾胃堵住，最容易造成上熱下寒的格局，人心煩躁，手腳卻冰涼。
4. 通其腸腑，其眠立安。

8 製陽光消陰翳看腳腫

《黃帝內經》曰：「腎何以能聚水而生病？岐伯曰：腎者，胃之關也。關門不利，故聚水而從其類也。上下溢於皮膚，故為腫。腫者，聚水而生病也。」

又曰：「陽化氣，陰成形。」

老師說，爲什麼會水腫氾濫？水濕是陰邪，陰邪要歸哪裡？陰邪又要靠什麼來化？你們好好琢磨，這想通後，治水的思路就理順了。

有個女病人，三十多歲，她生完小孩後，經常腳腫，反反覆覆有三年多，這次腫到膝蓋上來，大便也不通。她擔心病情加重，便

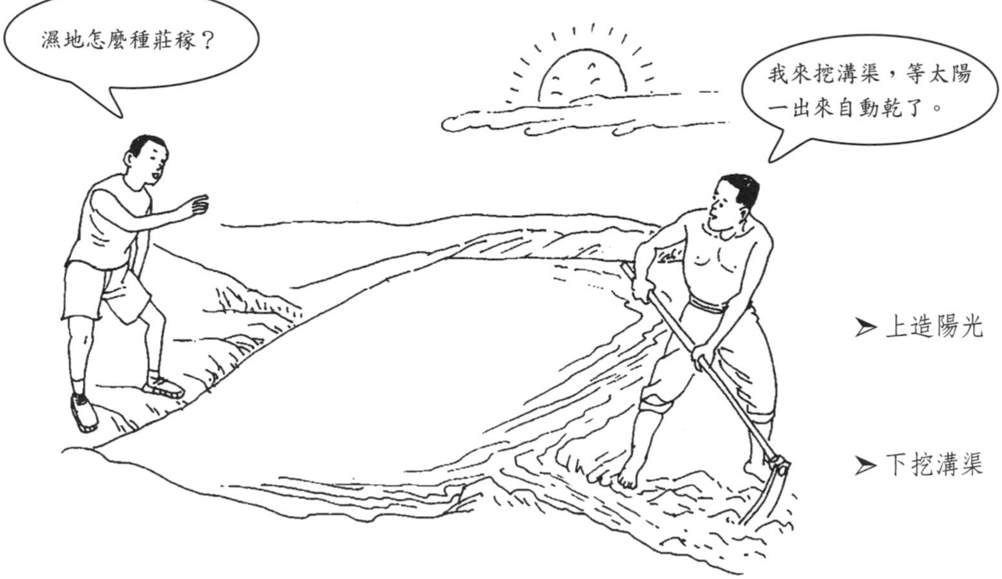
濕地怎麼種莊稼？
我來挖溝渠，等太陽一出來自動乾了。
上造陽光
下挖溝渠

田地水濕如人身濕腫

來任之堂調理。

老師一摸完脈後說，這脈沉緊，陽氣不化，水濕不流。於是給她開了麻黃附子細辛湯加味。

方藥爲：

生麻黃 10克	**附子** 15克	**細辛** 10克	**紅　參** 20克
檳　榔 10克	**澤瀉** 30克	**竹茹** 30克	**雞屎藤** 50克

3劑

病人一吃完藥後，急著就來複診，原來她腿上的水腫全消了，問老師，還要不要吃藥，要注意些什麼？

老師說，你產後本身元氣不足，還穿裙子，這是不要命的行爲。說不好聽的，你現在是簡單的腳腫，將來子宮裡面還長包塊呢！你們一點自我保護意識都沒有。自己腳反覆腫了三年，還不知道保暖。

老師讓大家回去參一下，這水腫是陰邪，陰邪最怕什麼？最怕陽光，最怕溫暖啊。就像頭髮濕漉漉的，拿吹風機一吹就乾了；濕毛巾水滴不斷地往下滴，一放在太陽底下，它很快就晾乾了。這就是爲何下焦的浮腫，脈沉下陷的，我們要用麻黃附子細辛湯，把水寒從腎裡面氣化開來，變爲津液流通周身。

那爲何還要加檳榔、澤瀉、雞屎藤、竹茹這些降濁的藥呢？

原來水往外往上氣化的時候，濁陰要從膀胱、大腸往下排，這樣才不會導致濁氣干擾清竅，就像《黃帝內經》所說的，膀胱者，州都之官，氣化則能出矣。麻黃附子細辛湯能夠幫助氣化，而檳榔、澤瀉、竹茹這些降濁水的藥物，能幫助利小便排水，這樣一升清一降濁，把迴圈一建立起來，腫就慢慢消退了。

我們看，天地之間，有兩種情況最容易積水，一個就是陰雨天氣，陽光不夠，水液得不到氣化，所以局部容易停積。這時只需要把陽光製造出來，如桂枝湯、麻黃附子細辛湯、四逆湯，都能造陽光，以消陰翳。還有另外一種情況就是，沼澤地水濕很難化開，爲何呢？因爲沼澤低窪，溝渠不通，泥水都混在一起。如果不把溝渠挖好，那這個地方就永遠泥濘，水濕氾濫。

古代的大禹，他爲什麼要治水，因爲水患不治好，人們就難於安居樂業，那怎麼治水呢？不外乎就是把水道開鑿好。所以有句俗話叫做大禹治水，堵不如疏。在人體一定要把三焦膀胱這通道建立起來，使濁陰出下竅。在中藥湯方裡，用的就是五苓散，或疏鑿飲子之類疏通水道的藥，給水邪以去路。

這樣看來，治水腫，還是一個扶正祛邪、雙管齊下的過程。扶正助陽以化氣，陽化氣足了，陰成形就少，製造陽光出來，就可以消陰翳。祛邪疏通以利水，水道通利後，濁陰能夠出下竅，有個外排的通道，水就會漸漸消退。好比田地要挖溝渠一樣，不挖溝渠，一場雨水，就會把莊稼淹死了。所以對於水腫病人來說，保持胱腸通利是多麼的重要啊！

參究提示

1. 水腫如同沼澤濕地，治理起來一是上造陽光，二是下挖溝渠。
2. 造陽光，心腎動力要強，陽化氣自然能把水液蒸騰化開。
3. 挖溝渠是消陰翳，因勢利導，把多餘的水液從下面匯出去，這叫水往低處流。

9 陰實堵道與陽火反彈

《黃帝內經》曰：「黃帝曰：積之始生，至其已成，奈何？岐伯曰：積之始生，得寒乃生，厥乃成積也，黃帝曰：其成積奈何？岐伯曰：厥氣生足，生脛寒，脛寒則血脈凝澀，血脈凝澀則寒氣上入於腸胃，入於腸胃則脹，脹則腸外之汁沫迫聚不得散，日以成積。」

現在很多女孩子都愛穿裙子。穿裙子，首先是腳踝受寒，循經上擾小腿膝蓋也受寒，再往上蔓延，就寒到大腿、子宮、膀胱，子宮、膀胱收縮堵塞，排泄不暢，寒積便秘、子宮瘀血就來了。下面寒堵得厲害，上面的濁火降不下來，就造成了上熱下寒的格局，氣血得不到很好溝通，百病從此而生。

有個女孩子，二十三歲，月經量少，到第二天就快沒了。

老師一看到她穿著短裙，都爲她擔心，擔心的不是現在的月經量少，而是將來懷不上小孩。

爲什麼呢？這月經就像泉池裡的水一樣，水足而且經常保持流通，裡面的魚蝦才能安樂地繁衍，

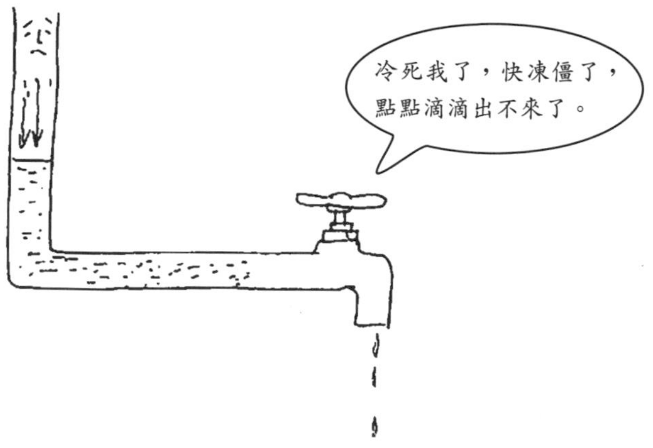

冬天水管凍結水下不來

水如果少了，斷斷續續，時而有，時而沒有，那這個池裡頭的魚蝦肯定活不了。這就是爲何很多女孩子懷上小孩後，三四個月不到，小孩就停止了發育。一看，她們還居然肆無忌憚地穿裙子，完全不知道無形風冷從腳下往上鑽的危害，她們嚴重低估了寒氣的影響。

這女孩子說，我是來治便秘的，咽喉也乾燥，容易上火，大便三四天一次，這不是熱火上衝嗎？跟穿裙子有什麼關係。

老師說，不單你的咽炎、多夢、大便不通、月經量少跟穿裙子有關係，連你的掉頭髮、煩躁、口乾渴，都跟穿裙子分不開。

她更是不解。

爲何這些症狀跟下焦受寒有關係呢？

原來《黃帝內經》早有記載，不單講了局部受寒的病變，還講了這種寒氣在人體上下傳變的途徑。俗話說，寒從腳起。這腳部是心臟陽氣最難照顧到的地方，而很多女性卻讓它曝露在外面，肆意受風冷。《黃帝內經》說，諸寒收引，皆屬於腎。

我們看看大冬天，所有管道經寒風一凍，都收縮得緊緊的。這子宮口是管道，輸卵管是管道，腸管是管道，脈管也是管道，咽喉管、膽囊管、輸尿管，通通都是管道。

寒氣從裙子下面往上一鑽，首先血脈收引，腿腳容易得靜脈曲張，膝蓋容易得風冷痹痛，走路沉重。風冷再繼續往上灌，子宮口被收縮住了，來月經時，當排瘀血排不了。這風寒一攻到腹部，月經來時必痛經，小腹冷。整個腹部都是腸子盤踞之地，腸子被風冷一凍，本來通暢寬鬆的腸管，立馬拘急收縮。原本大便該大條大條、順暢地排的，腸管一收縮後，大便變得又細、又乾結、又難出。

這樣，一個是子宮、尿道口，爲寒氣收引，尿頻尿不淨，月經量少，月經排不淨。一個是腸道口，經寒氣一收縮，就便秘，排便沒動力。於是腸道跟子宮都成板結狀態，那麼水穀精微，這些從上到下的火熱之氣，原本要從尿道腸道往下排的，突然間不能很快地下去，那麼這些火熱就會反彈，往上炎，到胃就胃脹反酸，到食道就食道反流，到咽就咽乾口苦，到口腔就潰瘍上火，到眼睛耳朵，就眼睛乾澀、聽力障礙。

從陰陽角度來看，這就叫做陰實堵道，則陽火反彈。陽不能入於下面的陰，就上熱下寒，下面板結包積得越厲害，上面心煩躁擾得就越厲害。下面陰實一打開，上面陽火就下來。所以不把陽光製造出來，把陰實障道之物氣化掉，人就會一直心急火燎。一旦打通下焦壅堵，陽火就下去了。

這就像拿一個乒乓球，往那洞裡打，那洞是空的，一丟下去，它就不彈上來了，很順暢。但是如果把這個乒乓球往水泥地板上一丟，它立馬反彈，而且丟得越大力，它反彈得越高。

人體水穀精微濁氣，就像一團球，這球應該滾下去，最後從肛門尿道這兩個洞排出去的，但這兩個洞卻排泄不暢，堵住了，所以就會造成濁氣反流。就像原本長江黃河水要順利注入大海，而大海突然漲潮，把水反而灌回長江黃河，這叫作海水倒灌。

這海水是鹹的是濁的，江河水是淡的是清的，濁水倒行，導致的結果就是江河水都被鹹化了。所以人體下竅不通時，濁氣逆行反攻，就會頂到上面清竅來。所以人體的很多火熱，其實根源在於下焦虛寒，寒主收引，下焦不通，成板結瘀滯狀態，導致濁熱想出出不去，所以才會反彈到上焦，使人變得煩躁上火。

這類病人普遍都有這樣一個特點，他們不管吃什麼都容易上火，常年口腔潰瘍、慢性咽炎。試想一下，地面都乾硬板結成這樣子了，再怎麼小力地把乒乓球往下拋，它都會反彈起來。即使吃饅頭米飯，下面堵住了，都會反酸噯氣，上火。

那麼治理這一切的總開關，便在於膀胱大腸的出水口，這裡通暢了，百川之水皆能夠得到下注，周身之濁熱皆有個出路，上熱下寒之症，皆爲之解除。所以不管是口腔潰瘍，還是咽炎、煩躁多夢，還是大便秘結、月經量少，還是胃脹胃痛、反酸嘔吐，還是牙齦出血，都是一個濁陰上逆、海水倒灌之象，治理之道，無非就是令其濁降清升，通開胱腸。

然後我們看老師怎麼治這個女孩子的月經量少、咽乾上火、大便不通、煩躁、失眠多夢。老師沒有被這些複雜多樣的病症迷惑，還是守住清升濁降之道，於是給病人開了腸三味（火麻仁、雞屎藤、豬甲）合溫膽湯，再加精血三味（熟地、當歸、肉桂）跟川牛膝。

方藥爲：

火麻仁 20克　雞屎藤 30克　豬甲 10克　枳實 10克
竹茹 20克　陳皮 8克　半夏 20克　茯苓 20克
炙甘草 8克　熟地 30克　當歸 30克　肉桂 5克（後下）
川牛膝 10克

3劑

將近一個月後，這病人再來任之堂複診時說，我吃了這藥，月經量增多了，正常了。咽喉炎、晚上睡覺多夢，現在也好多了。大便一兩天一次，恢復正常了。

老師說，要把這個思路總結出來，這月經量少是時代問題，很多人見經少就補血，見經不通就活血，這樣針對表面現象見招拆招不容易治好。因爲沒有看到這月經量少背後的原因是什麼，是上熱下寒、胱腸不通，不能升清降濁，上下對流。

所以雖然補血，月經量也增加不了，反而上火；雖然活血通經，月經也通不下來。只有把腿腳受寒、子宮腸道收縮的症狀解除，恢復正常生理，那些病症才會改善。

醫生眼光不能太狹隘，不能被病人所說的各種病症迷惑，病症繁多是小問題，身體是否能清升濁降才是大問題，這大問題不抓，把眼睛放在小問題上，抓眉毛鬍子，永遠抓不住眞正的病根。

所以老師並沒有用什麼特別的調經之藥，只是恢復她上下氣機對流，結果讓她苦悶的所有症狀都改善了。她高興得逢人就說，同時也愉快地把穿裙子這危害健康的壞毛病改正過來了。

參究提示

1. 若濁陰出上竅，則月經下不了。
2. 通降胃腸道，病痛爲之消。
3. 氣機不協調，補也補不了。先要疏通它，療效自然高。

10 盜汗、衝氣上逆與陽不入陰

《黃帝內經》曰：「陽入之於陰病靜。」又曰：「衝脈為病，逆氣裡急。」

我們學《黃帝內經》的目的是什麼？

老師說，通經以致用，所有理論，不是用來研究的，而是要實用的。要把裡面的實用價值提煉出來，那麼學每一句經文，你都受用匪淺。

我們天天講陰陽，其實天地之間，最大的陰陽是什麼，就是白天與黑夜！

這黑白之間相互消長轉變就是陰陽之理，所以當你調理疾病在臟腑裡面辨陰陽一籌莫展時，不妨跳到天地中去，在更廣闊的層面裡辨陰陽。白天該動的讓它活動起來，晚上該睡的讓它沉睡過去，這

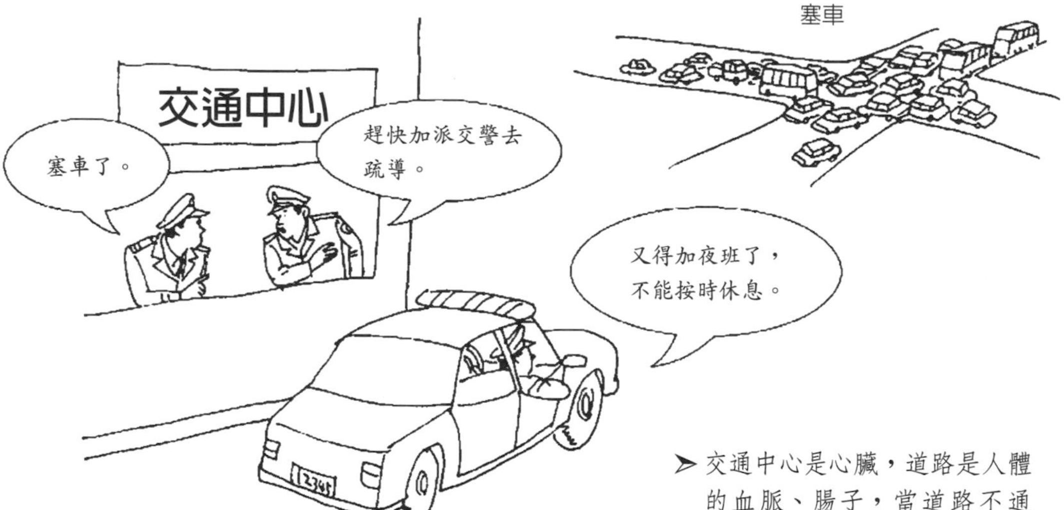
塞車
交通中心
塞車了。
趕快加派交警去疏導。
又得加夜班了，不能按時休息。
12345

➤ 交通中心是心臟，道路是人體的血脈、腸子，當道路不通時，交通中心就沒辦法安睡。

樣就像《陰符經》上所說的，觀天之道，執天之行，盡矣。按照天地自然法則來起居作息，戰勝疾病就不在話下了。

有個男病人，三十七歲，晚上盜汗多年，以前天天睡醒後，要換一件衣服，整個背部都濕透了。有時半夜起來睡不著，煩躁難安，長期這樣，精神疲憊不堪。

中醫認爲，汗爲心之液，長期流汗就等於傷心血。他這汗症，按盜汗治過，用滋陰之法效果不明顯；也按自汗治過，用玉屛風散鞏固表氣也收效甚微。這該怎麼辦呢？

老師一摸脈說，雙寸脈都亢得這麼厲害，治這汗症不應該局限在陰虛陽虛上，要跳出這個框框，先讓氣血沉下去，令陽能入陰，能睡個好覺再說。然後老師給他開腸六味（火麻仁、豬甲、艾葉、苦參、紅藤、雞屎藤）加桑葉20克、竹茹30克、穿破石40克、澤瀉20克、柴胡10克、黃芩15克、半夏20克、紅參20克、蜈蚣2條。3劑。

經過一番調理，多年的汗症消退了，這病人也覺得不可思議。後來他又來看前列腺、尿頻急，這汗症已經不再成爲他關注的問題了。

老師對大家說，我們治療沒有用滋陰的藥，也沒有怎麼去止他的汗。所謂自汗是陽虛，盜汗是陰虛，這種說法並不全面。我們發現臨床上很多汗症都是表氣不能入裡，陽氣不能入陰所致。所以我們用通腸降濁法，令上半身陽熱能夠下歸腸腑，隨著濁陰排出去，這樣氣機一順，晚上睡覺就好了，睡眠一好，能收得住，汗就不往外跑了。

你們去參參爲何這個汗會往外越。學生們說，這脈象是上越的。

老師說，你們再想想，脈象爲什麼會上越？這濁火爲何會反彈？陽爲什麼入不了陰？

原來下面腸道堵得嚴嚴實實，該下去時下不了，因此反彈上來，就像漏斗下口堵住了，倒進水下不去就溢出來。人體周身之熱都要從腸道這條管道往下降，這條管道就是漏斗的下口，腸道一堵住，下口不通，濁火不降，勢必反彈。

反彈到心肺則煩，反彈到胃則脹，反彈到脅肋則痛，反彈到肌表則蒸津液以爲汗，所以各類病症千奇百怪，看似難調，不知從何入手，只要抓住這條腸子管道，使熱下行，四維的濁熱就都下來了。

這樣睡覺也好了，夜尿也少了，盜汗也消失了，眞是滿架葡萄一根藤啊！

衝脈在循行中並於足少陰，隸屬於陽明。通降胃陽明與通降衝脈是一致的。

人體中間的衝脈，如同洗手台中間那條下水管道，當活塞堵住時，眾水都不能下行。一旦把這活塞拉開，所有水都被收下去了，上面所有陽都能入到下面陰去。所以方中用竹茹主要起到了降衝脈的作用。

治病要抓主幹，領悟醫道要領悟醫中大道，不要拘泥於細枝末梢。從天地陰陽入手，上半身胸部爲陽，下半身腹部爲陰，胸陽不入腹陰，必外迫津液爲汗，擾心爲煩，一旦通腑降濁，導陽入陰，諸症自癒。

參究提示

1.《黃帝內經》曰：「因於氣，爲腫，四維相代，陽氣乃竭。」

2. 氣機堵塞如交通事故，局部會出現連環撞車事件，一個點出現問題，會影響整條線的交通，所以不把局部氣腫瘀滯通開，整個交通指揮中樞都會煩亂。對於人體而言，不把瘀滯通開，心臟這個指揮中樞就沒法靜下來。

3. 只有瘀滯通開之後，才會脈靜身涼，陽入於陰。

11 援物比類與中醫

《黃帝內經》曰：「諸病水液，澄澈清冷，皆屬於寒。」

老師說，流鼻涕流口水，以及流白帶，或小便清長，只要是色清而白，都是身體陽氣不振，不能氣化所致。但觀其上下，哪個臟腑陽氣不夠，隨證治之，即可。

老師叫大家去思考，爲何水清澈，就屬於寒呢？並提示讓大家把眼光投向大自然去開闊思路。

我們不禁想起《滕王閣序》中的詩句來：「時維九月，序屬三秋，潦水盡而寒潭清，煙光凝而暮山紫。」

這句詩描寫的是，時越清秋，整個潭水清冷透

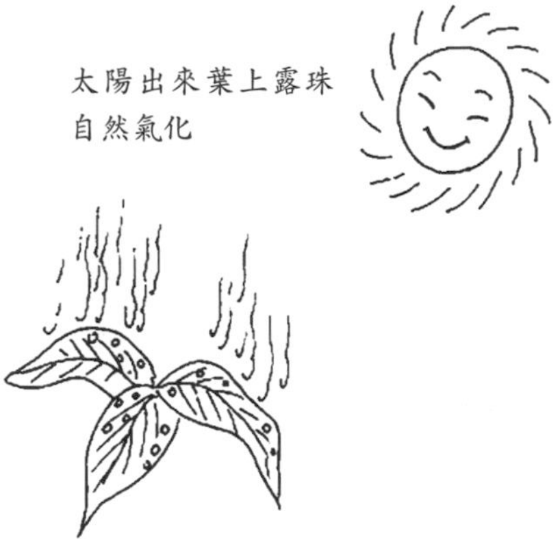
太陽出來葉上露珠
自然氣化

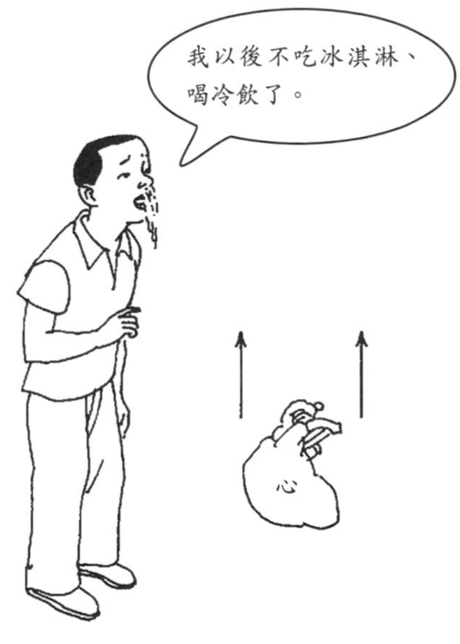
我以後不吃冰淇淋、
喝冷飲了。
心

➤ 人體心臟陽氣一足，鼻水口水自然就蒸發氣化了，所以要保護心臟，少吃冷飲。

底的情景。從這個潭水之象，我們能想到大自然已經進入秋收冬藏之季。《黃帝內經》認爲，春溫、夏熱、秋涼、冬寒，這種一年四季的變化跟養生、疾病密切相關。爲什麼秋天的水會變得更清冷透明呢？因爲整個天地自然將進入寒涼收藏狀態。爲什麼夏天的洪水相當渾濁色黃呢？因爲它進入的是一種溫熱升發狀態。所以善於觀察自然的人，必善於領悟醫理。

從大自然中看到春夏熱、江河水黃，就可以想到流膿鼻涕、吐黃痰乃胸肺中有伏熱，身體處於春夏溫熱狀態。用清氣化痰丸這些順氣降火之劑，使身體處於秋冬清涼收降狀態，痰濁下去，身體自安。

從大自然中看到秋冬冷、寒潭水清，就可以想到流清鼻涕、吐清痰明顯是胸肺寒涼，身體處於秋冬寒涼狀態。用理中湯或桂枝湯這些溫中散寒劑，使身體處於春夏溫暖升發之狀態，寒痰自消，身體得安。

正好這段時間進入秋季，很多小孩子本身陽氣不夠，又感了寒涼，結果流清鼻涕、流口水。有個小孩子不到十歲，經常流口水，流鼻涕，色純清。

他母親說，孩子吃不了太苦的藥，能不能用些好喝的？老師說，這個要求可以滿足你，我們就給他熬糖漿吧。於是便開方：

桂枝 10克	**白芍** 20克	**生薑** 15克	**大棗** 5枚
炙甘草 8克	**山藥** 10克	**芡實** 10克	**炒薏仁** 15克
白蓮子 10克	**蜂蜜** 100毫升		

1劑

一劑熬成糖漿分三天喝。

病人一喝完藥後，流鼻涕、流口水症狀明顯減輕，並且家長反映，這藥孩子也愛喝，又過來希望再給他熬些糖漿，說這糖漿喝了孩子胃口也開了些。

我們一看，是啊，這湯方既能夠治寒飲，鼻涕口水，也可以開胃納食，增強食欲，提高抵抗力。

老師叫大家去參，小孩病爲什麼要以強大脾胃功能爲治療捷徑呢？爲何身體有寒痰留飲，要選用桂枝湯呢？

原來小孩子肝常有餘，脾常不足，既容易外受風寒，也容易內傷食滯。《黃帝內經》認爲，四季脾旺不受邪。脾臟功能不強，稍微餵養不當，食欲就減退，食欲一減退，抵抗力就全線下降，所以不管治外感還是內傷，都要緊緊守住脾。這就是方中用到脾三藥（山藥、芡實、炒薏仁）的道理。

那爲何治療上焦有寒痰留飲要選用桂枝湯呢？桂枝湯不是解肌和營衛、治傷風感冒的嗎？如果這樣想的話，那說明中醫還沒有入門。桂枝湯是《傷寒論》的群方之首，《傷寒論》不單治外邪感冒，而且還能治各種內傷雜病臟腑積冷，通過六經把寒氣層層逼出去。

我們來看桂枝湯，古人稱此方外證得之解肌和營衛，內證得之化氣和陰陽。外傷風冷它可以調和營衛，達邪出表；內傷寒飲，久積不化，可以助陽化氣，煉寒飲津水爲霧，使上焦開發，能宣五穀味，熏膚充身澤毛，若霧露之溉。

所以從這個角度看來，桂枝湯絕對是那些冰美人的美容方。

而人體上焦應該如霧，鼻子出水，口中出水，這已經不是霧了，而是水珠，大家想想，什麼時候，天地間最容易形成水珠呢？沒錯，就是晚上，特別是經過一個夜晚後，在清晨到河邊一看，哇，整片草地都有露珠，晶瑩剔透的。這就像人體清晨老愛流清鼻涕，晚上老容易流口水，那水也是晶瑩剔透的。

想明白這個道理，估計大家就能知道這流口水流清鼻涕的成因了。答案就是陰成形。晚上陰寒太過，才會凝成霜露，秋天冬天陰冷太厲害，才會降霜飄雪。這清鼻涕、口水，就像霜雪一樣，一滴一滴降下來，怎麼也擦不完，就像秋冬天一樣，想讓它不下雪下霜可能嗎？

既然不可能又該怎麼辦？

我們讓它大地回春、冰雪融化不就行了？讓它春暖花開，水珠氣化。再去觀察大自然，原來太陽一出來，不到一個小時，所有河邊草葉上的露珠，通通被蒸發，升騰到天空中去了。再也看不到這些露水了，露水只屬於晚上，不屬於白天，因爲白天有太陽，太陽能夠氣化。

所以我們治療的宗旨，無非是讓病人身體的秋冬狀態、黑夜狀態、陰成形狀態，轉變爲白天狀態、春夏狀態、陽化氣狀態。治療的方向就是加強身體心臟的功能，心臟就是人身之太陽，源源不斷向周身上下內外布散陽氣。心陽一旦衰弱，則陰寒四起，心陽一旦振奮，則陰霾自散。

而桂枝湯正是強大心臟第一方。

所以說，懂得觀察白天黑夜、四時季節變化，感受寒涼溫熱，就能找到得病的根源，然後善用這種援物比類之法，便可以旁通取象之理，從大自然中悟得調養身體之道。

參究提示

1. 陽化氣，陰成形。讓身體恢復正常生理，就是傳統中醫的思維。
2. 霧與霜雪都是陰成形的產物，是因爲身體陽化氣不夠。
3. 加強陽化氣的功能，一切冰消雪融，水液自然蒸化。

第二章
臟　腑

人體臟腑陰陽氣血循環圖

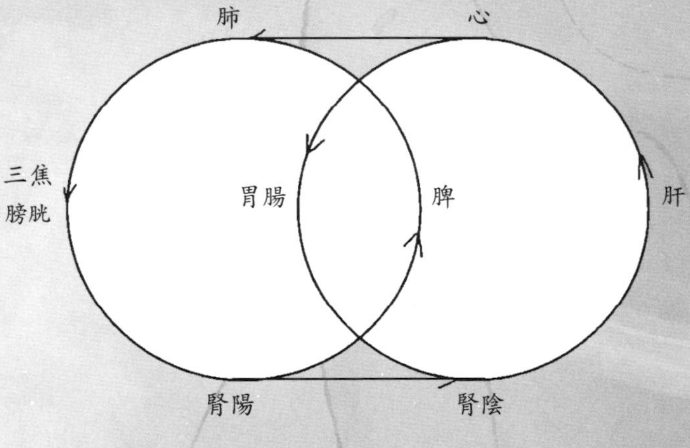

若五臟元真通暢，人即安和。

臟腑之真得養，臟腑之性得順，其病不治自癒！

臟腑就像一個國家政府的主要部門，
一座建築的主體結構，一個家庭的主要成員，一棵樹木的根節主幹。
身體的任何問題，最終都可以尋根到臟腑中去。
很多疾病之所以難治，是因為沒有回歸到臟腑中去調。
良相治國，胸中要有天下。不謀天下者，不足以謀一域。
良醫治病，胸中要有臟腑。不謀臟腑整體者，不足以治疾病局部。
五臟之中，心就像國家的領導，整個國家能時刻有秩序地運行，需要國家元首來主持大局。
肝是將軍武將，是國防部長，當內部有病理產物敵人停留時，它馬上就會去撥亂反正。
肺像文臣宰相，總理內務，一呼一吸，兢兢業業，節制百官，協調上下。
脾是糧食部長，糧草乃周身百脈所需，國家的建設，要以物質的富裕為基礎。
腎如同水利部長，有水的地方，才有萬物，水利不興，農業不穩。
……
以陰陽分臟腑，臟腑的總治法是「臟邪還腑，陰病出陽」。
讓五臟吃飽飯，六腑能降濁排泄，是調臟腑的主旋律，也是人體推陳出新的自然。
中醫自始至終，是在演奏一首調理臟腑的主題曲。

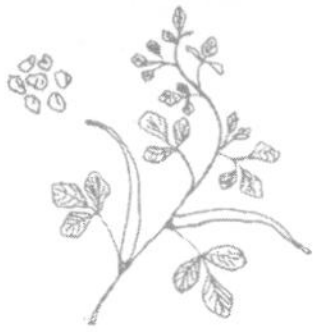

12 肺金若鐘，內外叩之皆鳴

《黃帝內經》曰：「五臟六腑皆令人咳，非獨肺也……皮毛者，肺之合也，皮毛先受邪氣，邪氣以從其合也。其寒飲食入胃，從肺脈上至於肺，則肺寒，肺寒則外內合邪，因而客之，則為肺咳。」

《醫學心悟》曰：「肺體屬金，譬若鐘然，鐘非叩不鳴，風寒暑濕燥火六淫之邪，自外擊之則鳴；勞欲情志，飲食炙之火，自內攻之則亦鳴。」

有個小孩子，六歲，他媽媽帶他過來。這孩子每個月都要感冒咳嗽，身體不舒服，一打起點滴來，就要拖個十天半個月，這個月剛好，下個月又來了。這次特別來看看中醫，瞧瞧有什麼辦法。

老師說，胃口怎麼樣？

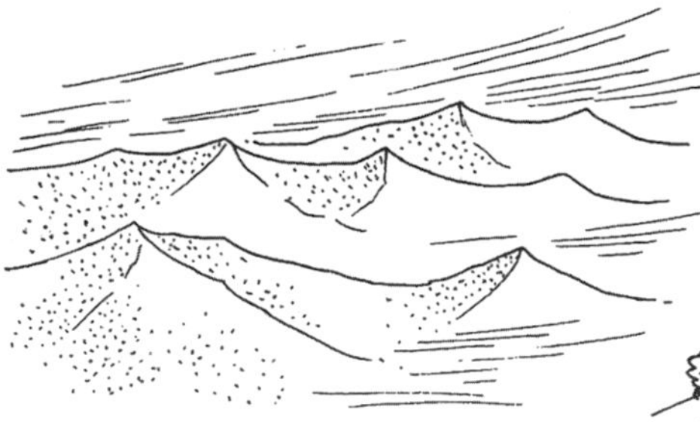

沙漠風塵漫天，寸草難生
（抵抗力弱）

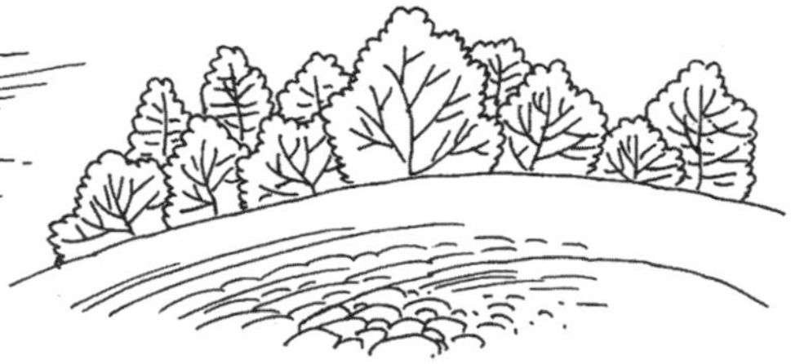

綠洲土肥地厚，草木茂盛
（抵抗力強）

沙漠與綠洲
（脾胃土壤爲萬物生化之根）

他媽媽回答說，不怎麼樣。

老師叫孩子伸出舌頭，明顯舌苔白膩，便問，平時有給他吃水果嗎？他媽媽回答說，吃啊。

老師說，以後不要給他吃涼的東西了。很多大人都消化不好，一個小孩吃了，胃涼清清的，這咳嗽怎麼好得了。

孩子的媽媽又問，爲何孩子每個月都要感冒咳嗽，是不是有肺炎啊？

老師說，五臟六腑皆令人咳，非獨肺也。咳嗽初病在肺，久病是因爲脾胃中氣不足，脾胃中氣不足，是因爲涼的吃多了，傷了中焦。這肺就像一口鐘，外感六淫襲擊它會響，內傷五臟失調襲擊它也會響。

然後老師給孩子開了理中湯（紅參、炒白朮、乾薑、炙甘草）加味，並沒有特別去治他的肺。土能生金，虛土沒法養肺金，所以肺虛子弱則補其脾母。

《黃帝內經》叫做「必伏其所主，而先其所因」。我們不看肺咳嗽，而看是誰讓肺咳嗽的，我們關注的不是疾病的現象，而是透過現象去治療疾病的本質。中醫就像哲學那樣有趣，沒有刨根問底的精神，不容易見病知源，不能見病知源，就難以治病求本。

結果，孩子吃第一劑藥就見效，胃口大開，食欲振，胸中氣順，咳嗽消。

老師叫大家去參究，爲何小孩子生病，一要問是不是外感病，二要問是不是內傷飲食？（這就是小孩常見病要注意愼風寒、節飲食的道理。）爲何「形寒飲冷則傷肺」？爲何傷了肺過後，不單純從肺治療？那要從哪些臟腑進行治療？舌苔白膩又反映了什麼問題？什麼叫做土能生金？爲何《黃帝內經》說「四季脾旺不受邪」？

大自然中土壤肥沃的地方，樹木長得鬱鬱蔥蔥，根深蒂固，土壤貧瘠之處，草木難生，荒涼，塵沙滿天。大地要不受風雨侵凌，需要土肥草木旺，人體要不受風寒暑濕得病，需要脾土健旺，肌表固密，脾土就能滋養肌表，就像肥沃的土壤能生長茂密的森林一樣。

參究提示

1. 肺咳與五臟相關。
2. 土能生金，脾胃虛弱，所以久咳不癒。
3. 四季脾旺不受邪，養好脾胃是所有慢性病最終收功之法。
4. 脾胃乃氣血生化之源。脾胃氣足，百病不生，脾胃一虛，百病叢生。

13 從風吹雲、陽光照、天降雨看心肺痰喘

《黃帝內經》曰：「諸氣膹鬱，皆屬於肺。」

《醫學衷中參西錄》曰：「心有病，可以累肺作喘。」

《傷寒論》曰：「喘家，作桂枝湯加厚朴杏子佳。」

十堰當地的一個老阿婆是任之堂的老病號了，每年秋冬季都容易發咳喘，她就喜歡來抓幾劑中藥喝，順順氣，就好得快。如果不喝中藥，就喘得久。

她這個喘有個特點，就是晚上厲害一些。俗話說，熱咳三焦火，夜咳肺間寒。

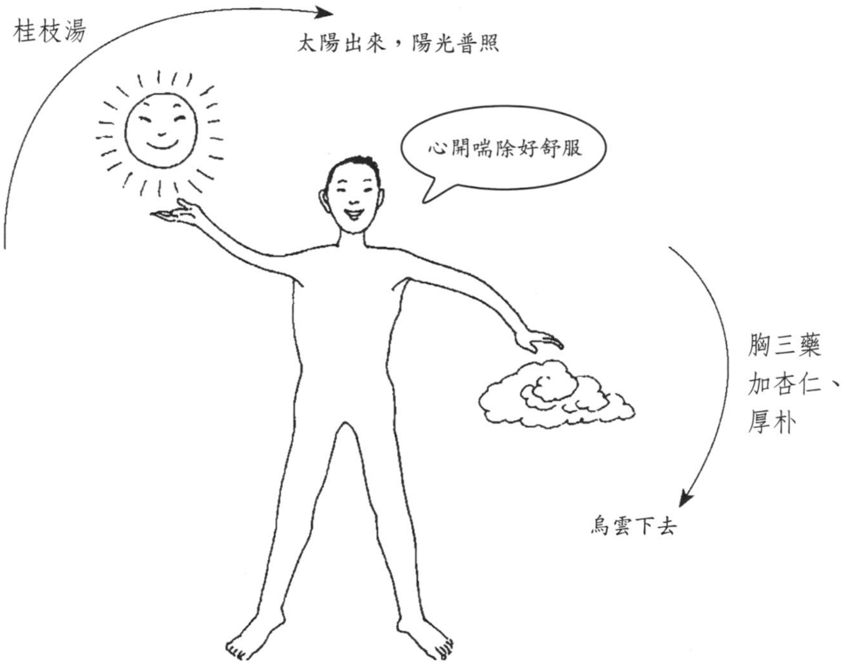
桂枝湯
太陽出來，陽光普照
心開喘除好舒服
胸三藥
加杏仁、
厚朴
烏雲下去

晚上厲害都是肺間有寒飲。

老師說，肺間寒飲背後是什麼？是心臟陽氣不夠，心陽虛，這心臟有病，老年人最容易見到胸滿、咳喘。因爲肺金最需要心火去暖它，一旦心火不足，不能夠暖肺體之金，肺就容易作咳作喘。上觀天，你會發現冬天或者烏雲密佈時，咳喘的老人家發作得就厲害，或者風濕痹證就會頻頻加重。中醫的治法思路是法天象地的，人之有心，如天之有太陽，人之有肺，如天之有雲彩。當烏雲密佈、遮天蔽日時，整個大地都顯陽氣不夠。

所以我們治療上，必須從三方面入手。

一是要製造氣機，製造一陣風。可用一些疏風理氣的藥，《黃帝內經》稱之爲，若風之吹雲，明乎若見蒼天。烏雲蓋頂，得風來吹散，就見朗朗青天。痰濁蒙在肺部，只有行氣疏風後才能夠撥去烏雲得見天日。常選用行氣疏風的藥對有胸三藥（枳殼、桔梗、木香）或柴胡、黃芩、半夏。

二是要製造陽光，陽光照不到的地方就容易生病，肺部陽氣不足，就會成爲疾病的溫床。但肺部的陽氣必須要靠心輸送，心爲五臟六腑陽氣之大主。所以選桂枝湯。

三是要把陰濁通過降雨肅降下去，這是古人所說的「譬如陰晦，非雨不晴」的道理。厚朴、杏子這組對藥能使胸肺痰氣往下走，氣降雨下，烏雲就沒了。

然後老師就給她開桂枝湯加厚朴、杏子再加胸三藥。三劑藥吃完，就基本不喘了，晚上能夠睡個好覺，胸中脹悶的感覺都沒有了。

老師叫大家回去參究，這桂枝加厚朴杏子湯，爲何能夠治喘？我們加入胸三藥道理何在？

原來桂枝湯能直接強大心臟，厚朴、杏子能降胸腑之氣，氣順則喘平。而枳殼、桔梗、木香，這胸三藥可以直接展布胸肺氣機，凡病人胸中滿悶氣阻者，老師直接加入此三藥，符合《黃帝內經》所說的「諸氣膹鬱，皆屬於肺」的道理。

參究提示

1. 肺病常要治心。
2. 肺受寒則咳喘。
3. 散肺寒要靠心火去暖它。
4. 製陽光，消陰翳。桂枝湯是製陽光，厚朴、杏子這組藥對是消陰翳。
5. 胸三藥令大氣一轉。

14 大地溫暖靠太陽，胃腸蠕動賴心臟

《醫學衷中參西錄》曰：「心肺居臨其上，正當太陽部位，其陽氣宣通，若日麗中天，暖光下照。而胃中所納水穀，實借其陽氣宣通之力，以運化精微而生氣血，傳送渣滓而為二便。」

古人云：「火能生土。」

老師老家有個親戚，吃飯不香，老是打嗝反酸，胃氣降不下來，平時又不能吃涼的，這明顯是胃動力減退。

老師說，胃的動力來自於哪裡，你們好好參究一下。一個來自於心，一個來自於脾。脾升胃降，臟腑相爲表裡。心火能夠下暖胃土，助胃腐熟順降。

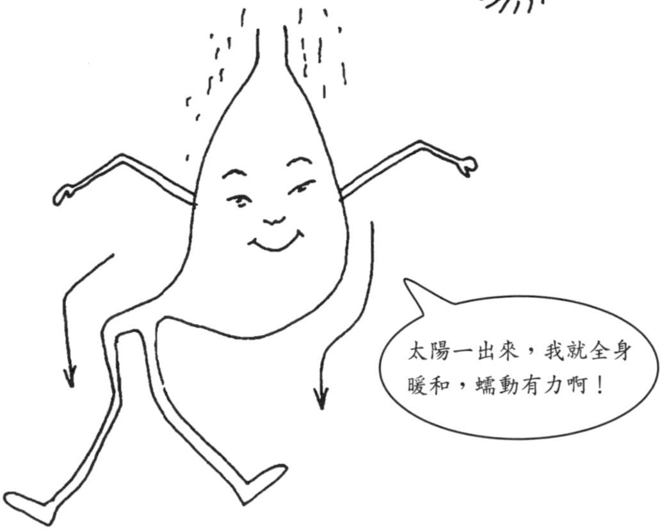

然後老師就給這親戚出了個招，非常簡便驗廉——直接拿火磚放在火上燒紅，用這火磚再煮水來熬一段竹子，喝此湯。病人一喝就好了，胃口也開了，反酸打嗝也下去了。

老師說，這火磚就相當於伏龍肝灶心土，當然如果能找到灶心土最好。這灶心土本身屬土，性溫能燥脾溫胃，又常年得火氣的熏烤，一進入人體內，就直接把心火脾陽溫鎮起來，這樣心火動則胃納開，脾陽運則胃氣降。

我們再看《醫間道》「人體臟腑陰陽氣血循環圖」中的兩個輪子，明顯心從輪上把火布入胃土中，就如同太陽光照當空，把溫暖徐徐向大地敷布，大地得熱氣，生機勃勃，人體胃得到心火的溫暖，動力大增，就能納穀消化食物，直接往下降濁，推動渣滓排出而爲二便。

老師說，這竹茹配伏龍肝，一寒一熱，一降一升，你只要把這道理搞清楚，天地萬物都可以隨時爲你所用。

如果不在農村該怎麼辦？這些東西都不容易取得，那也簡單。

同樣有病人也是胃納不香，背心涼，食欲不振，吃了消食開胃的山楂，反而不舒服。

老師說，這不是胃的問題，胃實證用山楂消消可以，但胃虛寒，就不要局限在胃上治，要想到心才是胃幕後的動力支撐。你看年輕人心臟動力強，吃東西容易消化，胃口大。老年人心臟功能衰退，容易得各類心臟病，一吃東西就擱在胃裡，消化不了，這是心火不能暖胃土的緣故。你們想一想，有哪味藥能夠把心火向胃土敷布呢？

大家一下子都想到了肉桂。老師說，沒錯。然後就叫病人去買幾片桂皮，要買那種上好的桂皮，因爲上好的桂皮，吃在嘴裡，那種粗濁的辣味就少，反而是一種暖洋洋的感覺。吃下去就感覺一股熱量能量從上往下去，令人很舒服。

這病人就每天嚼點這桂皮，吃了幾天後，食欲就開了，背心也沒那麼涼了。

這就是日常生活中隨手可取的東西，都可以爲藥，都可以成爲解疾救病的良方。

老師說，學中醫不能學死，要學活，沒有固定的死規矩可套，同一個病，治法思路可以多種多樣。不是說去爬山就非得坐公車，我搭計程車行不行啊，自己開車行不行啊，甚至有毅力、腳力，走路步行去行不行啊。只要你知道怎麼走，就不用拘泥於去的方式，只要你知道臟腑怎麼升降制化，就不必拘泥於一方一藥，甚至你用針刺艾灸、推拿按摩、刮痧拔罐，一樣可以把問題解決了。

參究提示

1. 胃病的人要多曬太陽，天火可以暖胃土，因爲胃是陽土。
2. 脾病的人可以多吃柴火煮的菜，地火可以溫脾土，因爲脾是陰土。
3. 養脾胃可以通過飲食、爬山運動、曬太陽等方式。
4. 胃的動力來源於心臟。

15 九竅不利建中氣

《黃帝內經》曰：「壯火食氣。」

又曰：「頭痛耳鳴，九竅不利，腸胃之所生也。」

有個年輕人，十五歲，半年多來，早上打噴嚏，一打就沒完沒了，頭也暈，腦袋不清醒，脾氣大。

他父母問，是不是鼻炎？老打噴嚏，怎麼回事？

老師說，他中氣不足。

他父母又問，怎麼會中氣不足？

老師說，壯火食氣，平時吃的東西要清淡些，這樣脾氣就會好一些，脾氣大的人，大都中氣容易虧虛。

就像種樹一樣。同樣一個盆，你種上大樹，土就顯得不夠，對樹的生長不利，多大的盆就要配多

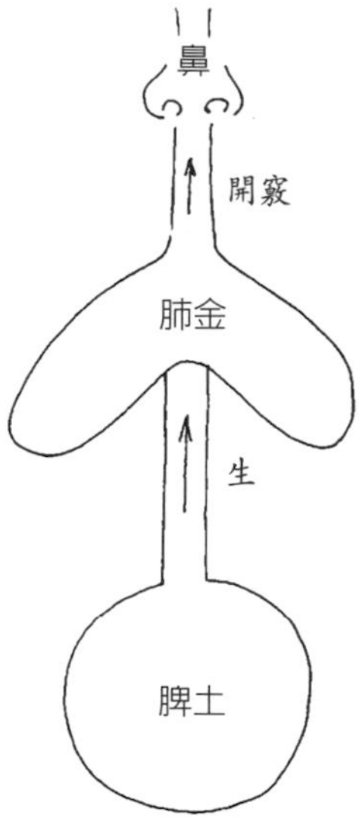

脾土生肺金，肺開竅於鼻

大的樹木。對人來說，脾氣太大了，肝木剋土太厲害，脾虛了，土壤不夠用，這病就多了。

然後老師就給他開了補中益氣湯加鼻三藥（蒼耳子、辛夷花、通草）：

黃芪 30克	**白朮** 15克	**陳皮** 8克	**升麻** 5克
柴胡 5克	**紅參** 20克	**炙甘草** 8克	**當歸** 15克
蒼耳子 15克	**辛夷花** 15克	**通草** 8克	

3劑

年輕人吃完三劑藥後，回來反映說，早上打噴嚏好多了。

老師說，當然了，中氣一足，邪氣就不再犯他。然後老師叫大家去參，爲何我們治一個鼻子打噴嚏，要用補中益氣湯？

原來早晨起來後，陽氣升不起來，這風寒邪氣就趁機想進入體內，身體要抵抗，就會鼓動正氣往外打噴嚏，不讓邪氣進來。

這時我們用補中益氣湯就是順其性，把中氣提起來，自然能夠抗邪。配上鼻三藥，一下子就把邪氣從中焦打到上焦，再把邪氣打出鼻子外去。這就是中醫常說的土能生金、肺主皮毛、開竅於鼻的道理。

初病通常在肺鼻，但抵抗力不足，久打噴嚏不癒，問題便在脾胃。把脾胃中氣建立起來，四肢百骸，五臟九竅，都能稟水穀氣，化源充足，邪氣不能干擾。

參究提示

1. 五氣入鼻，藏於心肺，上使五色修明，音聲能彰。
2. 九竅不利，腸胃之所生也，故九竅不利建中氣，中氣建立噴嚏癒。
3. 培土生金，虛則補其母，肺病要治脾。
4. 肺主皮毛，開竅於鼻。皮毛孔竅是「小鼻子」，鼻子是大孔竅。皮毛受寒，鼻子打噴嚏。鼻子不通氣，皮毛容易生病。

16 從放風箏看肺胃上逆嘔吐咽癢

《金匱要略》曰：「諸嘔吐，穀不得下者，小半夏湯主之。」

《聖濟總錄》曰：「嘔吐者，胃氣上而不下也。」

嘔吐、咽癢，治非獨在肺胃，既要降上焦逆氣，也要順中焦鬱結，同時下焦還要收得住。這樣上中下通治，病根得除。

十堰當地有個病人，女，四十八歲，是任之堂的老病號了。因爲天氣轉涼，感冒七天未癒，喉嚨沙啞、癢，老覺有東西堵在那裡。同

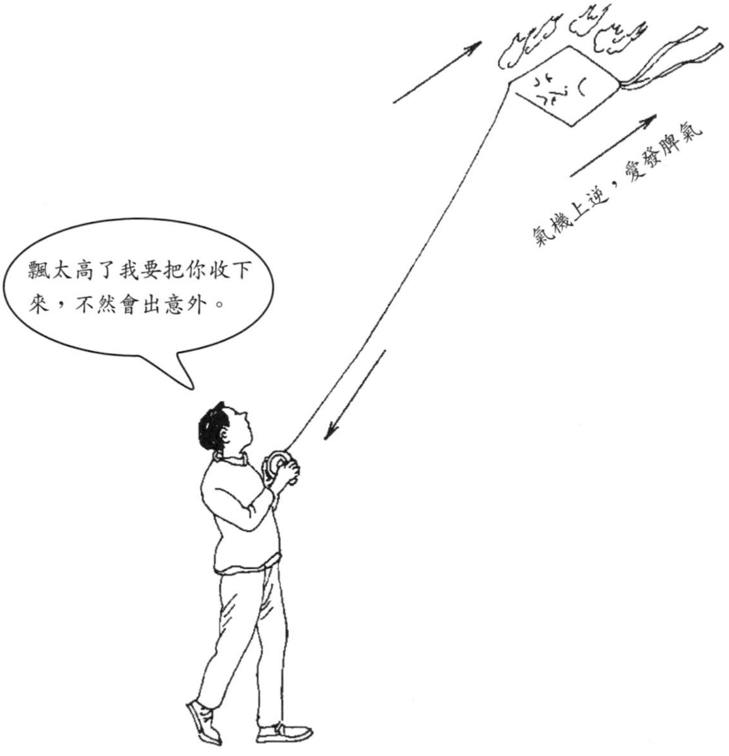
氣機上逆，愛發脾氣
飄太高了我要把你收下來，不然會出意外。

少發脾氣少想事，虛火上亢好得快

時伴隨著嘔吐，本身吃飯就沒胃口，吃完後就吐，趕緊過來開中藥調理。

老師一摸脈後說，雙關脈鬱，肺胃膽氣機都不降，諸嘔吐不止，用什麼湯方最好呢？《金匱要略》中有個小半夏湯，半夏配生薑，降逆止嘔良。

於是老師便開方：

半夏 30克	**生　薑** 15克	**枳　實** 15克	**竹茹** 15克	3劑
香附 10克	**木　香** 10克	**附　子** 10克	**龍骨** 20克	
牡蠣 20克	**生甘草** 8克	**鳳凰衣** 20克		

病人吃完三劑藥後，過來複診說，吃完藥後，感冒嘔吐都好了，咽也不癢了，來這裡是感謝醫生的。

老師說，胃氣不降，生薑配半夏是經典藥對，堪稱治肺胃不降最佳拍檔。半夏能和胃降逆，生薑爲止嘔聖藥。這兩味藥對於痰飲內阻，胃寒嘔吐、咳嗽，效果都非常不錯。

爲何我們還要加些木香、香附這些順氣的藥，還有附子、龍骨、牡蠣這些往下面收的藥呢？

原來上焦的嘔吐不單要降逆止嘔，還要看中焦氣機通不通，如果中焦氣機不通，上面強降是降不下來的。老師喜歡用香附、木香分走左右路，把中焦鬱脈之結解開，上面就能夠更好地降下來。

老師還說，像這類中老年婦人，脾氣硬得很，生病往往跟吵架、發脾氣分不開。我們要善用香類藥，香類藥大都能夠順氣，這比單純降逆止嘔效果還強。

因爲半夏生薑只能降消化系統食道、胃的逆氣，而香附、木香可以順肝脾，解情志之鬱結。這情志之逆氣，往往比飲食阻在中焦的逆氣更難調。所以我們要情志飲食兩手抓。既降食氣也順肝氣，邊降邊順，這氣就平了。

那爲何又要用附子、龍骨、牡蠣加鳳凰衣呢？

這可是一個草醫郎中教給老師針對感冒咳嗽咽癢久治不癒的妙招，有時還可以加川牛膝。這咳嗽、嘔吐、咽癢都是往上面衝的病，就像風筝往高處飛，如果下面收不住，它就越飛越厲害。

很多中老年人下焦元氣不足，常常表現爲上焦病變，上焦虛亢，比如咽痛、牙腫、目赤、聲啞、嘔逆、咳嗽等症。

這些症狀看似五花八門，層出不窮，如果都屬於下焦元氣不足，吸納收降力不夠，這附子、龍骨、牡蠣三味藥一上去，上述症狀立即爲之減輕。所以病人服用過後，身心輕安，咽部爽快，嘔吐得除。

可見我們治一個嘔吐咽炎，也是在恢復氣機從上往下順降的性。上中下通降，是治療關鬱上越脈的大法。

參究提示

1. 虛亢上越，如同風筝往天空上衝，這時需要一個向下收的力。
2. 氣機一往下收，牙痛、目赤、聲嘶、咽癢、咳嗽都可以同時好。

3.可以用附子、龍骨、牡蠣、川牛膝等藥，也可以採用跺腳的方法引氣下行。

4.少想事、少發脾氣好得快。

17 升清降濁調脾胃

《病因賦》曰：「噯氣皆由於痰火，咽酸盡為乎食停。」

又曰：「痞滿，脾倦積濕而成，呃逆者，胃氣之不順。」

葉天士曰：「脾宜升則健，胃宜降則和。」

有個病人，女，六十五歲，口苦反酸，胃口不開，疲倦乏力，有十餘天。

她問老師，這是怎麼回事？

老師說，脾胃不好。

老人家點了點頭說，是啊，我這脾胃常年都不太好，稍微吃多一點就飽脹、噯氣，吃冷的東西也不舒服。

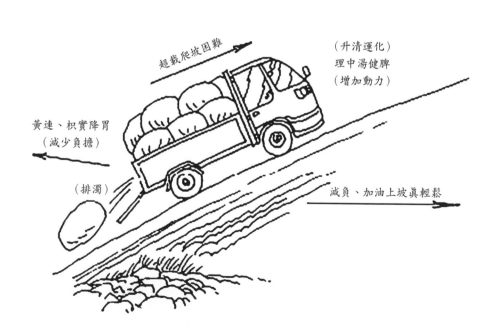

老師說，那就吃少點吧，老年人要養好脾胃，好吃不多吃。然後給病人開了理中湯加黃連。方藥爲：

紅參 20克 **炒白朮** 20克 **乾薑** 10克 **炙甘草** 8克 **3劑**
黃連 5克

調理脾胃病，調養跟用藥須並行，三分治，七分養。那服藥後怎麼養呢？《張氏醫通》上提到七分養的醫囑，非常值得推廣。

「服藥後，忌言語一二時，戒酒麵生冷，薄滋味以養胃氣，稍食美食以助藥力。更宜小役形體，使胃氣與藥轉運升發。慎勿大勞，以傷脾胃升發之氣。」

這是說服藥後一兩個小時內都要少說話，因爲言多傷中氣，影響藥力。爲何還要小役形體呢？這招也很高明，小役是小勞小動，幫助脾胃把氣血藥力運化開來。俗話說，大動不如小動，小動不如微動。脾胃有病，四肢不動不行，動得太厲害也不行，要像春風拂柳那樣，小動微動，好比練太極拳。

病人吃完第一劑藥就見效，反酸口苦基本就消除了，胃口也開了些。

第二次來複診時，口中偶爾還會有些反酸，睡醒後有點口苦，但人有勁些了。

老師就在原方中加吳茱萸5克、枳實10克，目的是加強降濁陰的力量。病人吃完藥後，胃與食道的不舒服、飽脹感就沒有了。

我們來看，這白朮跟枳實就是一組升脾降胃的妙對，堪稱脾胃升清降濁最佳拍檔。一個健運脾氣，一個通降胃腸，使升降如常，納食變香，體質復強。

所以凡是病人中焦痞脹，上下不通，老師總會配伍這組藥對。而張仲景《金匱要略》中也把枳實、白朮配在一起，叫枳朮湯，一升一降，治療「心下堅，大如盤，邊如旋盤，水飲所作」。

老師說，中焦脾胃經常要放在一起來談，脾主升清，胃主降濁。老師讓大家回去參參，爲何病人反酸口苦？爲何苦爲火之味？爲何反酸我們不輕易用中和胃酸的藥？四肢疲倦乏力，我們爲何要從中焦脾治？倦怠嗜臥爲何要用白朮？

參究提示

1. 脾主運化，胃主收納。
2. 脾宜升則健，胃宜降則和。
3. 降胃則噯氣酸水口苦消，健脾則胃口精神好。
4. 咽酸盡爲食停。
5. 脾主四肢。

18 從幼苗最怕倒春寒看小孩食積脾虛

《黃帝內經》曰：「邪之所湊，其氣必虛。」許叔微曰：「留而不去，其病為實。」

有個美國的小孩，來任之堂看病，他爸媽帶他過來。

這小孩不到十歲，額頭上卻起青筋，胃口不好，沒有小孩子應有的朝氣。

他媽媽問，這是怎麼回事？

老師便反問她，你們小孩在那邊，是不是常吃生冷涼的東西啊？他媽媽說，對啊對啊，即使喝飲料，也是從冰箱裡拿出來的，都是冰水，每天都會喝。

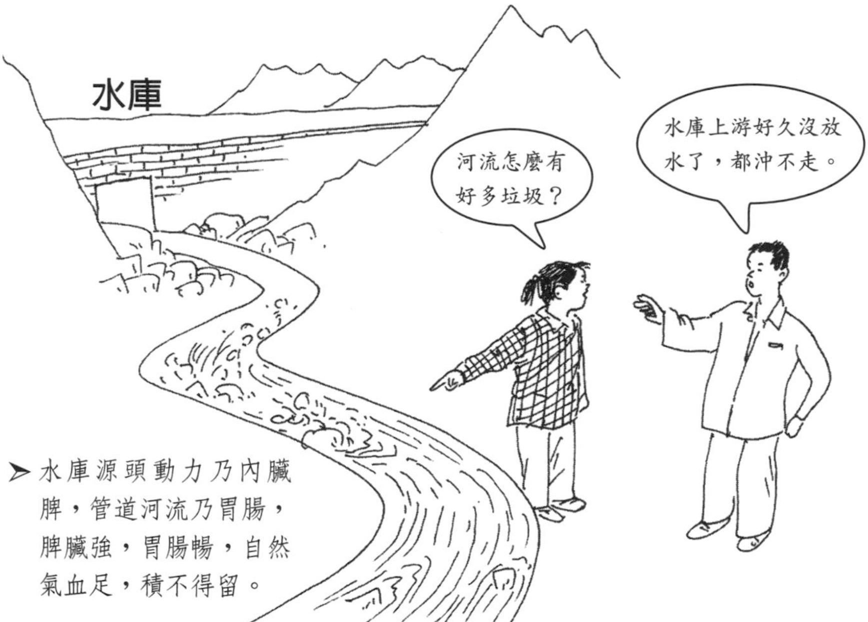
水庫
河流怎麼有好多垃圾？
水庫上游好久沒放水了，都沖不走。
➤ 水庫源頭動力乃內臟脾，管道河流乃胃腸，脾臟強，胃腸暢，自然氣血足，積不得留。

如何幫河道清除淤積？

老師搖搖頭說，這還得了，霜雪容易殘害弱苗，春天的莊稼最怕倒春寒，正發育富有朝氣的小孩，最怕生冷寒涼。你看喝到額上都沒有紅潤之氣，都長青筋了。這生冷的東西，不能再吃下去了。

他媽媽無奈地說，沒辦法啊，在學校裡想要喝水，也是從冰箱裡拿出來的。

老師說，那你也要放熱了再來喝。

他媽媽又問，爲何小孩子容易感冒，沒胃口？

老師說，這孩子脾胃吃傷了，所以容易招外邪，他裡面臟腑元氣都不夠，就不會分出陽氣來固護肌表。再加上長期吃生冷，腸道裡面積滯必不少。你看，他手心是熱燙的，舌尖也紅，說明裡面有積熱發不出來，通不下去。

然後老師就給他開四君子湯合開胃三藥（木香、山楂、雞屎藤），加上柴胡、黃芩、羅漢果。

孩子一吃完藥後，他媽媽又帶他回來複診，說過幾天就要回美國了。

老師問，吃了藥覺得怎麼樣？

他媽媽說，以前都沒見他吃那麼多，現在吃完藥後，胃口大開，飯量增加了。而且這藥也不難喝，小孩子吃了後，還覺得蠻舒服的。

老師說，行，就這樣吧，讓他保持下去，身體就不礙事了。

老師隨後問大家，爲何小孩病要調肝脾？爲何古人常說，萬病不治，必尋到脾胃中去，才有可治之機？

爲何這個病人容易招風感寒？爲何他長期食納差，胃口不開？我們又該怎麼調呢？

爲何給小孩子開藥，如果孩子不喜愛中藥的味道，要加上點山楂或羅漢果？

原來小孩有個特殊的體質，叫做「肝常有餘，脾常不足」，有餘當疏泄，不足當培補。所以常用柴胡疏肝氣，黃芩瀉膽熱，用四君子湯直接補中土脾臟，使化源充足，這樣正氣存內，外邪就不容易干擾了。這是扶其正以治本，俗話說，門內有君子，小人就待不住了。有四君子湯護住內臟脾胃，邪風之氣就不敢來干擾了。

但病人長期吃生冷，腸道有積滯，沒有化開的話，納食就不香，這時老師就用開胃三藥，木香、山楂、雞屎藤，把這些腸道中的食積一化開，納食就香噴噴的。所以整體的治療思路就是用柴胡、黃芩、四君子湯升肝脾，用開胃三藥加羅漢果降膽胃。這樣虛能夠得補，食積能夠得化，病便得除。

至於加上山楂或羅漢果，可以改善口味，也可以增加胃口。這點也很重要，平時很少喝中藥的小孩子，爲了讓他第一印象對中醫不排斥，首先要考慮湯藥的味道，因爲你得讓他喝得進去，治療才能起作用啊！

而且這山楂還能夠消積化滯。我們看那些泡過山楂水的杯子，原本杯壁有污垢的，居然可以變得潔淨起來。這表明，酸味的中藥有一定軟堅散結、消積化滯的功效。小孩子如果有積滯，常加入山楂、雞屎藤，或烏梅、白芍、陳皮，可以幫腸道洗個澡。

老師又說，你們回去想想，爲何人體瘀濁會停留？僅僅通過疏通血脈腸道，能不能夠把瘀濁搬走呢？

眞正把瘀濁搬走，靠的還是內臟的動力，人體的正氣，肝脾強大，膽胃才不容易留濁。

你們去自然中看看，河流水充足，河底就不容易沉澱垃圾，河流水變少，動力不足，流速變緩，垃圾就沖不走，所以在治理上，是去減垃圾，還是去加大水力呢？

我們兩手都要抓，強大內臟以增強氣血源頭動力，通降六腑以增強身體排濁功能。這就是爲何要臟腑同治的道理。

參究提示

1. 脾與胃相表裡。
2. 脾宜升則健，胃宜降則和。
3. 人體體虛，瘀濁會停留，這叫因虛致瘀，元氣推動力不夠。這種積滯不能單純靠消積，要加強元氣推動力。

19 打呼與胃中痰濕

《黃帝內經》曰：「不得臥而息有音者，是陽明之逆也，足三陽者下行，今逆而上行，故息有音也。陽明者，胃脈也，胃者，六腑之海，其氣亦下行。陽明逆，不得從其道，故不得臥也。《下經》曰：胃不和，則臥不安。此之謂也。」

現在打呼的人日漸增多，有些症狀嚴重的晚上可以見呼吸暫停。

有對夫妻過來看病，妻子說丈夫，他晚上睡覺呼吸突然停住，嚇死我了，後來習以爲常，也就不當回事了。

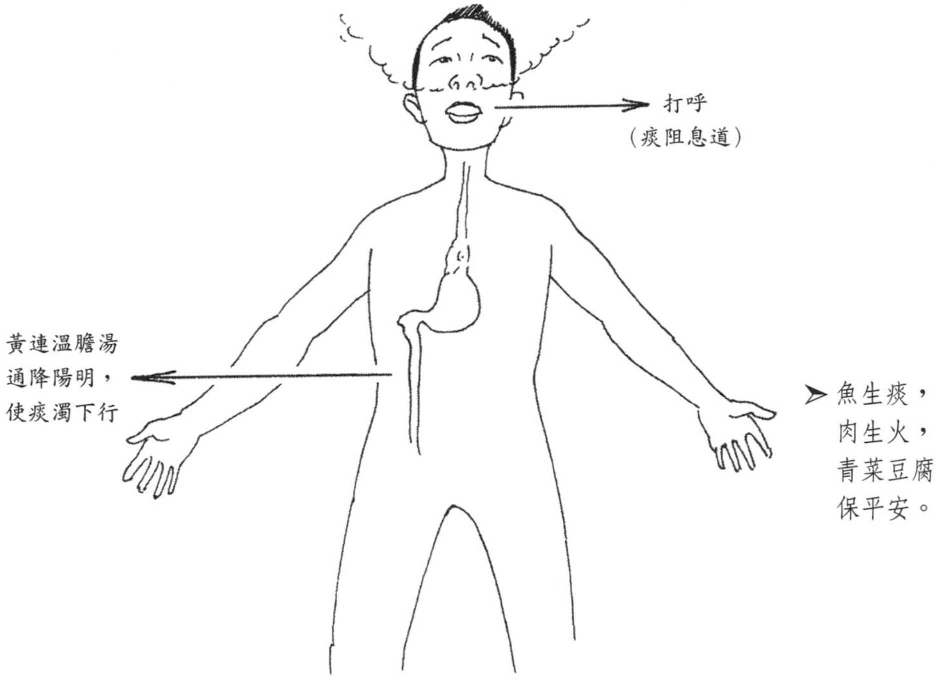
打呼
（痰阻息道）
黃連溫膽湯
通降陽明，
使痰濁下行
魚生痰，
肉生火，
青菜豆腐
保平安。

少吃葷，多吃素

老師說，這打呼的問題可大可小。它的實質是痰濕阻在呼吸道中，如果長期痰濕不降，阻閉了心腦，問題就大了。現在很多中老年人發生中風，出現腦血管意外，跟痰濁阻閉清竅是分不開的。這樣的人長期呼吸氣急，臉上一團濁氣，講話聲音粗濁重，脈摸上去也是鬱滑大的。

病人問，那該怎麼辦呢？

老師說，很簡單，痰濁上攻於清竅，才會出現呼吸氣粗打呼，讓濁陰往下排，氣就清了。

老師給他開黃連溫膽湯加龍骨、牡蠣、香附、鬱金。3劑。

吃完藥後，他們又過來複診。男的說，晚上睡覺有改善了，咽喉中的痰少了，晚上打呼明顯沒那麼厲害了。

兩人問，這個打呼、呼吸氣粗，能不能根治啊？

老師對男的說，根治在你，你以後要少吃魚、少吃肉。他問，這是爲什麼呢？

老師說，你是痰濕體質，以後容易得腦梗。你們看，那些殺魚的，手一摸過那魚，整個手都黏滑黏滑的；你們再看那些肉凍魚凍，性狀也是黏膩的。在你身體陽氣足的時候吃這些可以氣化開，當陽氣一旦不足，這些東西吃下去通通都變成垃圾堵在那裡。所以你們應酬多吃肉多的人，不是在補充能量，而是在增加身體痰濕，消耗人體陽氣。

然後老師叫大家回去參「怪病多由痰作祟」。要大家去思考，爲何魚生痰，肉生火，青菜蘿蔔保平安？爲何打呼、鼻音濃重的人，要用降痰濁的思路，讓濁陰出下竅？爲何二陳湯爲治痰之總劑？

原來人體的百分七十都是津液水分，這些津液水分一旦缺乏陽氣推動，停留在局部就形成痰濕。

所以當一個人勞累過度，陽氣虛弱，就容易有痰，能吐得出痰來，說明身體已有不少無形之痰，吐出的痰只是冰山一角而已。身體中的痰，就像隱藏在水下的冰山那麼多。

會治痰了，等於會治氣血津液；會治氣血津液，就等於會治三焦臟腑氣化；會治三焦臟腑氣化，則各種疾病的調理都有把握了。不能見到痰，就只想到用化痰消痰的藥，我們應該從痰這病理產物看出五臟六腑氣化升降的狀態。這樣治起病來就容易得其心法。

根治疾病總是要用藥跟養生雙管齊下，在養生上要注重忌口，那些吃進身體來不容易被消化之物要少吃，以防其化爲痰濕。痰生百病食生災，青菜蘿蔔保平安，這眞是良言教誨啊！

吃進身體裡來容易消化、排泄出去，這就是健康飲食。如果應酬多，總吃肥甘厚膩，大魚大肉，只滿足嘴上欲望，卻辛苦了五臟六腑，損傷了陽氣。所以老師常說，人都是自己折騰壞自己的，自己搞壞了自己的身體。

至於陽明通降濁下達，這是我們多次談到的話題。人體最大的升降通道就是這條消化道，如果通降功能好，病氣根本留不住。所以我們與其說是去治病，倒不如說去恢復陽明胃腸道失去的通降功能。這就是爲何二陳湯能稱爲治痰總劑的道理，它不單可以化痰，它還可以和降胃氣。

參究提示

1. 打呼乃痰阻息道。
2. 痰濁是濁陰。

3.人體頭面官竅是清陽所居之處。
4.濁陰應該出下竅。
5.脾胃爲生痰之源。
6.通降胃腸是治其去路，提高脾胃健運功能、少吃肥甘厚膩是治其來源，來源去路一起治才是治本治根。

20 從莊稼枯黃治土壤看眼耳鼻舌病調脾胃

《黃帝內經》曰：「病在上，取之下。」

《古今醫統大全》曰：「脾胃虛則九竅不通。」

有個老先生，七十歲，頸僵，鼻塞，眼花，耳鳴，舌體淡胖。

老師問他，平時怕不怕風冷？

他說，怕，吹多點風就流鼻水不止，我就想治鼻炎，頸椎，還有頭暈啊！

老師說，你這個不是鼻炎，你這頸椎病，也不全是頸椎的問題。他不解地問，那是什麼問題？

老師說，脾胃虛則九竅不利，病在上，取之

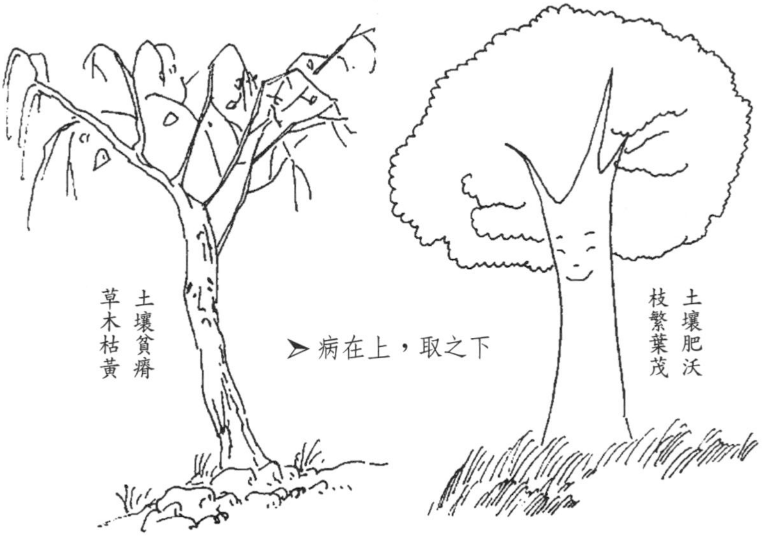

培土，樹木、花草才長得好；養好脾胃，五臟六腑才會健壯

下。你看是眼花頭暈鼻塞頸僵的病，在我看來病根子都在脾胃。如果只是當頸椎病去推拿按摩，當鼻炎來治鼻子，都很難治好。要治脾胃，脾主升清，只要脾胃功能強大了，就像樹根得到沃土一樣，上面自然枝繁葉茂，花葉遮榮，果實累累。

然後老師給他用玉屏風散，黃芪重用到40克，加上鼻三藥（蒼耳子、辛夷花、通草）、通脈三藥（葛根、川芎、丹參），與竹茹、雞屎藤、澤瀉。3劑。

他一吃完，腦子清醒了，鼻子通氣好多了，眼睛也沒那麼花了。

老師說，效不更方，回去的話，你可以買玉屏風散顆粒服用以鞏固療效。只要你脾胃功能強大，內臟氣足，這些表面的症狀不管有多麼繁雜，都會因爲裏氣充沛而被擺平。

人體表面的眼耳鼻舌口，其實是五臟開的竅。中醫稱之爲肝開竅於目，腎開竅於耳，肺開竅於鼻，心開竅於舌，脾開竅於口。五臟開竅就像草木開花一樣，這些竅門是五臟的花朵，直接反映的是五臟的功能。若五臟這根部能夠在脾胃土壤裡頭得到氣血營養的話，那麼自然花果茂盛。

所以中醫看到九竅之病，要尋到脾胃土壤中去，就如同農夫看到莊稼枯黃生病，要在土壤裡下工夫。

老師讓大家去參這脾胃土虛會導致什麼問題。爲何土虛的人四肢乏力，頭暈眼花，容易傷風感冒，口角流水，容易得過敏性鼻炎、頸椎病，容易消化不好，大便稀溏？這樣從一個臟腑出發、推演，可以連問十幾個爲什麼，每一個爲什麼，把它解開來，就能夠應對一種疾病。學醫要善於發散思維，也要善於把複雜的病症歸納到簡易。

古人云，不根於虛靜者，便是邪術；不歸於簡易者，即爲旁門。我們要學醫門大道，大道至簡，卻可以馭繁。千葉一枝幹，滿架葡萄一根藤。學中醫就要抓住這個一，通於一而萬事畢。如同打魚撒網，網口要抓住，看病就要抓住這主幹。

像土虛之人，土不生金，母病及子，肺氣就會不足，肺氣不足，衛外失司，主皮毛功能減弱，所以容易傷風冷，得鼻炎，皮膚長濕疹。

土虛則木搖，脾土虛之人，肝木稟賦乏源，就容易眼花頭暈，乏力沒勁，甚至臉色發黃，指甲蒼白。

土虛不能制水，脾土開竅於口，小孩容易口角流涎，婦人容易白帶異常，老阿婆容易迎風流淚，老阿公容易尿頻尿急。

脾主升清，土虛清陽不升，頸椎得不到充足供養，如同樹木根植於貧瘠之地、乾燥之土，便僵硬不柔軟，細瘦乾癟無力。

……

這樣，各種複雜的病症，都可以歸宗到土虛，四象五行皆藉土。故而古人有補土派，有「脾胃一虛，百病叢生」的說法。所以周愼齋曰：

「諸病不愈，必尋到脾胃之中，方無一失，何以言之？脾胃一虛，四臟皆無生氣，故疾病日多矣。萬物從土而生，亦從土而歸，『補腎不如補脾』，此之謂也，治病不癒，尋到脾胃而癒者甚多。」

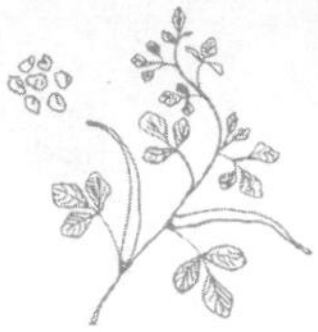

參究提示

1. 四季脾旺不受邪。
2. 脾胃氣足，百病不生。脾胃一虛，諸疾生焉。
3. 五臟六腑、四肢、九竅、奇經八脈皆稟氣於脾胃。
4. 脾胃爲氣血生化之源，爲水谷之大海也。帶有海字稱呼的臟腑經脈，都要特別去研究。如膻中爲氣海，衝脈爲血海，督脈爲陽脈之海，任脈爲陰脈之海，脾胃爲水穀之海。

21 補土伏火、平衡降逆治口腔潰瘍

古人云：「土厚則火自伏」，「補土伏火」。

《黃帝內經》曰：「衝脈為病，逆氣裡急。」

有個女病人，四十八歲，患咽炎、口腔潰瘍好幾年了。早上起來，刷牙時牙齦也容易出血。每當人勞累時，口腔潰瘍就發作得更厲害。

她問老師是怎麼回事。

老師說，火生於木，而伏於土，你這性格太急了，氣火才往上衝，且人也瘦，整個土伏不住火。這口腔潰瘍，才反覆不癒。

她點頭說，是啊，我這口腔潰瘍，就是心情

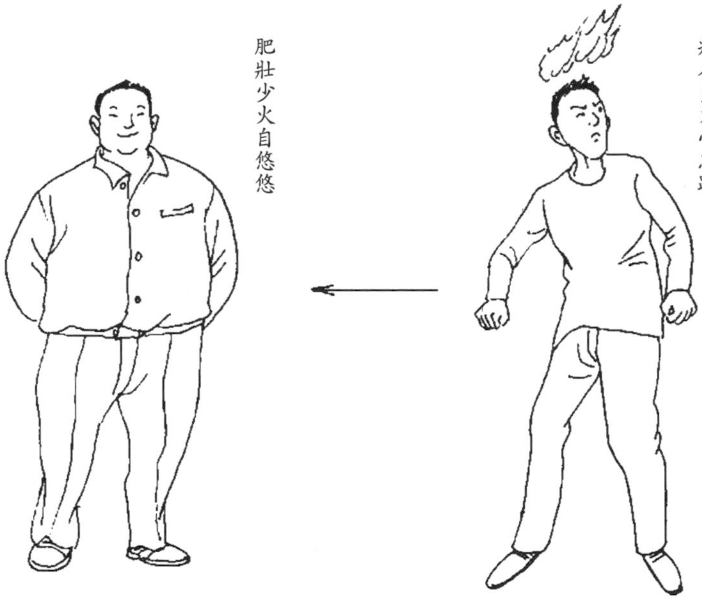

不好時，發作得更厲害。然後老師就給她開了甘草瀉心湯加味。方藥為：

生甘草 30克 **半夏** 20克 **乾薑** 10克 **黃連** 5克
黃芩 15克 **紅參** 20克 **大棗** 5枚 **竹茹** 30克
附子 10克 **龍骨** 20克 **牡蠣** 20克

3劑

她喝完藥後來複診說，我的咽炎全好了，口腔潰瘍也差不多好了。老師問她，早上起來，刷牙還出血嗎？

她說，刷牙不再出血了。

老師對大家說，看來我們這個思路對了。你們回去參參，為何我們要用竹茹來降衝脈？這衝脈往上衝太厲害，跟哪些臟腑有關，會有哪些常見的病症？為何我們用補土伏火的思路，比單純清熱解毒，能更直接地把她的口腔潰瘍治好？

大家想，這竹子是生長得最快的，一莖直上往天衝，有這長勢，就可能有克制這長勢的藥性，竹茹降逆止嘔、竹瀝化痰下氣、竹心清心導熱下行，都有強大的降下之功。所以老師取一味竹茹來降衝脈。

如果衝脈上衝太厲害，這多半跟肝氣上亢、胃氣不降、腎不納氣分不開。所以臨床上我們疏肝順氣，通降陽明，助腎封藏，都能幫助降衝。衝脈上逆，最明顯可見的便是，早上起來刷牙牙齦出血，口臭，容易噁心。

至於補土為何能夠伏火，這大自然中就有對應的象，比如火燒得正旺，加些土下去，火就小了，甚至滅了。

這瘦人多火，多陰虛火亢，這時單純滋陰清火，他還是很焦躁。當把脾土培起來後，整個人氣顯得敦厚，焦慮急躁之火可緩。可見中醫用甘草瀉心湯，不是單治口腔潰瘍，而是在治病人整體的木火體質，厚其土，其火自伏。可見補土伏火是治其本，而單味竹茹平衡降逆，是治一個上衝之象，這樣標本並行，火就收下來了。

參究提示

1. 土虛則木搖，所以瘦人多脾氣大，多火。
2. 欲伏其火可先補其土，土厚則火自伏。
3. 重用一味甘草可以伏火。
4. 瘦人氣火上衝，性子焦急，可用一味竹茹降衝脈。

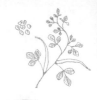

22 治眼目流淚要明來源與去路

《石室秘錄》云：「土旺則水不敢氾濫。」

《黃帝內經》云：「肝開竅於目。」

常有一些中老年人不斷地用手擦眼睛，一問之下才知道他們的淚水忍不住就溢出來。每年都會碰到一些這樣的案例。

一個中年女病人，脾氣急躁，有好幾個月，眼中淚水忍不住往外溢，她問老師，這是爲何？

老師說，你這是肝氣升發太過，把中下焦脾腎的水液都帶上來了。她又問，那該怎麼辦？

老師說，心情放緩和點，遇事放從容些，不要沒說幾句話，就跟丈夫或主管焦急。急則病進，緩則病輕。

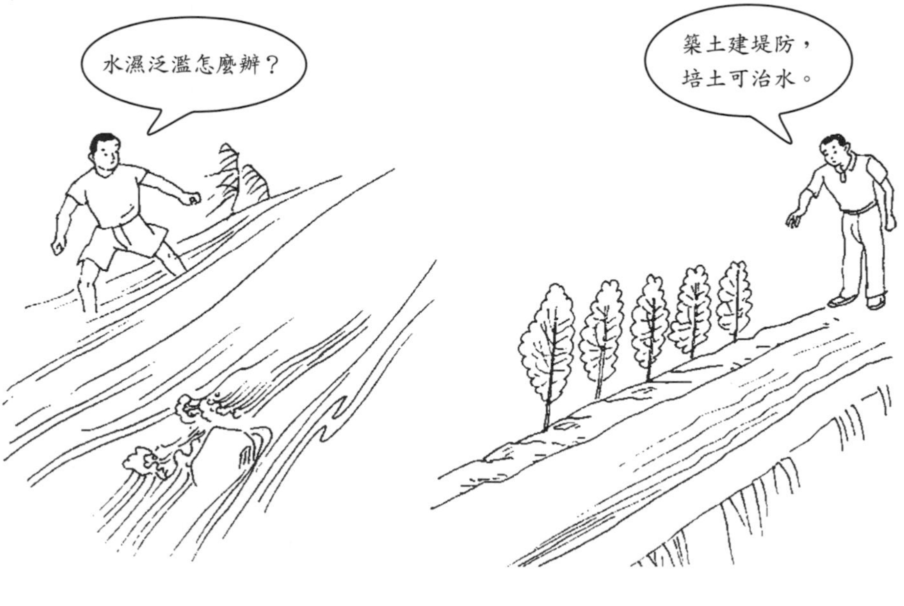

她笑了笑說，我個性就是這樣急了些。然後老師只給她開了三味藥，方藥爲：

決明子 10克　**車前子** 15克　**炙甘草** 30克　3劑

病人看了也覺得藥少，爲何別人都開滿一張藥單子，我的沒有一兩分鐘就開好了。

學生們也覺得奇怪，老師平時都較少開兩三味藥的，對於獨特的處方，大家都特別地關注，都想看看這病人來複診時的情況。

結果三天後，她如期複診，笑笑說，這藥還眞有用，吃了眼睛流淚就減輕了，沒有以前那麼厲害了。

老師對大家說，看來這個思路沒錯，你們回去參參，爲何我們用這三味藥，可以治療溢淚的症狀？常說補土可以伏火，爲什麼補土又可以治水呢？加決明子、車前子的道理何在？

大家回去一想，都明白了。原來土主濕，脾虛生濕，加上病人肝脈急，性子強，木剋土更厲害，把水濕往上帶。這時重用炙甘草，培土制水，以治療水的來源。然後用決明子、車前子，能平肝通利大小便，以治水的去路。

這病人還有輕微的便秘，決明子既能平肝氣，還能通大便，這樣去路打開，來源固住，那水液就慢慢變少了，所以眼睛溢淚也就好了。

參究提示

1.爲何土能夠制水?水來土掩,脾土旺的人濕邪就少。

2.脾主濕,諸濕腫滿,皆屬於脾,水濕的來源在脾。腎主水,膀胱乃州都之官,水濕的去路在腎與膀胱。故治水要杜絕其來源,通暢其去路。

3.治病要治其來源,也要治其去路,治來源是治本,治去路是治標。

23 從海水倒灌、濁火反彈看中焦肝膽脾胃鬱滯

《四聖心源》曰：「木生於水長於土，土氣沖和，則肝隨脾升，膽隨胃降。」

《醫學衷中參西錄》曰：「肝氣宜升，膽火宜降，然非脾氣之上行則肝氣不升；非胃氣之下行則膽火不降。」

《脾胃論》曰：「人以胃氣為本。」

《金匱懸解》曰：「胃以下行為順。」

有個上海來的病人，女，三十八歲，乳房脹痛，胸脅部滿脹，有乳腺增生好幾年了。

老師一摸到肺胃脈獨大，便問她，早上刷牙是不是容易出血？

她點了點頭說，是啊，是啊，已經有好幾年了，用盡了辦法都不管用，這是為何呢？

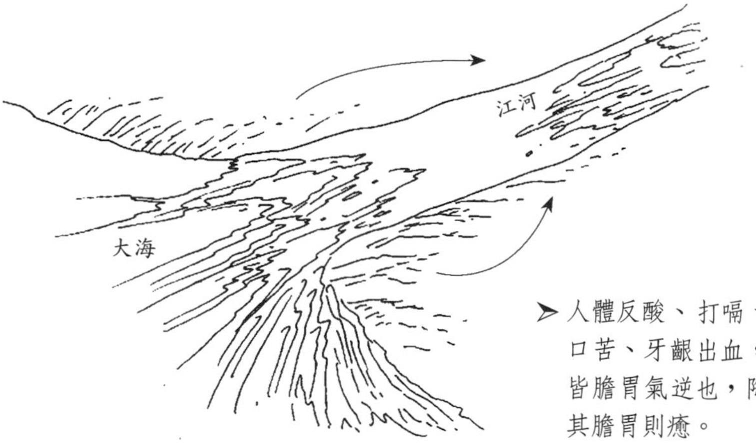

➢ 人體反酸、打嗝、口苦、牙齦出血，皆膽胃氣逆也，降其膽胃則癒。

海水倒灌怎麼辦？

老師說，乳房疾病不能單治乳房。就像生活中，洗手台水滿了不往下流，是因爲中間那個活塞沒有拉開來。人體胃腸爲大海，六經爲江河，海水若倒灌，則濁火會反彈。刷牙出血，脾氣煩躁。

她點了點頭說，我這種情況該怎麼辦呢？

老師說，你這是中焦肝膽脾胃鬱滯，所以乳房脹滿，脅肋痛，肝不升，膽不降，則煩躁易怒。木能夠剋土，鬱滯的肝木不能夠疏土，那脾胃消化功能就會減退，胃氣不能很好地下降，就像《傷寒論》說的人會「嘿嘿不欲飲食」。所以你這個要調暢中焦肝膽脾胃氣機，同時還要通降陽明胃腸跟衝脈。

她點了點頭說，是啊，我這半年以來吃飯，都沒有以前那種感覺，不想吃。我這個是什麼病呢？

老師笑著說，你這個要多動少想，多動可以把氣機展開，少想氣機就不會鬱在肝脾。你這個是懶病、閒病，腦力勞動做太多了，體力勞動基本不做。

她又點了點頭說，我在單位都是做腦力活的，沒體力活可做啊。

老師說，爲了健康，你得自己找體力活做，自己的健康自己負責。生病找醫生，健康靠自己。你們普遍都只關心生病吃什麼藥，卻不關心如何去尋找健康。

然後老師就給她開小柴胡湯加竹茹、木香兩味藥。方藥爲：

柴胡 10克	**黃芩** 15克	**半夏** 20克	**生薑** 15克
黨參 30克	**大棗** 5枚	**炙甘草** 8克	**竹茹** 40克
木香 15克			

3劑

病人吃完藥後，複診時說，這藥我一吃完，乳房就不脹痛了，胃口比以前好些了。

老師又問她，那你這幾天刷牙還出血嗎？她說，不再出血了。

老師說，看來我們這個降衝脈的思路沒錯。《黃帝內經》說，衝脈爲病，逆氣裡急。這衝脈一出現問題，氣機就往上逆，人就焦急，經脈就拘緊不舒，你們要回去好好參這句話。

哪些原因會導致衝脈上逆太過？最常見的還是肝膽脾胃失調，肝氣宜升，膽火宜降。這肝膽鬱結住了，氣火不流通，就會在裡面亂竄。

所以老師常用小柴胡湯，取柴胡升肝氣，黃芩降膽火，但肝膽的條達必賴中焦脾胃的升降，這叫肝隨脾升，膽隨胃降。

小升降要服從大升降。我們見到小處的病，要多從大處調，見到局部的病要多從整體療，見到中焦肝膽脾胃的病，要從上中下一起治。

膽氣逆行，則口苦咽乾目眩，胸脅脹滿，嘿嘿不欲飲食。所以在疏肝降膽的同時，必須升脾降胃，老師重用竹茹40克，目的就是降衝脈與胃之氣，通降整條陽明胃腸管道。這條陽明胃腸管道如同洗手台的中間管道，活塞一打開，所有濁水便下來。之所以人體濁氣會反逆，是因爲中間這條最大的管道出現問題。

用木香15克，是醒脾，這樣脾升胃降，軸動輪轉。人的胃氣一下行，肝膽脾又順暢，衝逆之氣自然調伏。

所以說，如何降伏衝逆之氣，必先觀其肝膽脾胃氣機，但令肝隨脾升，膽隨胃降。降濁重在降衝胃，海水不倒灌，江河就不反逆。胃腸爲海，六經爲江。胃腸下順，六經則不反逆矣。

參究提示

1. 胃以降爲和。
2. 膽火不降，要膽胃一起降，胃降，膽才能降。
3. 氣機上逆，要降中間衝、胃之氣，竹茹重用效果良。

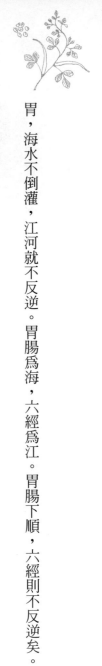

24 從臟腑傳變看生氣的代價

《金匱要略》曰：「見肝之病，知肝傳脾，當先實脾。」

有個女病人，四十二歲，是任之堂的老病號了。每次她跟老公吵架，都要胃痛或背痛個十天半個月，能過去就算了，過不去，就來找中醫調理。

這次她又吵了一架，搞得胃也痛，肩背也痛，晚上更睡不著覺，一日三餐都吃不下飯。這樣持續了將近一個月，不得已到醫院做了個檢查，結果顯示急性糜爛性胃炎、膽囊壁毛糙。

老師看了下結果，就笑笑說，這從

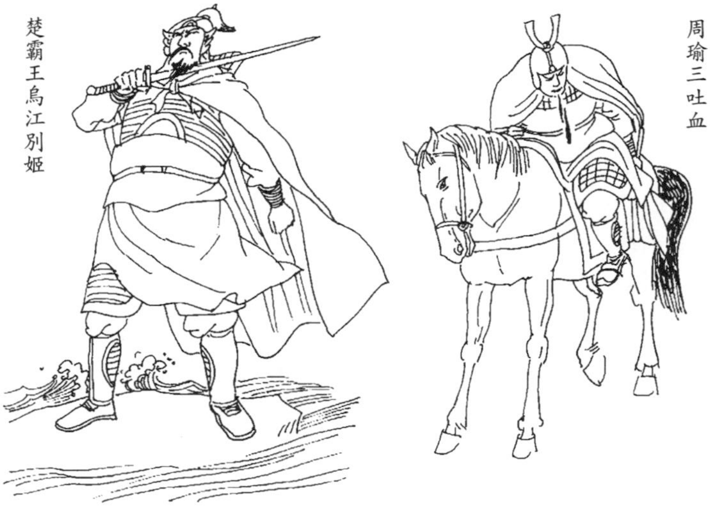

君不見，大怒衝天貫牛鬥，擎拳嚼齒怒雙眸。
兵戈水火亦不畏，暗傷性命君知否？
又不見，楚霸王、周公瑜，匹馬烏江空自刎，
只因一氣殞天年，空使英雄千載忿。

生氣的代價

氣上得的病，還得從氣上去消啊！這雙關脈鬱得厲害，肝膽脾胃氣機都不通，所以心情不好，吃飯不香。這情志鬱久過後，悶悶不樂，食不知味，肝木犯脾土，脾胃都會出問題，所以我們治療起來，要肝胃同調、膽胃並降。

然後老師便給她開方：

鬱金 20克	**香附** 15克	**枳殼** 12克	**桔梗** 12克
木香 15克	**黃連** 5克	**乾薑** 8克	**玄胡** 20克
蒲公英 30克	**黃芪** 40克	**白芨** 10克	**生甘草** 8克

3劑

這阿姨吃完兩劑藥胃口就開了，胸也不悶了，她回來說，早知道吃幾劑中藥效果這麼好，就不用去檢查了，也不用生病生一個月。

老師笑著說，檢查是必要的，讓你知道生氣吵架是要付出代價的，早知道吃藥能好，不如早知道不發脾氣不吵架，能夠不得病不更好？既省得受氣，也省得吃苦藥。

老師對大家說，你們要去參參，這生氣會加重哪些疾病？我們用這鬱五藥（枳殼、桔梗、木香、鬱金、香附），道理何在？爲何肝木犯脾土，情志鬱悶，飲食不開，我們要肝脾同調，膽胃並降？

原來古人認爲，肝爲五臟六腑之賊，就是說，人一怒起來，肝一鬱悶起來，五臟六腑都會動搖，都會受累。首先人一生氣，就直接煎熬肝陰，肝陰傷了，就會子盜母氣，連累到腎精，這樣平時就腎虧虛的人，因爲生一場氣，會加重腰痛。

而木能生火，母病及子，肝一旦氣鬱住，它就不往心臟放血，平時心臟缺血的病人，往往因爲生一場氣而導致心慌心悸，嚴重的還會心梗。木能剋土，肝氣過亢，它直接剋伐脾土，所以這病人生一場氣就得了急性糜爛性胃炎，這氣機完全在中焦逆亂扭曲，不得順暢流通。從局部看來，是那豆大的炎症，其實從整體看來，不過是氣機鬱滯而已。

中醫認爲，木火刑金，很多老人家跟子女或老伴生氣一場，直接就支氣管哮喘發作，甚至腦梗，因爲肝氣向上衝，攜著痰火往肺、咽喉、食道裡湧，湧到哪堵哪，湧到大腦，腦血管壓力一增加，隨時都有破裂的危險。

另外，一生氣，氣火把痰濕往皮膚發，這就是很多慢性濕疹、蕁麻疹、痤瘡、黃褐斑反覆不癒的根本原因。所謂熬夜、吃花椒辣椒這些都還只是誘因，最根本的原因還是生氣，把所有痰濕瘀濁往上帶，降不下來。

這就是古人認識的精妙之處，百病皆生於氣。

當然還有婦科常見的炎症、乳腺增生、子宮肌瘤、卵巢囊腫，這些都是肝經系統的疾病，怎麼能跟生氣脫得了關係呢？

婦科雜病，幾乎都和氣鬱氣結分不開。這就是老師很喜歡用鬱五藥、鬱六藥（枳殼、桔梗、木香、香附、鬱金、玫瑰花）的道理。我們又把這鬱五藥叫做順氣湯。

通過這樣一分析，大家治病思路都開闊了，同時修身養性的覺悟也上去了。一個人要眞正根除疾病的煩惱，必須從根上，從心性脾氣上下工夫。心性不安詳，外界一切東西都不受用，心得平靜，「飯疏食飲水，曲肱而枕之，樂亦在其中矣。不義而富且貴者，與我如浮雲」。

參究提示

1. 怒氣是惹禍秧苗。
2. 百病皆生於氣。
3. 但凡治病，先不問其病，要先理順其氣。
4. 生活小事細節，常常是萬病之源。

25 從水往低處流看眼目脹滿

《黃帝內經》曰：「肝開竅於目。」又曰：「怒則氣上」，「怒傷肝」。

眼睛跟五臟六腑都相關，《黃帝內經》說，五臟六腑之精氣，皆上注於目而為之精。但眼睛跟肝的關係最密切，《黃帝內經》說肝開竅於目，所以眼睛受到肝血的供養，就能夠明亮。可如果不是肝血，是身體的濁水陰火上衝，那又會怎麼樣呢？

有個年輕人，二十四歲，眼睛腫痛有三個多月，在醫院住院，也沒有治好，出院後，尋訪中醫治療，找到任之堂來。他剛來時，眼睛脹痛難忍，影響視物。

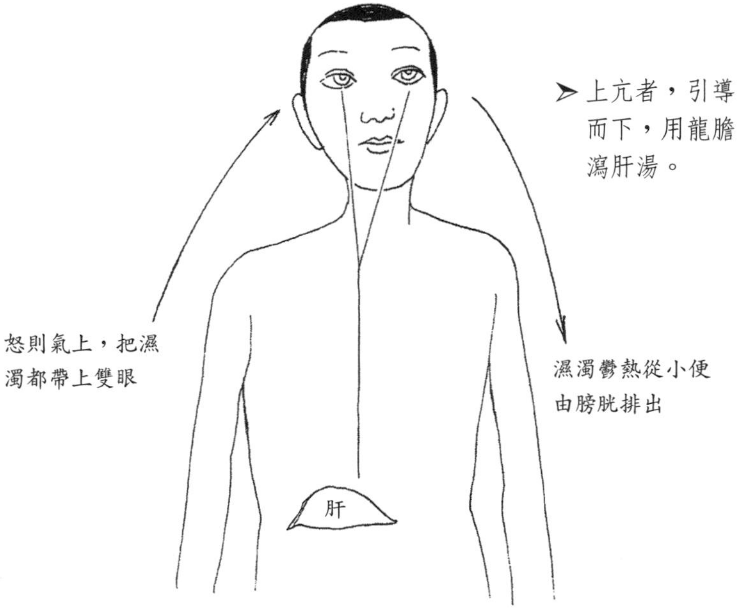
➢上亢者，引導而下，用龍膽瀉肝湯。
怒則氣上，把濕濁都帶上雙眼
濕濁鬱熱從小便由膀胱排出
肝

肝開竅於目

老師說，我們按脈調吧。

病人關脈弦硬數，脈勢上越，是個氣火把濕濁水飲往眼睛頭面帶的狀態，這該怎麼辦呢？

學生們都想到，上越了，就該往下降。

老師說，沒錯，思路就很清晰，由於肝經的火熱上越，所以病人尿黃，舌尖紅，苔黃厚，我們用龍膽瀉肝湯，直接瀉他肝經濕熱氣火。於是便開方：

龍膽草	5克	黃芩	15克	梔子	8克	澤瀉	20克
木通	10克	車前子	10克	柴胡	8克	生地	15克
歸尾	15克	生甘草	8克	川牛膝	15克	枳實	20克
竹茹	20克	枇杷葉	20克	牡蠣	20克	蒼朮	15克

3劑

病人說，可不可以多抓一些藥？

老師說，吃藥又不是吃飯，這藥是瀉你肝經濕熱火熾，氣火調整過頭來就要換方子了，沒有一個方子可以一直吃下去的。

這年輕人吃完藥後，很高興地回來複診，說，醫生，我眼睛好多了，這藥很管用啊。

藥若對證一碗湯，藥不對證滿船裝。在醫院折騰了幾個月，病人都灰心喪氣了，花了好幾萬，在中醫看來，只是一個肝經濕熱，風火上擾，幾劑龍膽瀉肝湯，就把熱火水濕從下焦瀉出去了。

然後老師叫大家回去思考，爲何龍膽瀉肝湯能治療眼目脹痛？這種眼目脹痛的特點是什麼？爲何水濕會跑到眼睛裡來？我們治肝爲什麼要注重肅降肺氣，降右路？

原來肝開竅於目，肝虛則目昏暗不明，肝實則目脹痛渾濁，病人肝經濕熱導致的眼目脹痛，大都眼紅腫，同時伴有尿黃赤、口苦、咽乾。

水濕之邪應該往下走，這叫「水往低處流」，但是人生氣後氣火是往上越的，《黃帝內經》叫做「怒則氣上」。肝主疏泄升發，怒傷了肝，氣機就不循常道，往上攻衝，這上攻的過程，就把人體水濕濁氣通通往上帶，蒙於眼則眼腫脹難受。

所以在治療上，我們要順肝氣（柴胡），降肝熱（龍膽草、黃芩、梔子），瀉肝水濕（澤瀉、木通、車前子），這三大思路，在龍膽瀉肝湯中都一一體現。

老師還在方中加入枇杷葉、枳實、竹茹，爲何呢？因爲這些肅降肺氣的藥有利於降肝氣。肝屬木，肺屬金，金能剋木，肺氣肅降，肝氣自然就隨之而降，一個肝主升發，一個肺主肅降，正好是相對的，升發太過，必用肅降來對治，這就是老師常提到的，對攻對衝療法。

參究提示

1. 肝開竅於目。
2. 肝經實火濕熱可隨著怒氣上衝雙眼。
3. 亢則害，承乃制。通過濁陰出下竅，引水濕下行，使水往低處流，雙目恢復清明。

26 從種田植樹看治肝病

《黃帝內經》曰：「木鬱達之。」

《四聖心源》曰：「木生於水，水暖木榮，生發而不鬱塞。」

木生於水而成於土，喜條達而惡抑鬱。治療肝木爲病，應學種田植樹。農夫種田植樹講究鬆土施肥澆水，及拔除雜草。醫者調肝，健運脾胃即爲鬆土，滋養肝腎即爲澆水施肥，疏肝利膽即爲助莊稼成長拔除雜草。慢性B肝在中醫看來，是肝木的問題，但肝木又跟其他臟腑密不可分。雖然說，慢性B肝要轉陰是個世界難題，但在中醫看來，要改

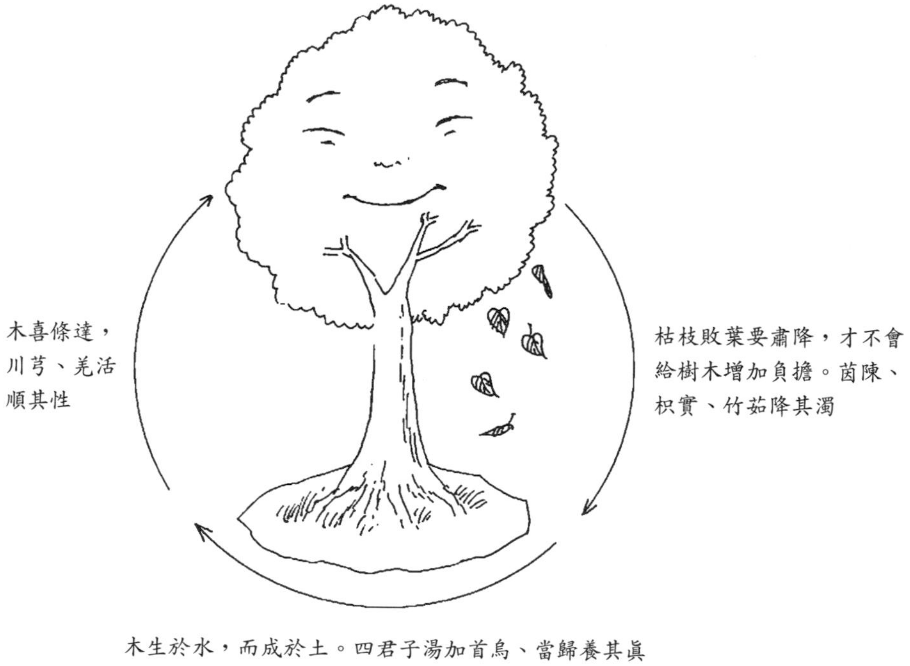
木喜條達，川芎、羌活順其性
枯枝敗葉要肅降，才不會給樹木增加負擔。茵陳、枳實、竹茹降其濁
木生於水，而成於土。四君子湯加首烏、當歸養其眞

天地樹木之道

善一些身體症狀，提高生活品質還是可以的。

像慢性B肝的病人，爲何容易疲勞、容易累，容易脅肋脹、生氣，口中容易苦？

老師說，這個問題你們去想，想通後，治肝的一些大法也明白了。

有個年輕人，也是B肝病毒攜帶者，經常容易疲勞，脅肋脹，口苦。老師說，你這病要少熬夜，要多去爬山，唱唱歌就好得快。

原來他就是一個內向鬱悶的年輕人。當改變了性格性情後，就等於改變了身體的體質，一種體質滋養一類疾病。我們有時想方設法去消滅疾病，還不如去改善體質。現在很多病人，都把眼睛盯著疾病，很少會關注生活習慣是不是健康。

老師說，心理健康了，五臟就健康了，心情沉鬱了，身體就容易滋生疾病。所有慢性病，想讓它儘快好起來，都要從改變自己的生活習慣和處世心態做起。

原來這年輕人以前就是經常上網熬夜，愛吃各類煎炸燒烤的食物，長時間下來造成肝腎陰虧，脾土弱，水不涵木，土不沃。

然後老師就給他開四君子湯加制首烏、當歸、羌活、川芎、茵陳、枳實、竹茹。

我們看，四君子湯加制首烏、當歸，就是補右路脾和左路水木的，木生於水成於土，這就像是給肝木以肥沃的土地，再澆上水一樣。這B型肝炎，已轉慢性的，大都要從培補正氣開始，正勝則邪退。

這個方子病人吃下去就不容易累，有精力，只有臟腑吃飽飯後，才能打這場持久戰，所以老師經常都是用這個底方加減變化。

方中加入少量的羌活、川芎，能助肝條達疏泄。《黃帝內經》說「木鬱達之」，B型肝炎的病人，大都有情志鬱結的病因。古人云，鬱病雖多，皆因氣不周流，法當順氣爲先。又曰，凡鬱病，必先氣病，氣得流通，何鬱之有？

可見疏通氣機，順其性，乃治情志鬱結的大法也。而疏通氣結的藥，藥勁一般偏強，所以走散得快，這時只要用小劑量即可。這樣才符合《金匱要略》宗旨——五臟元眞通暢，人即安和。

肝炎的病人，多半有口苦、舌苔黃，這是因爲膽胃不降，體內濕毒化熱，所以加入枳實、竹茹、茵陳這些通降膽胃瘀濁的藥，體現了降其濁的思路。

所以我們看這個方子，其實包含著順其性（羌活、川芎）、養其眞（四君子湯加首烏、當歸）、降其濁（枳實、竹茹、茵陳）三法。按這個方法去調理臟腑，使肝眞陰得養，木得土培，肝氣得以條達順暢，肝膽的瘀濁得以順利通降，這樣新陳代謝日趨正常，口苦、氣悶、疲勞等症狀都會慢慢改善。

這就是很多病人服用老師這方子後，精神、體質都在慢慢進步的原因。

老師說，我們就按這個道家思路來開方子，不管疾病是何名目，但守住人體正常的臟腑推陳出新的功能，養它不足，去它有餘，降它瘀濁，何患病痛不癒。

但還要注意，除了藥物治療對路外，精神的治療，對於肝炎的康復最爲重要。這肝病最怕抑鬱，越是開朗的人越是不容易得，越是糾結抑鬱的人越容易犯。中醫沒有B型肝炎的說法，都是把它看成鬱證或脅痛來治。《臨證指南醫案》上說，鬱證，全在病者能移情易性；又說，無情之草木，難以療有情之疾病。

所以病人除了服藥外，還要少熬夜，多運動，少生悶氣，多樂觀陽光幫助人。

參究提示

1. 木喜條達，乃一派生發之氣，對應的是東方仁德。
2. 養肝要養仁和之氣，要樂於助人，要開朗少怒。
3. 肝木根植於土壤，土肥木旺，養肝眞可以從培土入手。

27 脾胃動力在心腎

古人云：「火生土。」

火生土，胃火動力在心，脾陽動力在腎。脾胃乃升降中樞，心腎方爲升降動力。

有個病人，女，五十三歲，有冠心病，手上青筋暴露，呈紫暗，最近胃病發作，胃脹打嗝難受。

病人說，我吃了東西，好像堵在那裡不消化一樣。老師問她，小肚子發涼嗎？冬天是不是手腳怕冷？她說，對對，特別怕冷。

老師接著說，你這個脾胃病從脾胃治，治不好的，要治心腎。病人點頭說，我以前也吃了不少胃藥，現在還是老樣子。

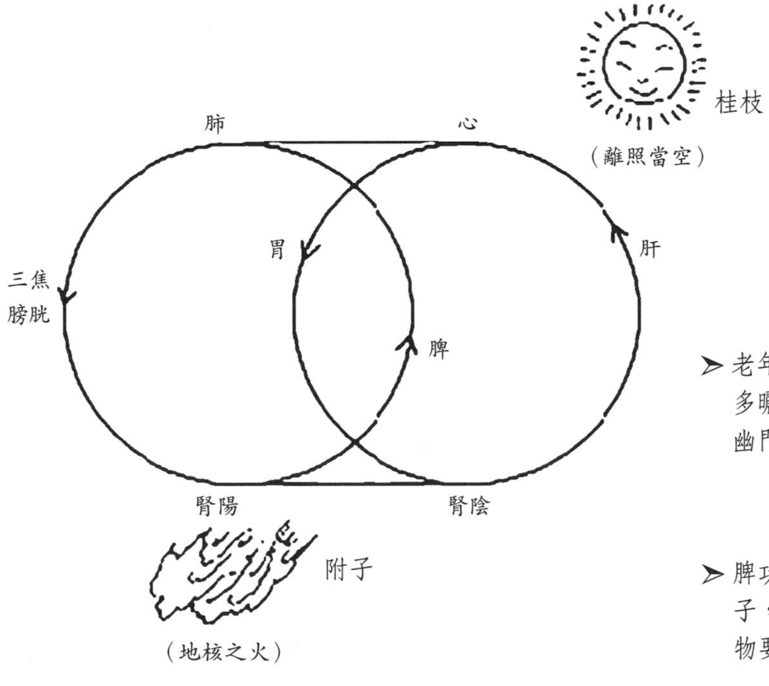

➢ 老年人胃不舒服，要多曬太陽。胃陰寒，幽門螺桿菌才繁衍。

➢ 脾功能不好，易拉肚子，不可吃涼的，食物要煮透。

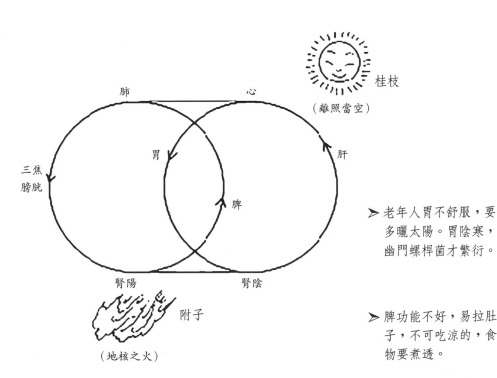

老師說，那試試調心腎吧。

然後老師給她用桂附地黃湯加紅參、銀杏葉、火麻仁。方藥爲：

桂枝 10克	附子 10克	熟地 30克	山藥 20克
棗皮 10克	茯苓 20克	澤瀉 10克	丹皮 10克
紅參 20克	銀杏葉 30克	火麻仁 20克	

3劑

病人吃完藥後來複診，很高興地說，我吃了這藥很有勁，胃口也開了，這幾天都沒有打嗝胃脹了。

老師再看她手上的青筋說，你這青筋也消下去了，心臟功能在恢復。她點了點頭說，我也覺得以前總是心急火燎的，吃了這藥好多了。然後老師就給她守方，繼續調。

學生們都不解，爲何這脾胃病，老師拋開脾胃，直接調心腎。

老師說，到兩個輪子裡頭去悟吧。你們看，病人有冠心病，心臟本身的陽氣都不夠，它怎麼有多餘的能量往胃上面傳呢？

病人小腹涼，冬天手腳不暖和，乃下焦陽氣不夠，腎陽不足，怎麼有熱力往脾土上面傳，幫助腐熟水穀呢？

人體中焦的脾胃消化吸收，需要足夠的陽氣，中焦如漚才能得到體現。你們要參一參，爲何胃的熱量要靠心火來補給？爲何心臟病的人大都胃出現問題？爲何脾的溫煦要靠腎陽去幫助？爲何命門火弱的人，吃東西消化都不好，人沒勁？

大家回去看《醫間道》，發現中焦脾胃陽氣，一個來自於太陽的照射，能夠讓胃土溫暖生長萬物，另外一個要靠大地核心中的熱量，向上散發，溫暖脾土，才可以種上莊稼。所以說脾胃雖然是升降的中樞，但是升降的眞正幕後老闆，背後主導，卻是心腎啊！心火就是太陽之熱，腎陽就是地核之火。

參究提示

1. 心火下暖胃土，胃蠕動靠心。
2. 腎陽上暖脾陽，脾運化靠腎。
3. 心陽不足，手涼背冷。腎陽不足，小肚子涼，腿冷。

28 無處不到看三焦

《黃帝內經》曰：「三焦膀胱者，腠理毫毛其應。」又曰：「三焦者，決瀆之官，水道出焉。」

《類經》曰：「上焦不治則水泛高原，中焦不治則水留中脘，下焦不治則水亂二便。」

人體之內，臟腑之外，無處不到，謂之三焦。凡氣血水停聚，皆可以從三焦入手調治。三焦乃水火氣機運行之總通道也。

有個病人，身體浮腫，皮膚長濕疹，肚子肥大，他反映說，連喝水都脹，都長胖。

老師問他，小便怎麼樣？

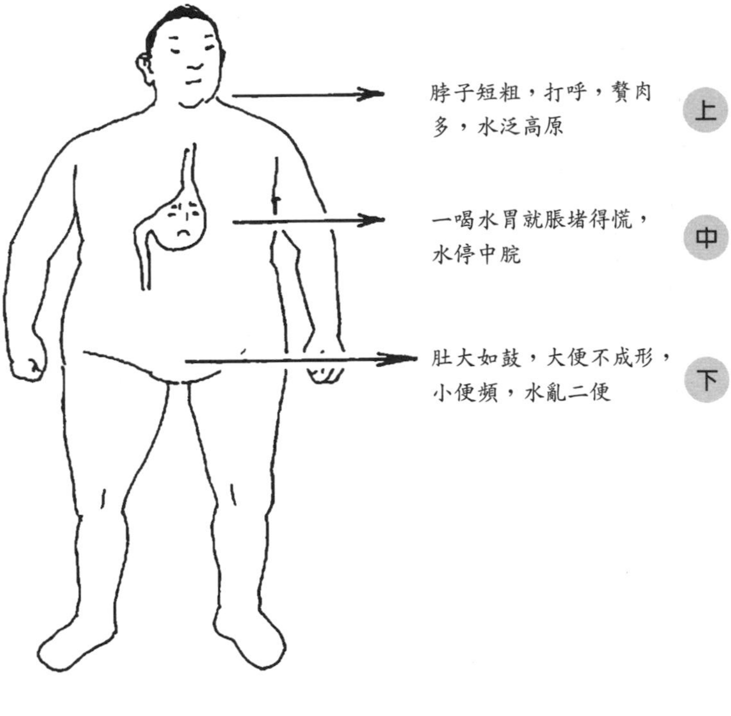
脖子短粗，打呼，贅肉多，水泛高原
上
一喝水胃就脹堵得慌，水停中脘
中
肚大如鼓，大便不成形，小便頻，水亂二便
下

他說，小便次數多，但量不大。然後老師就給他開三焦十藥：

柴胡 10克	黃芩 15克	半夏 20克	桂枝 10克	3劑
茯苓 20克	白朮 15克	澤瀉 20克	當歸 15克	
川芎 10克	赤芍 15克			

這個病人吃完藥後，反映效果非常好，濕疹退得很快，尿量也大，喝水下去，胃就沒那麼堵了。

老師說，治皮膚病，不一定要盯著皮膚治。你看病人舌苔水濕重，大都是三焦水濕代謝出現障礙。晚上經常熬夜，錯過了九點到十一點這個三焦經大調整的時候，長年累月地這麼做，三焦功能減退，水濕代謝失調，下焦堵則小便亂；中焦堵則肚子膨大，胃脘脹；上焦堵則容易發生濕疹，泛溢肌表。這所有的表面病症都是三焦的問題，所以我們治三焦，就是治上中下三焦留滯所致諸病。

你們想想，該如何治三焦，三焦歸哪裡管？

原來三焦屬少陽，所以治三焦首先要調少陽，柴胡、黃芩就是少陽經主藥，而三焦又主水濕，所以三焦十藥裡融匯了五苓散的思路，令氣能夠化水，氣化水液自出矣。同時三焦十藥裡還有當歸、川芎、赤芍這些活血的藥，它們又起到什麼作用呢？

原來血水互結，水液停滯，會導致血運障礙，而增強血液迴圈，會加快水液代謝，這就是為何三焦十藥裡，要加活血的藥，血行氣行水濕自化。在整個夏天，老師用這三焦十藥治了不少濕疹的病人，這道理何在呢？爲何皮膚表面的症狀，從理三焦而得治癒呢？

原來《黃帝內經》早說了，三焦膀胱者，腠理毫毛其應。所以不單是皮膚濕疹，如果是掉毛掉髮，也可以從三焦去思考。只要讓上焦開發如霧，那皮表就光澤健康；讓中焦運化如漚，那肚子那圈肥肉，就能消下來；讓下焦滲利如瀆，濁水排泄就有出路。

參究提示

1. 疑難雜病找三焦。
2. 臟腑以外，肌表以內，無處不到，謂之三焦。
3. 三焦乃氣血水運行之通道也。
4. 調三焦，一要調氣機升降，二要調水液流行，三要調血脈流動。
5. 三焦十藥的思路就是從氣血水三方面入手。

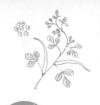

29 從五臟相關看陽痿

《黃帝內經》曰：「腎者主水，受五臟六腑之精而藏之，故五臟盛乃能瀉。」

人體的五臟是一個整體，它們之間是相互關聯的，所以叫做五臟相關。對一個疾病的分析必須放在五臟整體中去參究考慮。

有個六十多歲的老先生來任之堂，說他性功能減退，希望老師能夠給他開些壯陽的藥。

老師說，性功能減退，到你這個年紀不作爲主治的病症了。這不

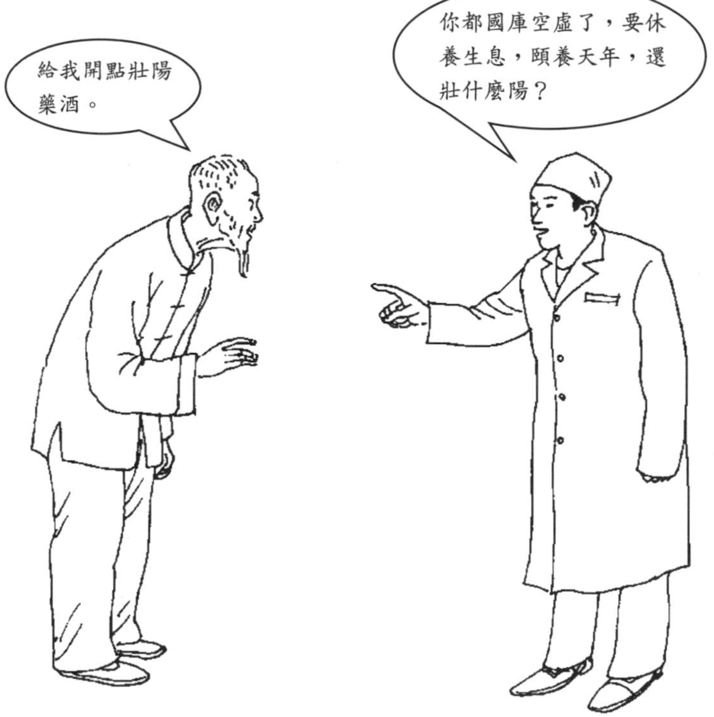

你都國庫空虛了，要休養生息，頤養天年，還壯什麼陽？
給我開點壯陽藥酒。

一味壯陽，令壽命短促

是壯不壯陽的問題，而是你五臟六腑已經虧空衰退了。

他疑惑地問道，那該怎麼辦？

老師說，國庫空虛就沒辦法打仗，人體精血虧虛，年之將老，自然生殖機能減退，這時最好的辦法就是養精蓄銳不去打仗。透支精血會死得更快。

他反問道，不是有壯陽藥酒嗎？

老師耐心答道，那是給不能生小孩的人用的。你這年紀不能夠再靠外界刺激了，喝壯陽酒就像借外債，終歸是要還的，不斷地借，不斷地消耗。這同一次房，道家說要少活好幾十天，你不要命了，醫生可不能助你一把啊！

他聽後笑笑，也就沒再提那方面要求了。

老師說，《黃帝內經》曰，腎者主水，受五臟六腑之精而藏之，五臟盛乃能瀉。五臟六腑精充實滿，自然腎這個作強之官強大不衰。腎衰退，不獨反映腎精血虧虛，也反映了五臟的衰退啊。所以不明白的醫生，就直接給病人開壯陽藥，這是加速其五臟的衰老，此爲醫者所當戒也。

你們回去要好好參參，哪些臟腑虧虛或鬱滯會導致腎功能減退？爲何我們說治陽痿非獨治腎也，五臟六腑皆令人陽痿，哪些原因是導致陽痿最重要的因素？

大家回去按照老師把脈的思路一思考就想通了。首先，人年老體衰，腎陰陽兩虛，自然陽痿。所以《黃帝內經》上說，八八，天癸竭，精少，腎臟衰。又說，年六十，陰痿，氣大衰，九竅不利，下虛上實，泣涕俱出矣。

第二個原因，跟肝關係也蠻大的。肝主宗筋，主疏泄。有精血了，要能夠疏泄下去，如果經常抑鬱，或暴怒，精血在中焦消耗，或者往上燃燒，不往下伏藏，這腎精也就自然虧損。所以老師常以逍遙散加蜈蚣幫助病人疏肝理氣，把肝氣往陰器下面疏導，這樣氣至則精血至，病人自然晨勃明顯。

第三個原因就是，脾土壅堵，中焦鬱滯，這類病人，肚子變大，老師稱之爲土剋水。據說，人體腹圍每增加一公分，就要增加六公里長的血管，這樣肥大的肚子，會大大地增加心臟血脈的壓力，會佔用大量精血，這樣不僅容易得三高、心臟病，同時明顯隨著肚子變大，性機能也跟著衰退。所以這類人幫他減減肥，就是幫他恢復腎功能。

還有第四個原因，就是心。心主欲望，大多數人心思太多，腦袋想問題不止，長期這樣，心臟陽氣被消耗得很厲害，寸脈都取不到，很弱。這樣的人頸椎容易出問題，頭還暈，這些都說明心臟功能減退，心功能減退就沒那欲望。所以要通過桂枝湯加紅參，強大心臟，自然腎機能就能得到很好的恢復。

第五方面還有肺。長期肺脈上亢、吸煙喝酒的病人，容易得胃炎、食道炎，這樣氣血並走於上，不往下行，久而久之容易得高血壓。其實就是上實下虛，上面氣血亢盛，下面精血空虛，精血不往下走，腎中空空，怎麼還能精華外泄呢？這種情況老師常用龍骨、牡蠣、枇杷葉、竹茹、川牛膝配上溫膽湯，把肺脈往下收，這樣痿者自振，弱者自強。

可見中醫治陽痿，不是見痿治痿，必察五臟虛實而調之，有餘則瀉，不足則補，鬱滯則疏通，上越則平亢，隨證治之，因人用方，這才是中醫的精髓。

參究提示

1. 腎是下面的水庫，其他臟腑是水庫上面的溝溝渠渠。
2. 上面溝溝渠渠都虧虛沒什麼水下來，下面腎精怎麼會充滿呢？
3. 治腎跟五臟相關，五臟失調都會導致陽痿。

30 精遺勿澀泄

《景岳全書》曰：「治遺精之法，凡心火甚者，當清心降火；相火盛者，當壯水滋陰；氣陷者，當升舉；滑泄者，當固澀；濕熱相乘者，當分利；虛寒冷利者，當溫補下元；元陽不足、精氣兩虛者，當專培根本。」

有個男病人，二十九歲，每三到五天都要遺精一次，有好幾個月了。搞得他頭也怕風，鼻也塞，手腳也涼。

老師說，年輕人，一分精神，一分事業，腦袋思想要正，身體行爲也要正。別再手淫，別再看那些不健康的影片了。他說，以前看，現在戒掉了。

老師說，戒掉，只是行爲上有所收斂而已，但你腦子裡還沒完全戒清，所以順著那慣性，精氣還會繼續外泄。

他問，那該怎麼辦？

老師說，多運動、鍛鍊，多讀書，使精華上朝，不要

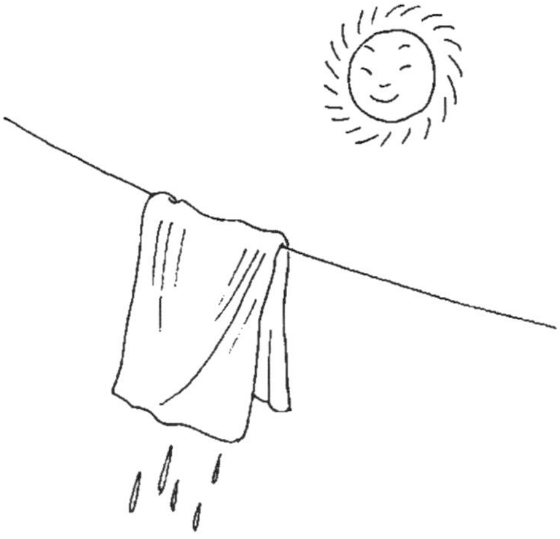

升陽除濕乃治濕鬱下焦之大法也

白白瀉掉。

他又說，我也不想，可是每三五天，它就會自動遺一次，收也收不住。

老師叫他伸出舌頭來，一看他舌體胖大，說，你這遺精既有腎陰陽兩虛，精氣不足，也有濕濁下注，所以治療起來不能單純封藏，也不能單純地補益。你這遺精是身體在自救，遺的不全是精，還有濕濁。

然後老師便給他開桂附地黃湯加味。方藥爲：

桂枝 15克	**附子** 15克	**熟地** 40克	**山藥** 30克
棗皮 10克	**茯苓** 20克	**澤瀉** 20克	**丹皮** 10克
白朮 20克	**炒薏仁** 20克	**芡實** 15克	**滑石** 15克
黃芪 30克			

3劑

就按這方調了幾次，遺精就好了，他再來複診時說，我吃藥後好多了，不像以前那樣遺精了。

大家一看這個方子，並沒有用到很多固澀的藥，相反還用茯苓、澤瀉、炒薏仁、滑石這些分利濕熱之品，他不是精藏不住往下遺嗎？怎麼還給他利呢？有點想不明白。

老師說，你們去參參「精遺勿澀泄」這句話。「明得個中趣，方爲醫中傑」，這是李中梓說的，看到咳嗽不要一味止咳，看到遺精也不要一味去止遺。身體的疾病反應都是在自救，我們醫生要能夠讀懂身體發出的信號。是五臟氣不通，借咳嗽以宣發，還是身體濕濁鬱於下焦，借遺精以排出？這些都要讀懂，然後用藥就能夠順其性，通因通用，而不會墨守成規，畫地為牢。

參究提示

李中梓《醫宗必讀》曰：「見痰休治痰，見血休治血，見汗不發汗，有熱莫攻熱；喘氣毋耗氣，精遺勿澀泄，明得個中趣，方是醫中傑。」

31 臟邪還腑、陰病出陽是癒病的大方向

《黃帝內經》曰：「黃疸、暴痛、癲疾、厥狂，久逆之所生也。五臟不平，六腑閉塞之所生也。頭痛耳鳴，九竅不利，腸胃之所生也。」

又曰：「先病而後中滿者治其標，先中滿而後心煩者治其本。」

有個老先生，六十二歲，患冠心病多年，最近半年經常胸悶，心前區脹痛，伴心慌汗出，夜臥難安，時而頭痛，眼花。他是老師的老病號了，這次又特地從外地過來調理。

老師自始至終給他用腸六味（火麻仁、豬甲、艾葉、苦參、雞屎藤、紅藤）合心三藥（紅參、銀杏葉、紅景天）、頭三藥（葛根、牡蠣、黑豆）加減，調服了十幾劑藥，晚上不能睡變爲可以睡覺了。

他老伴說，老先生回去倒頭便睡，吃完藥後睡得香

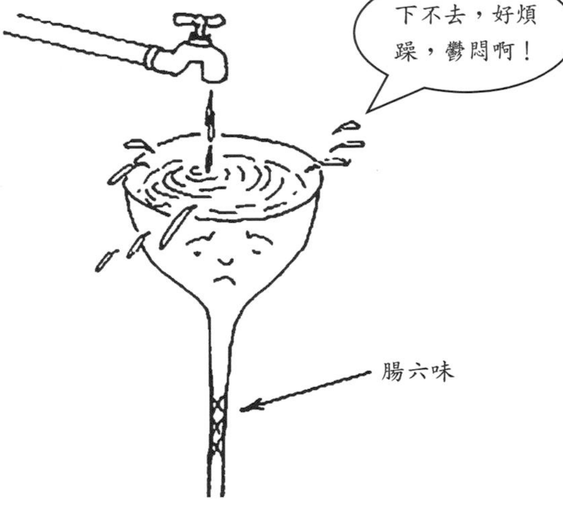

多了。我要是有他那麼能睡就好了。

老師又問他，胸還堵脹疼痛嗎？

老先生說，我在家裡天天都悶脹疼痛，在你這裡吃完第一次藥後，這一個星期以來，都不脹痛了，心也沒慌過了，所以我再遠，也要坐火車過來你這裡來調。現在頭也清醒了，眼也沒以前花了。

老師笑笑說，看來，我們走六腑的思路，還是沒錯的。凡有形的積滯，最大的通路就是整條消化道。我們通腸六藥就專爲此而設，六腑不通，五臟氣機肯定會有鬱結。

所以我們治病站在五臟六腑的高度上來看，病人心臟病變，我們調腸道六腑，讓心臟恢復功能，減輕壓力，這就是臟病治腑的道理。腑氣通暢，臟氣就能很好地自我恢復。這個在《傷寒論》上叫做「陰陽自和者，必自癒也」。

老師說，你們要從陰陽的角度去參究五臟六腑，如何使五臟六腑在大陰大陽上能相互調和？爲何古籍上說「小病理氣血，大病理陰陽」？爲何說「臟邪還腑，陰病出陽」，就是疾病向癒的過程？

我們看人體要正常新陳代謝，不斷地推陳出新，臟腑才有源源不絕的生機，我們中醫治病就是調這個生機。不管是什麼病，都要保證五臟充實，邪濁歸六腑。只有這個臟邪還腑的狀態正常，人體才會很舒暢。

中醫就是知常達變，以不變應萬病，守住這個臟邪還腑、陰病出陽，其實就等於找到了治療萬病之源的根本。

我們回去一想，原來五臟爲陰，六腑爲陽。老師由調疾病推到調臟腑，再由調臟腑推到調陰陽，治療各類疑難雜病，總是從陰陽入手思考，使陰濁降下，陽氣復生，陰陽流通。

這個病人心臟不舒服，心慌多汗，通過排出大量宿積腸滯，大大減輕心臟的負擔，疾病就由嚴重轉爲輕淺，身體就由不適轉爲輕鬆。這就是「臟邪還腑，陰病出陽」。

這個思想是任之堂反覆實踐，最寶貴的經驗之一，甚至連很多狂躁症，屢治不效的頑固失眠，老師也常從六腑撤熱下行的思路而治，這就是爲何狂躁的病人我們用涼膈散，下通六腑，以瀉代清。這樣五臟中的鬱結逆氣，隨六腑往下一撤，就都不上犯作亂了。

所以《黃帝內經》說：「癲疾、厥狂，久逆之所生也。」這句話正提醒我們，凡是神志狂躁，熱擾亢盛的病人，我們要注意走大道，走穀道，只要逆濁不上衝，濁陰能出下竅，無形之邪熱不能與有形之積結合在一起，病人就能慢慢向好的方向恢復。

參究提示

1. 陸九芝曰：「自來神昏，皆屬胃家。」可見胃病會引起心神方面的動搖。
2. 臟邪還腑，疾病才能向癒。
3. 給腸道減壓，即給心臟減壓，揚湯止沸，不如釜底抽薪。

32 五臟元眞通暢

《金匱要略》曰：「若五臟元真通暢，人即安和，客氣邪風，中人多死。」

《臨證指南醫案》曰：「夫痛則不通，『通』字須究氣血陰陽。」

《醫學三字經》曰：「不通則痛，氣血壅滯也……通則不痛，氣血調和也。」

老師常說，人之所病，不過內外，外則以風邪爲百病長，內則以氣爲百病長。風氣雖能生萬物，亦能害萬物。醫生不過是幫病人理通五臟元眞，使邪風外散而已。

十堰有個病人，男，四十六歲，患過敏性鼻炎多年，頭痛，胸悶，脅肋脹，四肢怕冷。

老師問他，平時大便成形嗎？

頭痛怕冷，哆嗦流涕

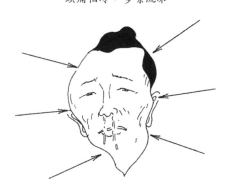

氣血少又閉塞如球不充氣，外邪因而襲擊

五通湯疏通周身臟腑經絡，並充一股陽氣

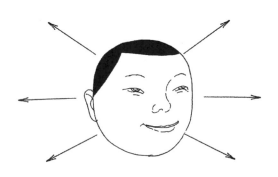

氣血足又通達如球充氣，外邪不能侵

他說，很少有大便成形的時候，這是怎麼回事呢？

老師說，你五臟陽氣不夠，宣通發散不出來，所以整個人沒勁；陽氣內陷下去，身體缺乏一股熱氣衛外固護，所以才容易招風感邪，怕風冷，鼻子塞。

然後老師就給他開五通湯，加了蒼耳子、辛夷花、木香、香附。方藥爲：

麻黃 10克	細辛 8克	桂枝 10克	紅參 20克
柴胡 10克	白芍 15克	陳皮 8克	半夏 10克
茯苓 15克	白朮 15克	乾薑 10克	炙甘草 8克
枳實 10克	厚朴 10克	澤瀉 20克	蒼耳子 15克
辛夷花 15克	木香 15克	香附 15克	

3劑

結果病人吃完藥後，反映鼻子一下子通了，頭馬上不痛不暈了。他是八月份來看病，到九月份秋天了，以前一入秋，冷得要加衣，現在不將風冷當成一回事了。

老師笑著說，那當然了，桂枝、麻黃、細辛、紅參、乾薑，就像五把火一樣，往外一充，這樣長期受的風寒之氣，何患不散？風寒一外散，陽氣升起來，清陽一出上竅，鼻爲之開，腦爲之通。

病人又說他吃了藥後胸中很舒服，暖洋洋的，而且放了很多屁。老師說，氣從屁走，枳實、厚朴通降腹氣，濁氣去人當然輕鬆了。病人還反映說，大便成形了。

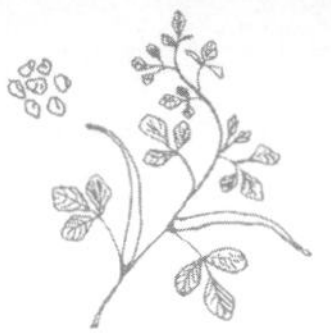

老師說，這五通湯裡含有腎著湯、二陳湯，都是排痰濁化濕的，濕氣一化，大便自然成形，還有澤瀉能夠利尿，使鬱熱從小便走。

然後老師叫大家把五通湯的思路分析理順一下，爲何它能夠助陽化氣，排除陰濁，這裡面的脈藥對應是怎麼對應的？爲何治病要從通字立法？

我們想到，這疾病就是讓人疼痛、沉重、瘀閉難受的，用藥無非恢復氣機通達順暢，只有通暢人才會輕鬆，所以五通湯才以通字立法，但通之法各有千秋。

發汗透氣可以通毛竅，疏肝解鬱可以通胸脅，降濁排便可以通腸腑。調氣以和血，調血以和氣，可以通血脈；上逆者，使之下降，下陷者，使之上行，中結者，使之旁達，可以通上中下三焦。所以說，如果說通只是通血脈，那就等於膠柱鼓瑟，限制了通法。人身但凡不通之處皆爲病，若能令氣血通到那處，病疾難生矣。所以通有大法，而無定法。如仲景用藥心旨，必須五臟通暢。

我們再看這五通湯，它是怎麼個通法。老師叫大家去參這其中的治法思路——風由汗散，熱從尿利，氣由屁走，瘀從脈通，積由腸排。

這些病理產物，都會隨著人體五臟元眞通暢，大氣旋轉，層層從上到下、從內到外、從裡到表而走。所以臨床上只要看到病人脈浮緊，或氣機下陷，陽氣發不出來而導致的各種疾病，或鼻炎，或咽炎，或胸悶，或脅脹，或腰酸，或腿沉，皆可使用五通湯以通達之。

參究提示

1. 但凡人體陽氣不到之處，便生疾病。
2. 疾病疼痛是身體發出的信號，是讓你去思考身體氣機爲什麼不通暢。是勞累熬夜過度，還是情志怒火不平？
3. 從病根上去防治，才是治病必求於本的思想。

第三章
氣　血

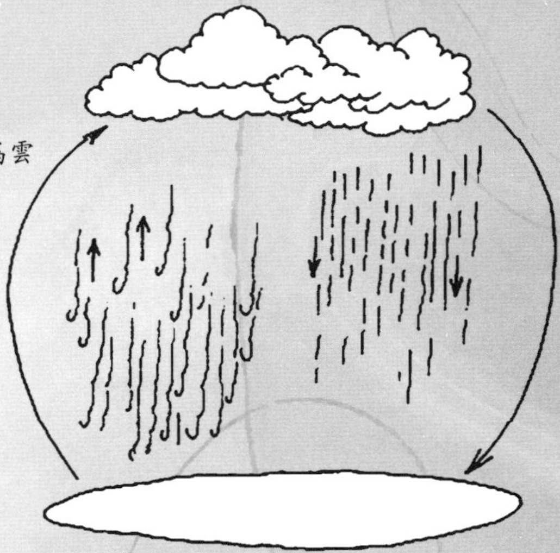

人之有氣血，如天地之有雲雨。
周身之氣通而不滯，血活而不瘀，
氣通血活，何患疾病不除！

《黃帝內經》說，人之所有者，血與氣耳。此為體也。

又說，人之血氣精神者，所以奉生而周於性命者也。

此為用也。氣血之於人體，如同雲雨之於天，江湖之於地。

論氣血必論體用，調氣血必調體用，體用明，則氣血之道，思過半矣。

天地雲雨江河，貴在充沛，人體氣血貴在充足，這是氣血之體也。

天地雲雨江河，貴在流動，人體氣血貴在運行，這是氣血之用也。

貨幣在流通中才會增值，氣血在流通中才會不斷地新陳代謝。

故氣血不可一刻有住滯，如同江河不可一刻而停止一樣。

凡疾病必影響氣血，調氣血即癒病之道。

周身之氣通而不滯，血活而不凝，氣通血活，何患疾病不除。

……

33 生氣是如何傳變傷及五臟的

《病因賦》云：「女人經水不調，皆是氣逆；婦人心煩潮熱，多是鬱生。」

外感六淫，以風為百病之主。內傷七情，以氣為百病之主，是故鬱脈為眾脈之首。

有個女孩子，二十八歲，經常腰酸腿乏力，煩躁，睡眠不好，晚上汗多，月經來時，有血塊，乳房脹痛。

老師一摸到她雙關脈鬱便說，最近生氣了沒有啊？

這一語說到她心坎上去了，她說，我的職業就是有氣都不能跟人發火。

原來這女孩子是做服務業的，經常面對客戶，

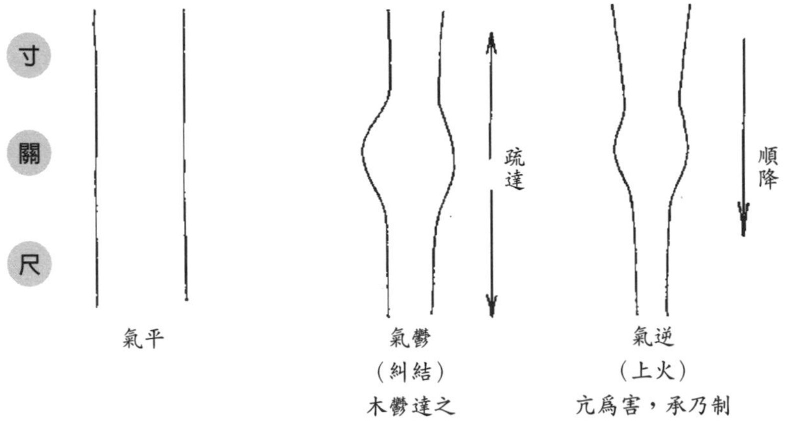

脈氣變化圖

公司要求嚴，要把形象做好，即便有氣，也不能發，久而久之，壓抑在心頭，所以渾身不自在，要過來找中醫調調。

她問，我這月經提前、晚上汗多、平時腰酸腿乏力，是怎麼回事？老師只說了短短幾個字，你這是急來的病，氣的。

她又問，那我平時眼睛脹、睡不好，又是怎麼回事？

老師重複道，你這雙脈鬱，從氣得來，氣鬱氣逆，渾身不適。她又急著問，我這皮膚熱，是怎麼回事？

老師說，氣鬱化火，借汗孔透出來。

然後老師便給她開了丹梔逍遙散加味。方藥為：

丹皮	10克	梔子	8克	柴胡	10克
白芍	30克	歸尾	15克	茯苓	15克
白朮	15克	蒼朮	10克	生薑	15克
炙甘草	8克	玫瑰花	15克	鬱金	20克
蒲公英	30克	薄荷	8克（後下）		

3劑

這病人八月二十九日看的病，九月二日來複診，而且還帶她的同事過來。她說，醫生，吃了你的藥，好很多了，人沒那麼煩熱了，睡覺好了。

我們又問她，眼睛跟腰腿覺得怎麼樣？她說，眼睛不那麼脹了，腿也有力些了。然後老師就給她守方，調她氣逆跟氣鬱，鞏固療效。

最後，老師便跟大家解釋說，外感六淫以風爲百病之主，內傷七情以氣爲百病之主。生氣等於拔肝氣，你們要知道這生氣會傷到什麼，傷了一個肝臟後，又是如何波及其他臟腑的，只有明白氣傷的傳變，才能夠更好地去截斷扭轉。

那麼生氣是如何傳變傷及五臟的呢？我們看肝鬱化火傷了腎水，病變在左手脈爲主，肝鬱則脅脹，化火則心煩失眠，上擾於目，則眼脹。火逆則下盜腎水，人體自引腎水以救心火。長此以往，腎水虧耗，則腰酸乏力。

同時木能剋土，長期生氣的人，脾胃消化功能會下降，容易腹脹泄瀉，反酸，口苦。本來金是剋木的，但氣鬱化火，木火會反過來刑金。所以長期生氣的人會導致肺氣不順、痰飲不降等病症。所以別小看一個肝鬱氣逆，它一下子就牽連到上下臟腑，周身百脈。女人經水不調、心煩、失眠、潮熱、盜汗，大都跟這個病機分不開。

老師說，你們回去要好好參究「氣鬱」跟「氣逆」。參一下，爲何朱丹溪提到「氣血沖和，百病不生，一有拂鬱，諸疾生焉」？好好參一下，爲何古人說「百病皆生於氣」？再去參參爲何《黃帝內經》說「怒則氣上」「氣血並走於上」？爲何古人說「肝爲五臟六腑之賊」？

參透了這些，不單婦人疾病，還有高血壓、心臟病、頸椎病等，這些常見病的治療，都有思路了。人要是能夠不生氣，很多病根本生不起來，生病跟生氣在一定程度上，它們關係密切得很。

參究提示

1. 脈象之首脈爲鬱脈。
2. 鬱怒日久，肝木下盜腎水，上燒心火。
3. 肝開竅於目，腎主腰膝。
4. 解開肝中鬱結，導怒火下行，是氣鬱氣逆的治療大法。

34 從十字路口交通堵塞看逍遙散治肝氣鬱結

《醫貫》曰：「以一方治其木鬱，而諸鬱皆因而癒。一方者何？逍遙散是也，方中惟柴胡、薄荷最妙。」

有個女病人，四十二歲，胸悶脅脹，感到氣堵心慌兩個月，嚴重的時候，夜不能寐，飲食無味。

她問老師，這是爲何？

老師先看了她的手指甲，塗滿了指甲油。

老師說，你回去把這些指甲油洗掉，以後別塗了。這頭痛，甲狀腺、咽喉不適，乳腺問題，還有婦人生殖器官的疾病，這一整條線下來，都跟肝密切相關。這指甲是肝透氣的窗

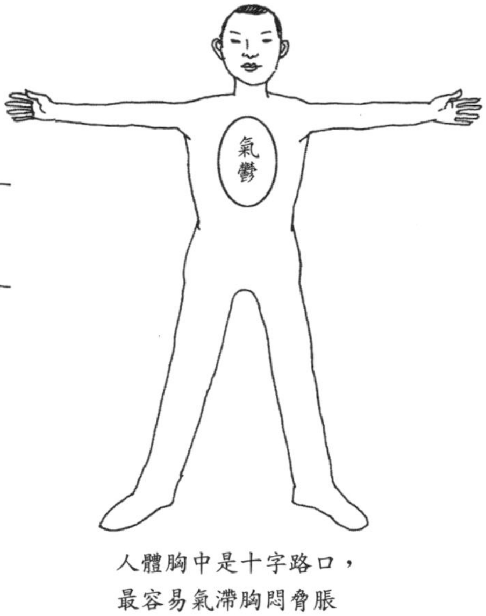

人體胸中是十字路口，
最容易氣滯胸悶脅脹

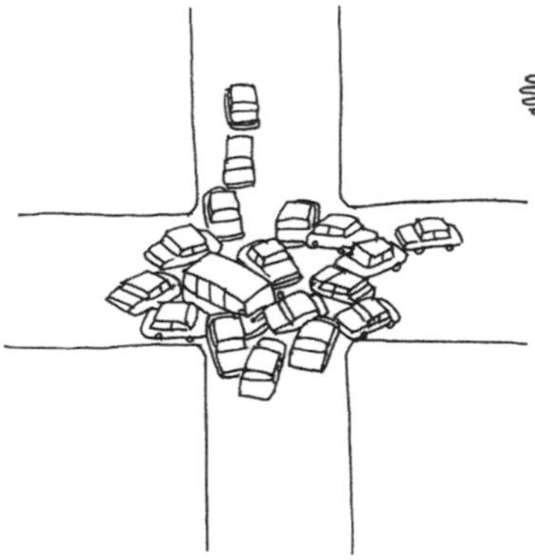

十字路口容易塞車

人體最容易氣鬱的地方在哪裡？

口，人體的鬱氣都透不出的話，憋在哪裡，哪裡就出問題，憋久了，搞得人心煩氣躁，老愛發火。

她點了點頭說，是啊，是啊，醫生，我這幾年就老愛發火。

老師說，要少生氣，氣是惹病秧苗。你心中開闊，血脈就開闊，你小氣閉塞，血脈就不通。心狹窄，氣就收緊，氣一收緊，痰濁就堵在那裡；心開朗，氣就寬闊，氣寬闊，痰濁就很快排走。這一口痰濁堵哪哪壞事，長期堵在心胸，會出大問題的。

然後老師就給她開逍遙散加鬱三藥（香附、玫瑰花、鬱金）。

病人吃完三劑藥後，再來複診時反映，心不慌堵了。她說，醫生，吃了你這藥，這氣順了很多。

老師便提到爲何逍遙散裡柴胡、薄荷兩味藥很妙。柴胡解鬱達表，具足少陽春生之性，助肝疏泄條達，薄荷疏散鬱熱於外。這兩味藥，就像把密閉居室的窗戶打開，讓內外氣機對流，涼風進來，悶脹之氣散開。所以心開意解，不再心慌氣堵。

然後老師就叫大家去參逍遙散的組方道理。去參爲何「凡鬱皆出於中焦」？爲何城市中心容易堵車，十字路口容易塞車？爲何逍遙散能治療鬱脈鬱病？鬱脈鬱病有哪些表現？根源在哪裡？

原來你把雙手平舉，雙腿站直，這樣人就像一個十字架，十字架裡面連通上下左右的地方就在胸部，這胸部就是人體的十字路口。在城市裡，十字路口最多交警、紅綠燈、斑馬線，以協調南來北往的車輛人流。而在人體胸部也最多血管、淋巴，頸部有，腋下有，胸腔有，以協調上下左右氣機升降出入。

逍遙散能夠治療鬱脈鬱病，是取它順其性的作用。人每生一場氣，經脈就會瘀堵錯亂，甚至岔氣，如同城市裡面出現一起交通事故一樣。你別小看交通事故，它有可能引起連環撞車事件，甚至讓整個道路交通暫時癱瘓。同樣的，你也別小看一次生氣，鬱結可能會引起五臟氣血不通。

我們要把逍遙散用活，就要看到逍遙散不獨疏泄肝內氣機，它能夠通過疏肝疏泄五臟六腑氣機。肝能疏泄五臟六腑之氣機，就像我們提到脾主肌肉，不獨主肚子裡的肌肉，五臟六腑四肢百骸的肌肉，脾都能主。所以肌肉病變，必尋到脾中。氣機鬱塞，還歸於肝治。

一定程度上可以這樣理解逍遙散，它能夠管理調節周身迴圈使之正常有序。當然，除了口服逍遙散，心理行為上還要配合好，把心胸放開闊，人體才能樂逍遙起來。不然口服而心不行，亦難真逍遙矣。

參究提示

1. 凡鬱皆出於中焦。
2. 肝能疏泄周身五臟六腑氣機。
3. 逍遙散是解鬱基礎方，能管理調節人體氣機，使之有序運行。

35 從風箏斷線、火山爆發看氣血並走於上

《黃帝內經》曰：「血之與氣並走於上，則為大厥。厥則暴死。氣復反則生，不反則死。」

有個病人，男，五十多歲，高血壓多年，最近頭暈加重，上下樓梯膝蓋痛，晚上也心煩難眠。

老師一摸完他的脈便說，這個脈是典型的上越脈，你們好好體會一下。

病人問，什麼叫做上越脈？

老師說，上越，就是氣血並走於上。摸到這種脈，病人通常是心煩躁，腦子靜不下來，容易出現血壓高，如果是老年人，就容易中風。

如果病人由氣逆化爲火，我們就不能單降他的氣。氣逆像風箏飄太高之象，而化火後卻如同火山

➤ 提示：年老上越脈乃中風先兆也！

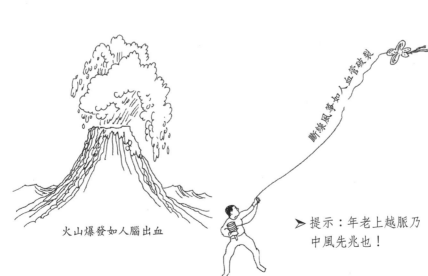

氣火上攻圖

爆發之象。如果說風箏高飄是春天之象，那火山爆發就如同夏天之象。春天之象可以靠秋收來對治，夏天之象可以靠冬藏來調理。這種病人大多表現爲面紅目赤，肝陽上亢，所以用到龍骨、牡蠣、磁石、龜板，來製造一個冬天封藏之象，使氣火不上攻，人心就平靜了。

病人又問，我就是高血壓！那該怎麼辦呢？

老師笑笑說，凡事要看開一點，少跟老闆生氣，你只要不氣，這血壓就不往上飆。還有吃飯吃清淡一點，肥甘厚膩生痰濕，痰濕一多，你再發幾次脾氣，把這些痰啊，濕啊，帶到心臟腦部去，那就是大問題。

病人點了點頭說，那我膝蓋痛，上下樓梯不如以前伶俐是怎麼回事？老師說，同樣的道理，上實則下虛，你氣血長期往上走，下面就顯得不足。腿腳沒勁，乏力，不愛走路，這些都是長期氣血往上衝的結果。你回去適當每天做做金雞獨立，對你頭暈、腳下沒力，都管用。

然後老師就給病人開黃連溫膽湯加味。方藥爲：

黃連 5克	**黃芩** 10克	**枳實** 10克	**竹茹** 20克
陳皮 8克	**半夏** 20克	**茯苓** 20克	**炙甘草** 8克
龍骨 20克	**牡蠣** 20克	**穿破石** 40克	**丹參** 20克

3劑

結果，病人吃完藥後複診，高興地說，醫生，我這頭暈好多了。上下樓梯膝蓋沒那麼痛了，晚上也比以前睡得好，沒那麼大火了。

老師就對大家說，對於這種氣血並走於上的病人，上實而下虛，我們要把氣血引下來，這氣血只要一下來，身體就好些了，如果不下來，補再多都沒用，而且很危險。

你們要好好參這上越脈，病人爲什麼會脈上越，是中焦鬱堵，痰多，飲食沒忌口，還是思慮過度，腦袋靜不下來，脾氣大？或者是下面虧虛導致吸納之力不足？上越的脈勢會導致哪些嚴重的疾病，導致哪些常見的疑難病？爲何中風、失眠、頭暈，以及腰酸、膝蓋痛、腳冰涼、上下樓梯乏力，這些症狀可以統在一起來治？

你們可以想想風箏斷線、火山爆發的情景，由此去思考人體中風、腦出血、血管破裂、心肌梗死是如何發生的。風箏需要一個下拉的力才不會飄走，想想怎麼把風箏往下收？看看這方子裡面，爲何用到龍骨、牡蠣這組藥對？

人體氣血升發得太過，腦部血管就會充血，而血管的韌性會隨著年齡的增加而變差。一旦血管伸張性沒那麼好甚至血脈硬化，這時並走於上的氣血，就好像吹氣球時充氣一樣，不斷給血管充血，當到了極限血管就會像氣球爆炸一樣破裂。

所以中醫能夠見微知著，碰到病人雙脈上越，太陽穴容易發脹，容易耳鳴，頭眩暈時，就要知道應該引氣血下行。中老年人摸到上越脈並不是好事，它提示一旦發病，往往都是急症。這時要多收心養性，如同把風箏收下來一點，不要讓它飄得太厲害。因爲飄太高的風箏容易斷線，正如氣血上衝得太厲害血管容易破裂一樣。

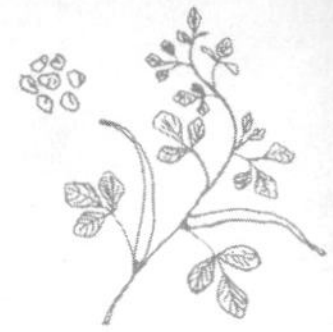

參究提示

1. 上越脈勢提示氣血上衝於腦。
2. 氣血上走，心就靜不下來。
3. 氣血上衝造成的下虛，要調整身體氣血對流，把上越之勢引下來，氣沉丹田腰腳，上面就不煩熱，下面就有力。

36 杯中窺垢見治瘤大法

《聖濟總錄》曰：「瘤之為義，留滯而不去也，氣血流行不失其常，則形體和平，無或餘贅，及鬱結壅塞，則乘虛投隙，瘤所以生。」

常用的杯子無垢底，常流的活水沒有積聚，身體有癌瘤是因爲氣血長期不流暢。

有個女病人，四十多歲，患子宮肌瘤，醫院建議做手術，她想試試中醫治療。

找到任之堂來，老師一把完脈後說，關尺鬱滑，舌下靜脈曲張，下焦水瘀互結，用什麼方呢？

我們馬上想到當歸芍藥散。

老師點了點頭說，沒錯，《金匱要略》上說：「婦人腹中諸疾痛，當歸芍藥散主之」。

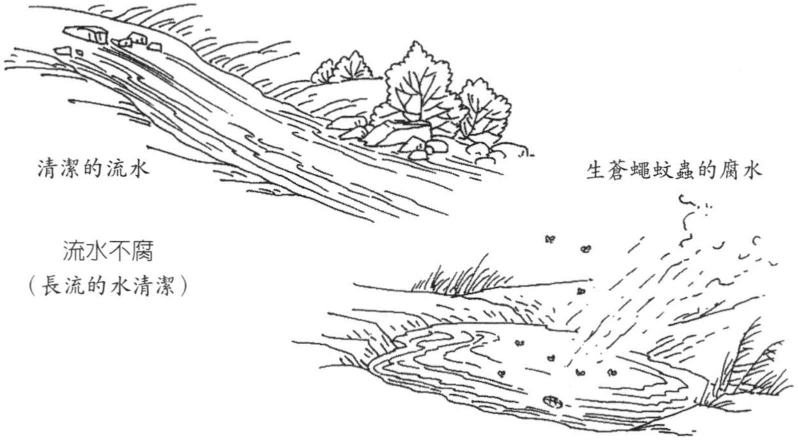
清潔的流水
流水不腐
（長流的水清潔）
生蒼蠅蚊蟲的腐水
腐水不流
（不流的水易腐臭）

活水與死水
（人要多活動，少呆坐電腦旁）

病人問，我這子宮肌瘤是怎麼回事？

老師說，女性很多愛漂亮，穿裙子，來月經的時候，沒注意保暖，風寒直入子宮，寒主收引，氣血瘀在那兒，排不乾淨，久而久之，痰濕水飲，都留結在那裡。

她又問，這子宮肌瘤能不能治？

老師說，試試看吧，瘤者留也，氣血留結在一處，壅堵不通，便容易長包塊結節。中醫治療不外乎就是讓留滯的氣血活動起來。

然後老師又合用少腹逐瘀湯，用合方治疑難病的思路，給病人調了四次方子。病人要回外地去時，做了個檢查，發現子宮肌瘤由5.7公分消減到4.8公分，足足消了1公分，然後帶藥回去服用。

病人又問老師，回去要注意什麼？

老師說，現在很多人生病，都是閒出來的，要多運動，你能動了，子宮氣血自然就活躍，你要是慵懶地像一坨痰，氣血自然走不動，走不動堆在局部，那就是囊腫肌瘤。這疾病就是提示你要去多運動。《呂氏春秋》曰，流水不腐，戶樞不蠹，動也。形體亦然。形不動則精不流，精不流則氣鬱。百病皆生於氣鬱，氣機鬱在那裡，氣血走不動，堆在那裡，說白了，就是一團垃圾。

老師說，冰凍三尺，非一日之寒。病去如抽絲，凡腫瘤積塊，消起來，時間都會長一些。你們回去要參這瘤是怎麼形成的，爲何張仲景用當歸芍藥散，可以治療婦人腹中各種積痛？爲何婦人少腹部積塊，大都是水跟血互結？爲何囊腫肌瘤都要活血利水？爲何說「至虛之處，便是容邪之所」？（這就是爲何消瘤過程當中，我們要注重加入一兩味扶正氣的藥的道理。）

朱熹詩曰：

半畝方塘一鑒開，天光雲影共徘徊。
問渠哪得清如許？爲有源頭活水來。

你能從中領悟到推陳出新對身體的重要性嗎？

中醫見瘤不治瘤，治的是氣血。瘤有千般萬種，不離氣滯血瘀之一端。中醫是知常達變，守不變之氣血流通，而治萬變之癌瘤。

我們發現桌前常用的杯子，常飲水常新。一旦一段時間不用它了，杯中的水就變質，杯底垢積就開始停留。從杯中窺垢裡頭，你能否參究到治瘤大法呢？

人體和杯子是一樣的，要保持常新常清，怎麼能少得了常用常通呢？所以古人不怕癌瘤，怕的是氣血不和，氣血泰和，則腫瘤包塊，大者化小，小者化了。在中醫看來，關注癌瘤，不如關注推陳出新。

參究提示

1. 氣血貴通。
2. 萬物生於有，有生於無，無形氣機鬱滯在前，有形積塊生長在後。
3. 虛則留瘀，如同河流流速變緩，泥沙就容易沉積，虛人連放個屁都費勁。

37 水庫積水與婦人積液包塊

《金匱要略》曰：「婦人腹中諸疾痛，當歸芍藥散主之。」又曰：「血不利則為水。」

十堰當地有個病人，女，四十一歲，她第一次來看病時就是捂著肚子來的，說腹中痛得難受。

老師叫她伸出舌頭來，舌苔水滑，舌下靜脈曲張，又摸了摸脈，關尺部鬱滑，然後問病人，手腳怕不怕涼，病人手腳並沒有明顯怕冷狀態。老師說，這個腹中痛，是有水瘀結在那裡。身體陽氣還足夠，不至於虧虛那麼厲害，所以我們直接給她疏通攻邪，用什麼方子呢？我們立即想到當歸芍藥散。

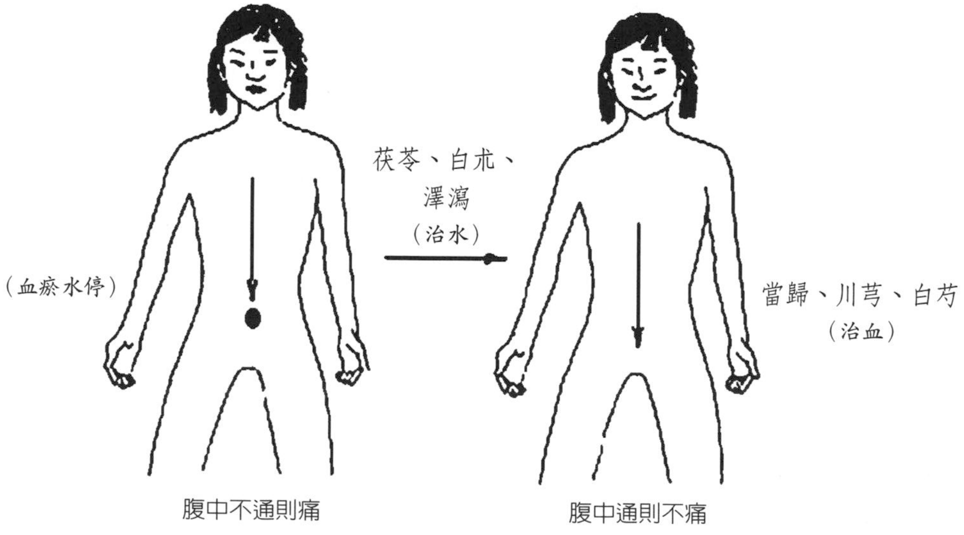
（血瘀水停）
茯苓、白朮、澤瀉
（治水）
當歸、川芎、白芍
（治血）
腹中不通則痛
腹中通則不痛

血水下行腹不痛

老師說，沒錯，婦人腹中諸疾痛，當歸芍藥散主之，用原方，重用白芍緩急止痛。方藥爲：

當歸 10克	川芎 15克	白芍 30克	茯苓 20克	3劑
澤瀉 15克	白朮 15克			

結果病人才吃完第一劑藥，腹中就不痛了。就這經方的六味藥，她看了後還嫌少，爲何給別人都開了十幾味藥，就只給她開六味藥？

老師便說，經方果然經得起反覆考驗。爲何婦人的雜病，下焦瘀總是水跟血互結呢？這當歸芍藥散六味藥裡面，哪三味藥是調血，哪三味藥是治水的呢？

爲何血活了，舌頭水滑、水濕留滯現象就減輕？爲何水道通利了，血液迴圈就好，舌下靜脈曲張症狀就減輕？爲何上焦胸肺部大都是痰氣爲病，而下焦腰腹部大都是血水爲病？血不利則爲水，對於治療婦人子宮肌瘤、卵巢囊腫、盆腔積液，有何指導意義？

我們看水庫是怎麼形成的，你到下游把堤壩一堵上，水的迴圈一中斷，積水便爲庫。所以對人體而言，一旦血脈堵塞，局部就容易有積液水腫。好比舌下靜脈曲張，出現舌苔水滑之象時，就說明開始有水飲了。這時通通過疏通血脈，水飲也就利下去了，水滑苔也就消失了。這就像把堵塞在下游的堤壩一打開，水庫的積水就消失了。

我們看女性盆腔積液、卵巢囊腫，說白了就是一包水在那裡堵住才會痛。中醫治水先要治水道血道，把水道血道溝渠一疏通，血脈一活躍，不治水而水自治。這也是活血化瘀法的精髓所在。

所以古人說，久病不治，多是水瘀作怪。水瘀治不好，大都是不善於去用活血行水的藥。

參究提示

1. 不通則痛。
2. 血瘀水停，互相影響。
3. 女人以肝爲先天，以血爲用。
4. 積之所生，因寒而生。
5. 見積不治積，治氣血。

38 從雲開霧散見蒼天領悟氣行結散

《黃帝內經》曰：「結者散之。」

又曰：「若風之吹雲，明乎，若見蒼天。」

《傷寒論》曰：「大氣一轉，其氣乃散。」

天空中烏雲密佈，風過來吹開雲，就可以看見蒼天。人胸中乃至周身有瘀積，行氣藥到那裡，結者自然消散。

學生問，常見的乳腺增生怎麼治？

老師說，你先要取象，未議藥，先議病，不要一下子想到用什麼特效藥來治病，要先想這病是怎麼形成的，它這個象是什麼？當你把這個病的來龍搞清楚後，它的去路也好解決了。

學生們說，這乳腺是一個結塊，阻在肝胃

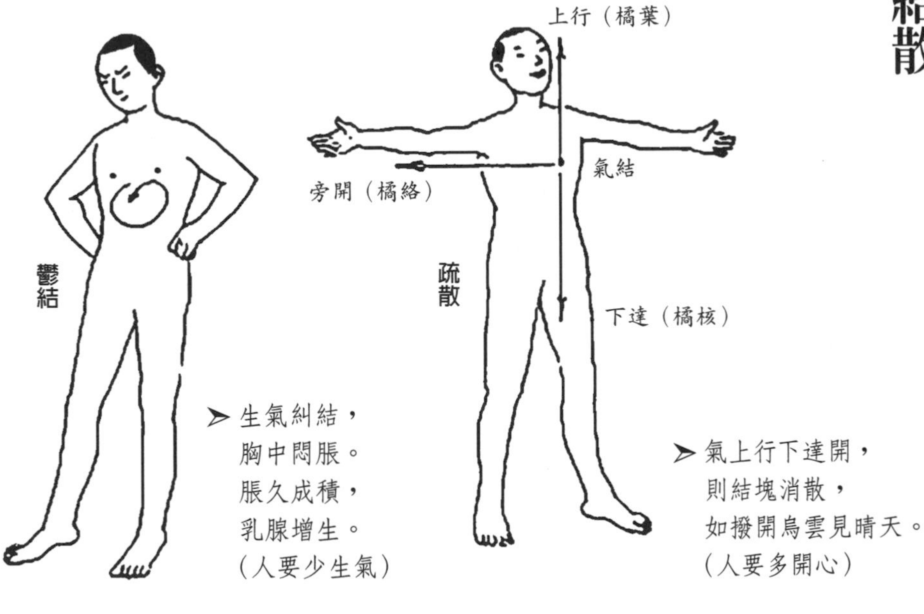
鬱結
➢ 生氣糾結，
胸中悶脹。
脹久成積，
乳腺增生。
（人要少生氣）
上行（橘葉）
氣結
旁開（橘絡）
疏散
下達（橘核）
➢ 氣上行下達開，
則結塊消散，
如撥開烏雲見晴天。
（人要多開心）

經，胸中悶脹不通。老師笑著說，那結者怎麼辦？

學生們說，結者散之。

老師說，沒錯，那你就直接打散它。這些乳腺增生的婦人，大都是七情鬱結所致，怒則氣上，思則氣結，先傷了無形氣，後再形成有形結。所以我們要讓它回歸於無形，還是要用氣藥把它們打散開來。

你們想想，爲何一味橘葉研粉，和蜂蜜做成丸子治乳腺增生就管用？爲何這乳腺增生常用古方逍遙散合橘三味（橘葉、橘絡、橘核）就有效？

大家都去參橘葉、橘絡、橘核的功用。

這肝經氣結，影響面很廣，我們看肝經能上達巔頂，下至腳底，旁通胸脅，下絡陰器。有句話叫「婦人以肝爲先天」，因爲肝的疏洩氣機功能失調了，不僅兩乳胸脅會脹痛，就連頭部、少腹都會不舒服。當氣滯跟痰飲瘀血相結合時，就容易導致乳癖、癭瘤、梅核氣、卵巢囊腫、子宮肌瘤等病症，所以在治療上，我們要透過這些表面複雜的現象，直接看到核心的肝木氣機調暢失常。

《知醫必辨》曰：「五臟之病，肝氣居多，而婦人尤甚，治病能治肝氣，則思過半矣。」

那麼如何把鬱結在中焦胸脅乳腺的氣結通開呢？不外乎向上向下跟向旁邊散開。這時我們再看乳腺三藥，思路就清晰了。

橘葉，本乎天者親上。橘葉四散往上生長，摘下來，拿到鼻子下一聞，芳香竄動之氣沁人心脾。這橘葉是直接把鬱結往上往外打散開。

而橘絡善通人體三焦絡脈，尤其善於通達胸脅周圍鬱氣。橘核質重，往下掉，本乎地者親下。這橘核它最終長成一個橘子或一棵橘子樹，就如同人的睪丸，乃爲傳宗接代的根本。中醫就認爲橘核能通少腹睪丸周圍的氣，非獨橘核，荔枝核、龍眼核、山楂核亦可也。所以橘核善治療氣聚在少腹，膀胱氣冷或疝氣腰痛，它以其質重之力直入下焦。故而同仁堂有個茴香橘核丸，就是治療寒疝睪丸痛的。

這樣三味藥，一上一中一下，使肝經鬱結於胸中之狀立即爲之解除，脈象不鬱，乳腺增生也隨之消散。

老師又叫大家參參，爲何婦人病中氣藥用得多？

第一，婦人本身屬於陰，男人屬陽，陰在內，陽在外，婦人相對男人來說少動些，動則氣散，靜則氣收，氣收得太厲害，就容易成聚結。

第二，婦人相對男子來說，更多情緒波動，喜怒悲憂，更容易糾結於心。

所以懂得了治肝治鬱之法，不僅會治乳腺增生，婦人的大部分氣病都能治了。你們可以好好去參一下氣藥雲集之方——十六味流氣飲。

這裡順便介紹一下蘇忠德老醫師的十六味流氣飲，這方專從調氣層面治療周身上下一切腫塊，善用者神效無比。凡身體氣滯血瘀、水停，周身上下鬱塞不通，皆可用之。自古以來，十六味流氣飲就有許多個版本，爲什麼叫流氣，就是讓周身氣機順暢流動起來。凡積滯腫塊，氣血流動所過者化，之所以會有積滯腫塊就是因爲氣血長期不能通利流動所致。周身氣通血活，何患積聚不化。

這方歌就只有兩句話，即：三物二陳蘇芪防，檳枳烏桔青木香。

三物就是指四物湯去熟地，以其凝膩滯澀氣機故也。三物即川芎、赤芍、當歸。二陳即二陳湯，陳皮、法夏、茯苓、甘草。餘藥分別爲：

蘇葉、防風、黃芪、檳榔、枳實、烏藥、桔梗、青皮、木香。

這是中醫理氣派的基本用藥思路。在民間，理氣派的醫生也是非常多的。

參究提示

1. 肝病最雜而治法最廣。
2. 思則氣結，怒則氣上。
3. 婦人肝鬱，既要養肝眞，也要順肝性。
4. 肝體陰而用陽。
5. 逍遙散是補肝體，助肝用的代表方。

39 吹口哨與耳鳴

《素問玄機原病式》曰：「目鬱則不能視色，耳鬱則不能聽聲，鼻鬱則不能聞香臭，舌鬱則不能知味。」

從吹口哨可以看出氣息急速通過狹窄的孔竅，就會鳴響。而人脾氣急，加上耳竅或者鼻竅被痰濕堵住，就會耳鳴，或者產生鼻息音。所以治療上一要讓氣急變緩，二要把狹窄的孔道疏通變大。

十堰當地有個病人，女，四十來歲，最近一周聽力減退，耳鳴加重，伴頭痛。

老師摸完脈後，不問她哪裡不舒服，首先問她，最近是不是吵架生氣啦？

➢ 生氣所致病症繁雜，如鼻塞、眼花、耳鳴、口中吐痰泛濁。

➢ 病在上，取之下，還是疏肝順氣而癒。

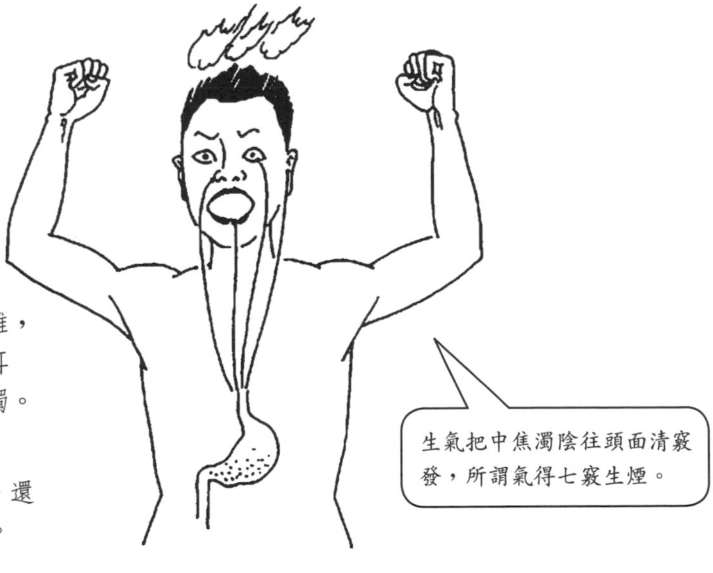
生氣把中焦濁陰往頭面清竅發，所謂氣得七竅生煙。

百病皆生於氣

她笑了笑說，是啊，哪有不吵架生氣的。只是爲何我這耳朵在吵架生氣過後，就鳴得厲害？

老師說，這好解釋，肝膽氣機不通，左關脈弦硬。肝乃風火之臟，一怒氣機上越，把脾胃中的痰濕，都帶到頭面上來，降不下去。你會發現，跟別人生氣吵架一次，幾天氣都不順。這些痰濕瘀堵在耳竅周圍，就容易耳背耳鳴，偏頭痛。

她點頭說，我明白了，我的頭痛就是吵架的時候加重的。

然後老師就給她開通氣散加胸三藥（枳殼、桔梗、木香）加味。方藥爲：

香附 10克　**川芎** 10克　**柴胡** 10克　**枳殼** 10克
桔梗 10克　**木香** 15克　**蔓荊子** 30克　**珠子參** 10克
生甘草 8克
3劑

病人吃完藥後來複診，說，醫生，我這耳鳴好多了，頭也不怎麼痛了，還要不要再吃些藥？

老師笑著說，只要以後不生氣，那就不用吃藥了。她也笑了，人哪有不氣的？

老師說，百病皆生於氣，生氣是最划不來的事，既要花錢，還要嘗藥苦，還要找病受，你說是不是？

然後，老師叫大家回去看《醫林改錯》，說裡面有個通氣散，讓大家參參爲何這通氣散全是疏肝理氣的藥，卻能夠治療耳鳴耳背？爲何生氣肝膽不利，會加重耳鳴耳背？人體膽經是怎麼循行的，跟耳朵有什麼關係？為何常發脾氣的人，特別要注意少吃雞蛋？

大家回去一想，再看老師這個方子，發現這湯方是一派順其性的，完全是疏通的藥。老師以前曾作比喻，張開嘴巴吹不出口哨，只有把嘴抿得細細的，才能吹出聲音，才會發出鳴響。人體耳竅也一樣，氣血循環受阻，不平則鳴，通過疏肝理氣，改善耳竅氣血循環，就像張開嘴巴，再怎麼吹也吹不出聲音來。

氣流只有通過狹小的地方才會發出響聲，人體心胸長期狹窄不開闊，經脈就拘束，痰濕容易被氣火帶到耳竅去，造成擁堵狀態就會耳鳴耳背，老年人甚至還耳聾。所以這類病人，心胸要放開闊一些，我們用藥選用順其性的藥物，道理也是幫他打開心胸。

我們再看聽力減退，聽不清楚，這道理也簡單，就好像我們在診所裡向外面喊病人，中間那道門是通開的，病人一下子就聽到了，很快就進來；但當我們把門關上了，同樣喊病人，聲音不能傳出去，病人自然聽不到，不能進來。可見耳背耳閉，甚至耳聾這種現象，就好比耳竅被痰濁瘀血阻閉住了，該通開的門戶被關上了。

就像你隔著一座大山，拼命地喊，山那邊的人怎麼能聽到。當你在空闊的原野上喊時，數百公尺以外的人都可以聽到。這就說明耳竅乃至七竅這些上面的清竅，屬於清陽發出的地方，受不得濁陰干擾，不能被痰濁瘀血所阻閉。

我們用藥思路就要以順其性，疏通氣機為主。稍佐以養其真，不然的話，即便給他補，但竅閉住了，經脈不通，也補不到位。

這時，大家就想通爲何濁陰被風火帶至頭面清竅時，病人一定要少吃雞蛋，因爲雞蛋容易阻滯膽經，膽經循行正好是環耳周，入耳竅，出耳前的。

參究提示

1. 少陽膽經環繞耳竅。
2. 生氣能夠把痰濁帶上清竅，蒙蔽七竅。
3. 行氣解鬱令經脈疏通，濁陰下降，自然出下竅。
4. 萬病皆分虛實，耳鳴亦不例外。實則常在肝膽，肝膽氣機不通；虛則常在腰腎，腰腎精血不足。

40 肥三藥與壓氣飯

《丹溪心法》云：「氣血沖和，百病不生。一有拂鬱，諸疾生焉。故人身諸病，多生於鬱。蒼朮、撫芎總解諸鬱，隨證加入諸藥。凡鬱皆在中焦，以蒼朮、撫芎開其氣以升之。假如食在氣上，提其氣則食自降矣！」

又云：「鬱者，結聚而不得發越也。當升者不得升，當降者不得降，當變化者不得變化，傳化失常，六鬱之病見矣！」

脂肪肝不獨治脂肪，更要治肝。肥胖不獨治肥肉，更要治脾臟。病人雙關鬱的，要肝膽脾胃，中焦氣機並調。

十堰當地有個女病人，是老師的老病號了，四

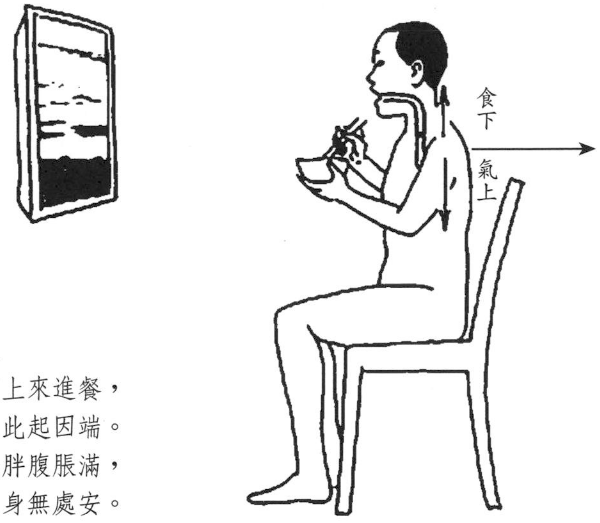
食下
氣上
食與氣在中間
擅車、堵結，
你最容易忽視
的萬病之源

➤ 壓氣飯
氣在頭上來進餐，
百病由此起因端。
先是肥胖腹脹滿，
最後周身無處安。

食不言、食不氣、食不看電視

十來歲，她說她是中醫的粉絲、愛好者，因爲中醫幫她治好了病，從此中醫成爲她人生最大的保險。與其說她是中醫的粉絲，不如說是療效的粉絲。不管是什麼醫學，只要有療效，有助於人類健康，都有人忠實地去追隨的。這也是中醫這株古樹能萬古長青的道理。

這女病人來任之堂說自己口苦咽乾，不愛吃飯，快一週了，人沒精神。

老師問她，最近是不是老生氣啊，你這是膽火上擾。

她點了點頭說，醫生，我還想減肥，自從吃了減肥茶，就不愛吃飯了。

老師說，你吃的那是寒涼瀉下作用的減肥茶，傷了胃氣，胃不通降，整個肝膽氣機都不利，再加上你生氣，肝胃一不和，口苦咽乾沒胃口就來了。所以肥人想減肥，不能輕易服用瀉火的藥，越瀉火越沒勁。

古人說，肥人之身，以火爲寶，瘦人之身，以濕爲寶。故肥人不耐清涼瀉火，瘦人不耐溫補助陽。

老師摸完她的脈後，就給她開小柴胡湯合胸三藥（枳殼、桔梗、木香）跟肥三藥（蒼朮、川芎、雞屎藤）。3劑。

她吃完藥，回來複診，說口苦咽乾症狀解除了，胃口也開了，小肚子下面明顯覺得沒有以前的脹堵之感了。她跟老師說，我吃了你這藥，放了好多屁啊。

老師說，生氣就要放屁，如果不把氣理順通過放屁排走的話，這氣憋久了是要出大問題的。

她又問，爲何我老想減肥但是減不下來呢？

老師說，減肥不是靠喝減肥茶，是要靠減氣減欲望。減氣就要少生氣，減欲望就要少吃。來源如果不杜絕，只想搞去路，都是在瞎折騰。她點了點頭又問，爲何我過一段時間就要沒胃口，胸中堵得慌，肚子脹氣，但吃了你這藥後就順了？

老師說，你這肥胖，不是簡單的脂肪堆積，也不是簡單的水濕內停，而是跟你生氣分不開。農村叫做吃了「壓氣飯」。

什麼是壓氣飯呢？病人有些不解地問。

老師便解釋道，就是說你正在氣頭上，又去吃飯，氣本來往上走，飯是要往下行，兩者交結在一處，無形之氣跟有形的食物搏結在一起，立馬梗堵在那裡。當升不得升，當降不得降，當變化不得變化，這樣六腑傳導失常，五臟條達不暢，各種病就出來了。

你這不想吃飯、口苦咽乾還是小事，還可能會出現乳房脹痛、慢性咽炎、食道炎，咽喉中老覺得有股氣在那裡吞不下，吐不出，渾身不自在，這問題越來越多。

她點了點頭說，對對對，醫生，我就是這樣的。

老師說完，遞給她一本《化性談》，說，回去把這本書好好看看。長期生氣吃壓氣飯，到老了，就容易得食道癌，死就死在這上面，要注意改改自己的脾氣了。

她聽後點了點頭。

然後學生們就疑惑地問，爲何老師常用這肥三藥——蒼朮、川芎、雞屎藤來幫病人減肥，疏通氣機呢？

老師說，病人這種肥胖，很多不單純是腸胃問題。腸胃問題，一味雞屎藤就搞定了，疾病之所以複雜，常跟病人生氣分不開。若摸脈摸到單純右關鬱滯的病人，就用蒼朮、雞屎藤兩味藥，就能很好幫其疏通脾腸大腹氣機，排出黑色大便，身輕腿健，腸通一身輕。這兩味藥是常用的肥二藥。

但當摸到病人雙關脈都鬱，左關還弦緊硬時，說明這病人不僅有右邊的脾滯腸阻，還有左邊的肝氣鬱滯板結。這種病人常是氣在頭上，又把飯往下吃。氣跟食相搏結，氣想要往上走，食物卻把它往下壓，這個就叫做壓氣飯。這時就要再加一味川芎，把鬱滯氣血疏達開來。

所以你們回去要好好參一下，吃了壓氣飯後爲何人周身都不舒服？何以我們用肥三藥僅三味藥就能夠治這種最常見的壓氣飯導致的疾病？

這時我們想到了老師常講欲升先降，欲降先升的道理，馬上就明白了肥三藥的藥陣理法。原來病人雙關鬱，鬱在中焦。脾當升不能升，肝當條達不能條達，腸胃當降不得降。

這時蒼朮、川芎，一個開右路脾之氣，一個開左路肝之氣，升肝運脾；雞屎藤通降胃腸之氣。這樣對於壓氣飯造成的食在氣上，欲降其食，先提其氣，把左右兩邊肝脾之氣往上提，中間腸道的食物糟粕自然往下降。所以病人常在服藥後，放屁連連，排出黑便，肚子沒那麼滿脹、綳緊，能夠鬆通、舒暢。

參究提示

1. 一切有形的積滯肥胖都是陰成形的產物。
2. 減肥不是去減身上的肉，而是改善身體氣血流通，促進氣化周身痰濁瘀血水濕。
3. 一味吃瀉火通便的減肥茶，最後人會越來越沒勁，越來越累，因爲傷了陽氣。

41 治痹不忘虛

費伯雄曰：「風痹者，血不營筋，風入節絡，當以養血為第一，通絡次之，祛風又次之。若不補血而先事搜風，營益燥而筋益拘攣，殊非治法。先用大劑補血去風，後即加入參苓白朮以補氣分，營衛平調，方無偏勝之患。」

虛勞會造成血痹，這是張仲景很早就提出來的，所以《金匱要略》裡有一篇叫做「血痹虛勞病脈證並治」。仲景把虛勞跟血痹相提並論，是告訴我們，氣血不足時，血脈會痹阻不通。血脈痹阻不通，日久也會加重氣血虧虛。

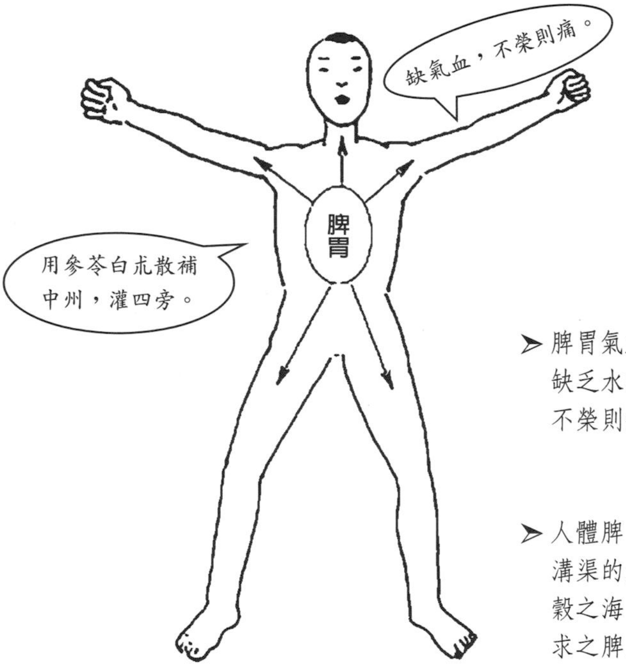
缺氣血，不榮則痛。
脾胃
用參苓白朮散補中州，灌四旁。

➢ 脾胃氣血不足，四肢缺乏水穀氣血供養，不榮則痛。

➢ 人體脾胃是四肢經脈溝渠的大水庫，為水穀之海，諸不足，當求之脾土。

四肢皆稟氣於脾胃

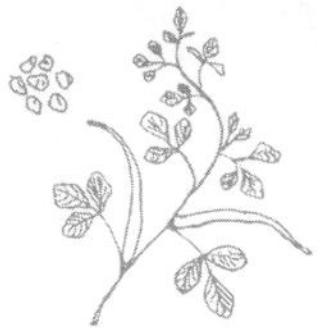

所以治痹症，不能只看到表面的不通則痛，要看到裡面有氣血不足。但現在常規治痹痛都是以通爲主，而忘了托補氣血。投用風藥偏燥，有時反而加重痹痛。

任之堂最常用的通補氣血三藥，專治氣血不足，血脈不通引起的痹痛，就是黃芪、當歸、雞血藤三藥。這三味藥的設計就是兼顧到虛勞跟血脈不通兩大病機的。只有眞正把不榮與不通兩方面解決好，痹痛才會好起來。

有位女病人，肩痹痛，轉動不利。

老師先給她用疏通之法，又輔以按摩，稍緩解，復而又痛。老師遂想到不榮則痛的道理，便讓她服參苓白朮散。服後，隨即不痛。這參苓白朮散，方書上說它可以治肩周痹痛，但何以見效？頗令人難解。

有一次，老師感冒用大發汗之法，風寒袪除後，獨留肩痹痛，老師便用神燈烤，初能緩解，後復痛作，然後再用蒼朮這些發汗運脾透氣的藥，想不到服用後，痛還增加。

於是老師立馬想到，這痛的背後是虛，不通的背後，是不榮。如果血脈不充實，再怎麼去調氣血，疏通經絡，都不可能眞正通起來。如果血脈氣血充足，如同河道水足，自然水到渠成，不需要去特別疏導。於是再用參苓白朮散，也是一服痛解，二服痛癒。

老師便叫大家去參，何以補脾胃氣血的參苓白朮散，能夠治肩痹痛？何以古人說，治風要先治血？何以肩周炎的病人，大都發生在四五十歲這個年齡階段？何以古方治痹痛的三痹湯、獨活寄生湯、大防風湯等，都以補益氣血養其眞爲主，稍加以順其性，透邪外出，而不是見痹止痹，見痹通脈？

原來脾能夠旺四肢，乃氣血生化之源。大凡四五十歲之人，身體已走下坡路，首先下坡的便是氣血，氣血不旺，上養不足，像頭暈、眼花、耳鳴、肩背涼痛等常見雜症紛紛都來了。所以這時必先看到人的體質，然後再去調病。

所以張錫純說：「從來治腿疼臂疼者，多責之風寒濕痹，或血瘀、氣滯、痰涎凝滯。不知人身之氣化壯旺流行，而周身痹者、瘀者、滯者，不治自癒……故凡遇腿疼、臂疼，歷久調治不癒者，補其元氣以疏通之，數載沉痾，亦可隨手奏效也。」

參究提示

1. 不榮則痛。
2. 諸氣血不足者，當尋到脾胃中去。
3. 脾胃爲氣血生化之源。
4. 脾旺四肢。
5. 補中州，灌四旁。

42 勞力過度傷什麼

《黃帝內經》曰：「人飲食、勞倦即傷脾。」又曰：「勞則氣耗。」

有個老先生，退休後，人老覺得疲憊乏力，不想說話，上下樓梯腿沒勁，記憶力減退，尿頻急。

老師摸完脈後說，舌體胖大，屬脾虛，雙脈下陷，氣血往下陷，腦袋缺氧，不想動，少氣懶言，這是氣血並走於下，該升升不起來。

原來這老先生，年輕時都是做重體力活的，經常肩膀扛物，下肢負累，這種情況在老一輩人身體上尤爲常見。

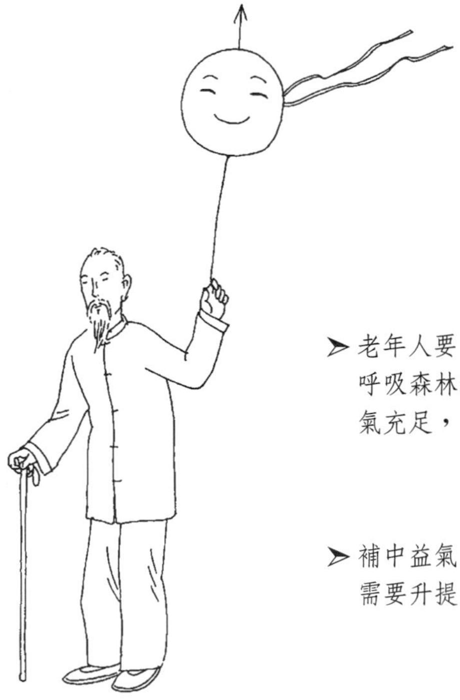

- 老年人要多曬太陽，呼吸森林清氣，使陽氣充足，以抗衰老。
- 補中益氣，老人氣陷需要升提。

氣陷者升舉之

老師便問大家，勞力過度傷什麼？

大家想到《黃帝內經》說的，飲食過度，勞倦過度，直接傷的就是脾啊。

老師說沒錯，脾主升清，主運化，開竅於口。臨床上經常可以看到，中老年人，特別是體力勞動過度的，容易倦怠乏力，尿頻尿急，不想多說話，人很困倦，這就是長期過度體力勞動傷了脾的緣故。

那該怎麼治？脈都往下陷，下陷者，升舉之，氣血並走於下者，我們就提拔之。開了幾劑補中益氣湯，老爺子吃了尿頻就好轉，複診時走路過來任之堂，說沒有以前那麼累了，人有勁些了。

氣血下陷，把氣血提拔起來，就能夠直接改善病症。我們想起以前李可老中醫在上世紀五六〇年代，以善用補中益氣湯化裁治療各種內科雜病而出名。

李老說，不是補中益氣湯能夠治療數十種疾病，而是患這些疾病的勞苦大眾，大都勞動過度，耗傷了脾氣，導致中氣虧虛。補中益氣湯裨益提拔中氣，使其病自癒。

這就是善於辨證論治的中醫，辨的是整個時代人的普遍體質，普遍的生活勞動習慣——在上世紀五六〇年代，人們普遍缺乏食物，而勞動量又大，最容易造成中焦脾虛的病機。

《陰符經》上說：「動其機，萬化安。」抓住這個大病機，治一種病是這樣治，治百種病也是這樣治，只要氣血並走於下，整個脈勢下陷下去，用補中益氣湯升提之，就能收到好的效果。不管是尿頻少氣，還是記憶力減退，腿腳沉重，抑或者沒食欲，胃下垂，子宮下垂等，都是用這一個思路。

參究提示

1. 勞則氣耗。
2. 勞倦傷脾。
3. 脾虛氣陷。
4. 氣陷者升舉之。
5. 氣機上舉、脾土健旺，尿頻、頭暈耳鳴、記憶力減退、上樓梯乏力、不想說話，都會同時好轉過來。

43 思慮過度傷什麼

《王旭高臨證醫案》曰：「思慮傷脾之營，勞碌傷脾之氣。歸脾湯，補脾之營也；補中益氣湯，補脾之氣也。」

老師說，人體勞累，常見勞力跟勞心，上面談到勞力過度傷脾，爲什麼勞心過度也傷脾？既然它們都傷脾，又有什麼分別呢？當然是有不同的。

以前的人，大都勞力太過、幹活太過，現代人大都勞心太過，打麻將、商業競爭、上網，過於用心和意識。所以在治療思路上，選方用藥是有所不同的。

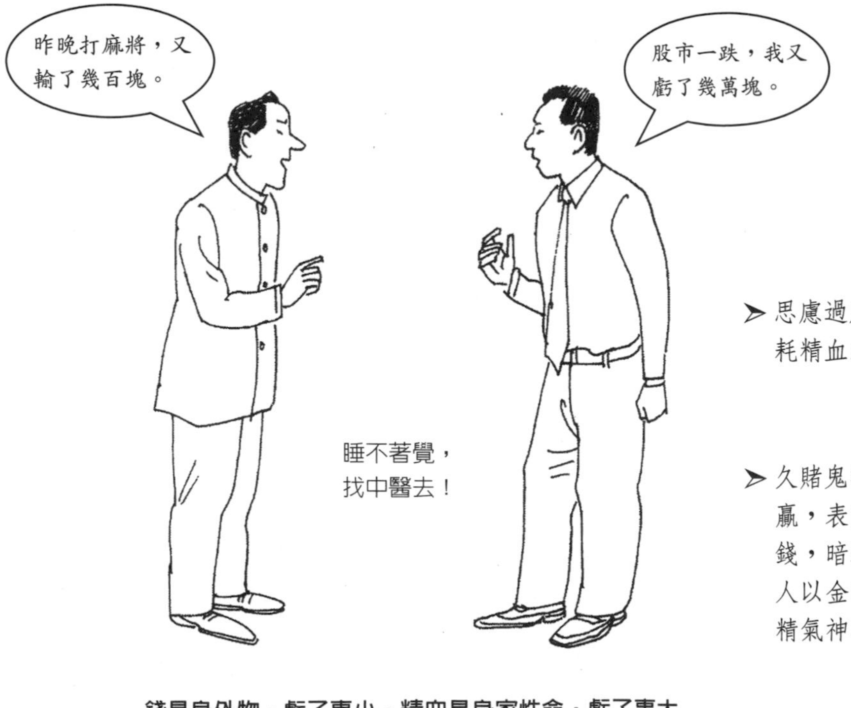
昨晚打麻將，又輸了幾百塊。
股市一跌，我又虧了幾萬塊。
睡不著覺，找中醫去！

- 思慮過度心不靜，暗耗精血君知否。
- 久賭鬼神輸，但賭無贏，表面暫時贏了金錢，暗地虧了精血。人以金銀為寶，我以精氣神為寶。

錢是身外物，虧了事小，精血是身家性命，虧了事大

有個女病人，四十多歲，月經量少、月經推遲一年多，伴記憶力減退，頭暈乏力，唇白，食納差，晚上容易驚醒，睡不沉。

老師問她，操什麼心啊？

她說，太多事情要操心了，家裡丈夫什麼都不會，都要我去操勞。老師反問她，你勞壞了，怎麼辦，誰來替你啊？

她聽後，若有所思。

然後老師給她開歸脾湯。她又問，那醫生我要戒什麼呢？

老師回答說，少思養血，你要戒思慮。少思寡慮，心火自降，腎水自生。沒有什麼比這更重要的了。

她吃完藥後，感到身體大好，遂來複診，說，吃完這藥，晚上睡覺比以前要好了，胃口也好起來，唯獨就是操心，放不下。

老師笑著跟她說，放不下就吃藥吧，醫生不能幫你放下心。你這病只要少思，這胃口就好了。你多思，思則氣結，脾胃板結在那裡，胃口怎麼能開呢？胃口不開，氣血化生肯定乏源，氣血一不足，來月經怎麼可能有血；腦袋裡血不夠，記憶力怎麼可能增強；心臟缺血，晚上容易受到驚嚇，睡眠怎麼能睡得安。

然後叫她回去買歸脾丸，用丸藥來收尾。

老師叫大家回去參，思慮過度傷脾，它究竟傷脾的什麼？它跟勞力過度傷脾，有何不同？爲何勞力過度傷脾，用補中益氣湯健脾氣而得癒，而思慮過度傷脾，多用歸脾湯養脾陰血而癒？

原來思慮過度直接暗耗的是精血，而勞力過度直接消耗的是氣，所以我們看那些搬磚做體力活的，他們本來氣也足，但做過度後，就氣喘吁吁，上氣不接下氣，這就是直接傷氣的表現。而那些長期坐辦公室，少做事、多想事的人，恰恰相反，他們想過度後，晚上輾轉反側睡不著，臉色嘴唇偏白，容易頭暈、貧血。摸他們的脈也是偏於細數，這些都是陰分虧傷的表現。

所以說，勞力過度的，要把氣力提上來，思慮過度的，要把心神收下去。把氣提起來，用補中益氣湯，把心神陰血收下去，用歸脾湯。

參究提示

1. 思慮過度，暗耗心血。
2. 少思則心火自降，寡欲則腎水自生。
3. 補心血不是看補多少，要看漏不漏，漏洞不補上，血永遠都不足。不把勞心操心的習慣改改，吃藥的效果很難眞正上去。

44 膻中與人參

《黃帝內經》曰：「膻中者，臣使之官，喜樂出焉。」

《神農本草經》曰：「人參味甘，微寒。主補五臟，安精神、定魂魄、止驚悸；除邪氣；明目，開心益智。久服輕身延年。一名人銜，一名鬼蓋；生山谷。」

任之堂裡，人參用量也比較大，但很多學生不知道爲何要用人參，在哪種情況下用比較好。

有個抑鬱的病人，男，三十多歲。老師一摸他的脈說，這個脈雙關

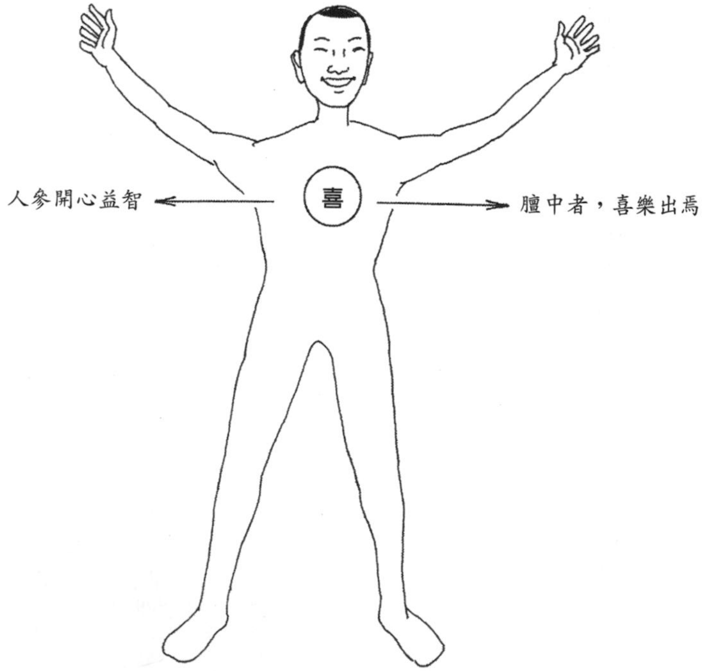

膻中氣足，人就開心陽光

鬱，寸不足，你想高興也高興不起來。他點了點頭說，是啊，我就是高興不起來，為何人家叫我去吃逍遙散，吃了沒有用呢？

老師說，你這病，在逍遙散的基礎上加一味藥會有用些。

大家都在想，到底加什麼藥呢？是能夠解鬱的，能夠令人開心的藥嗎？是鬱金、香附，還是合歡皮、夜交藤，或者是玫瑰花、木香？

老師搖搖頭說，都不是，加上一味人參。於是給病人開加強版逍遙散加30克人參。

大家都不解，這人參是補氣的，怎麼鬱脈還要用補氣的呢？氣不是鬱在那裡嗎，補進去不會鬱得更厲害嗎？

但見病人吃完藥後來複診，整個人舒緩了很多，說，醫生，吃了你這藥後，我能夠舒服一點了，心中也高興一點，氣沒那麼堵了。

大家問老師這加人參的道理。

老師說，加與不加，差別很大。你們摸到病人脈象陷下去，是胸中大氣不夠，你們再想，當你勞累疲乏，工作到快倒下沒氣時，你還能笑得出來嗎？你們回去參參，為何治抑鬱要大補膻中之氣，稍加順氣的藥，這抑鬱就開了？

後來還是老師揭曉了答案，老師說，《黃帝內經》有句話叫「膻中者，臣使之官，喜樂出焉」，左寸脈候的正是膻中，膻中這個氣海的氣不足，人是不可能真正地喜樂起來的。

大家豁然開朗，老師接著又說，臨床上關於治抑鬱的報導多得很，從這些案例來看，很多醫生都忘了這個膻中爲喜樂之官，這個關鍵如果沒提到，就等於沒入門。膻中它是人喜樂發出來的地方，這裡沒氣，人就抑鬱，所以很多抑鬱是長期操勞過度，胸中氣耗的緣故，這就是爲何要用人參來補氣爲君藥。逍遙散那些在這裡只能充當臣使來順順氣而已。

大家馬上想到，原來老師那麼重視人參的品質，而且還特別從太白山調來野生的黨參，就是因爲每天碰到鬱脈鬱病的人實在太多了。治病無非就是讓病人能吃能拉能順能開心，眞正能在開心層面上起作用的藥非常少，能夠直接影響精神，又對膻中有補益作用的，在《神農本草經》中估計只能找出人參了。爲何人參有這麼大功效，老師叫大家回歸《神農本草經》去體悟。

結果一看《神農本草經》，裡頭關於人參只有二三十字的描述，沒有半字多餘，只說它補五臟，又能明目，開心，益智。很多人覺得這人參不是解鬱之藥，它何以能開心益智？

老師笑著說，人五臟元氣足，自然開心，所以從《神農本草經》來看，這人參才是眞正解鬱第一品。

參究提示

1. 膻中者，喜樂出焉。
2. 膻中氣不足，人就高興不起來。
3. 人參能補膻中氣，所以能解鬱開心。

45 譬如陰晦，非雨不晴

古人云：「百病皆因痰作祟」，「百病皆生於氣」，「久病入絡」，「久病多瘀，怪病多痰」。

龐安常曰：「人身無倒上之痰，天下無逆流之水。故善治痰者，不治痰而治氣，氣順則一身之津液亦隨氣而順矣。」

有個病人，女，五十四歲，常心慌胸悶，最近兩手僵硬、痹痛。她還頭部常年怕風，不戴個帽子就不敢出門。

她不解何故。

老師跟她說，你心臟功能很差，肝

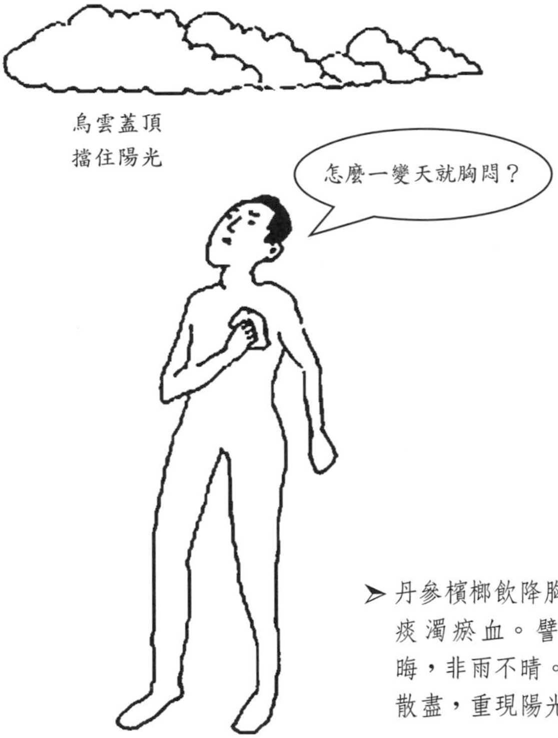

➢ 丹參檳榔飲降胸膈中痰濁瘀血。譬如陰晦，非雨不晴。烏雲散盡，重現陽光。

腎主腰腳，心肺主上肢，心肺功能好的，兩隻手活動都很靈活，心肺功能不好的，經常手都動不了。

她點頭說，我有心臟病好多年了，經常腰痛背痛，而且冬天也容易咳喘。

老師說，你這是上焦陽氣不夠，頭爲諸陽之會，陽氣一旦不夠，外面的風寒就容易進來，裡面的痰邪水飲，也往心包胸中聚，排不出去。就好像陰沉的天氣，陽光不夠，烏雲破不開一樣。

她點了點頭說，對對，我的頭就是這樣悶悶的。

然後老師給她開丹參檳榔飲加味，方藥爲：

丹參 30克	**菖蒲** 15克	**枇杷葉** 30克	**檳榔** 10克
黨參 30克	**雞血藤** 30克	**香附** 10克	**澤瀉** 20克
龍骨 20克	**牡蠣** 20克	**小伸筋草** 15克	**木香** 20克

3劑

病人吃完藥後來複診，心慌胸悶大減，手部僵硬好轉，腰也沒那麼痛。老師說，久痛必夾瘀，久病必入絡。

於是在原方基礎上加蟲類藥蜈蚣3條、烏梢蛇15克。

病人再吃完藥後來複診，非常高興地說，我現在頭不痛，也不怕風了。以前我出門必戴帽子的，現在我可以不戴帽子了。

大家都很奇怪，爲何老師這方中也沒有特別去扶陽，病人背心就暖了，頭頂也熱了，不怕風冷了。

老師笑著說，陰濁降下來，陽氣就升上去，密佈的烏雲撥開來，陽光就普照了。你們回去參參，這丹參檳榔飲，爲何能夠撥開蒙蔽在心竅周圍的風寒寒濕瘀血？爲何僅僅四味藥，把常見的心臟病，瘀血阻竅，痰濕蒙蔽，水飲上攻，氣機鬱滯，多種病理產物相互作用的病機都解除了？

大家回去再看《醫間道》，才對丹參檳榔飲這首方子感悟更深。原來這湯方是順降胸膈中痰飲瘀血氣機的，丹參、菖蒲，是治療痰瘀交阻胸中、心悶胸痛的奇妙藥對。

心臟病大部分本虛標實，本虛是心氣虛、心血虛，標實大都是痰飲瘀血。丹參能補心血，同時去瘀生新，菖蒲可以開竅醒神，同時豁痰除濕。這樣這組藥對就把痰瘀之象解除了。

痰瘀爲濁陰，應出下竅，通過三焦水道往下排。這人體的病理產物痰飲瘀血，不能上逆。一上逆，阻在心則心慌氣短，梗在腦則中風偏癱，堵在手上經絡血脈，則痹痛難以屈伸。

我們勢必要把這些病理產物往下順降，只有氣機往下順降，這些有形的痰瘀水飲才會徹底降下來。只有下一場雨，烏雲才能夠消失，重見晴天。

而丹參檳榔飲中枇杷葉能降十二經逆氣，檳榔能降十二經濁水，這兩味藥把痰瘀水濁降利下來，使陰邪不再上踞陽位，則陽光自然普照，上肢靈活，頭頂不怕風。

參究提示

1. 痰濁水飲瘀血皆爲病理產物，屬於陰邪。

2.人體陰邪重，是因爲陽不化氣，功能減退。

3.欲恢復臟腑功能，必讓濁陰出下竅，清陽出上竅，恢復正常氣化，推陳生新功能。

4.痰濁、瘀血、水飲佔據胸中清陽之位，如同天之陰晦，非雨不晴，丹參檳榔飲主之。

46 風氣雖能生萬物，亦能害萬物

《金匱要略》曰：「風氣雖能生萬物，亦能害萬物。」

《黃帝內經》曰：「風為百病之長。」

風爲百病之長，當分析出善行數變的疾病屬於風時，還要看是什麼原因產生了風，是表裡不通暢，還是上下不對流？是血脈瘀滯，還是腸腑不通？知其然可以知道是什麼疾病，知其所以然才能夠挖到病根，找到治法。現在人普遍關注得了什麼病，卻很少關注什麼原因導致得這病。在中醫看來，見病知源，比知道得什麼病更重要。

有個小男孩，五歲，經常吃雞蛋、喝冷飲，常便秘，身上從兩歲就開始有蕁麻疹，這次發作

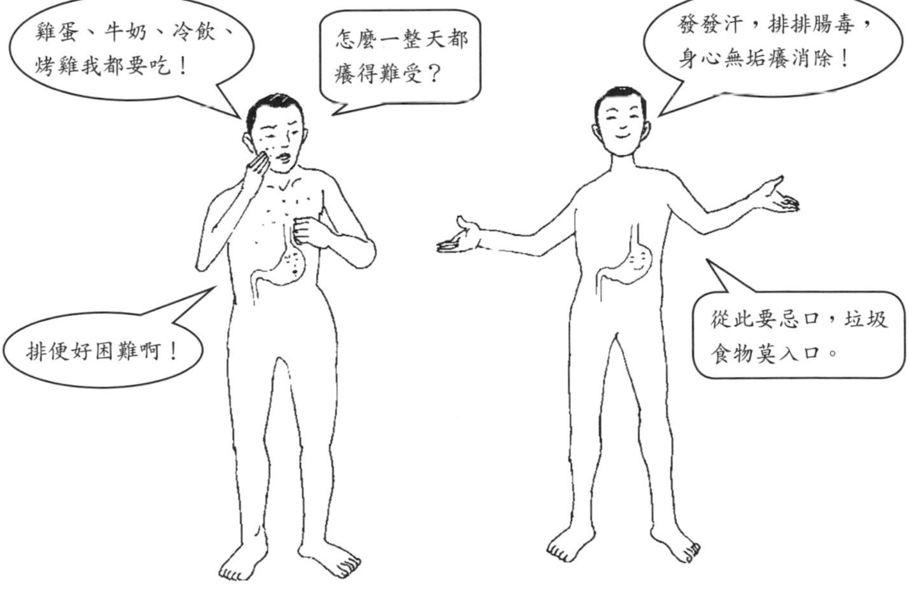
雞蛋、牛奶、冷飲、烤雞我都要吃！
怎麼一整天都癢得難受？
排便好困難啊！
發發汗，排排腸毒，身心無垢癢消除！
從此要忌口，垃圾食物莫入口。

起來搔癢難耐。

所謂癢爲泄風，他搔癢就是身上風氣疏泄不暢。老師說，你們要想想這風氣從哪裡來的？腸道瘀阻，表裡不通，就會生風化風。

小男孩的母親點點頭說，醫生，你怎麼知道，每次我孩子過敏發作，都是有好幾天拉不出大便來。有一次在醫院照X光，就發現一大坨大便堵在那裡。

老師說，人的六腑要通暢，不通就會化風，所以大便不通的人，容易心急氣急，容易得皮膚病搔癢，這是糞毒入血，我們不是常用防風通聖丸治療便秘又長青春痘、蕁麻疹的嗎？這防風通聖丸就是外通內通的方子，古人說「有病無病防風通聖」，裡外暢通就一團和氣，裡外不通，就一團悶氣悶在那裡，就是一團邪風。

然後老師給他開升降散，加上治癢三藥（丹參、菖蒲、蜈蚣），胸三藥（枳殼、桔梗、木香）加蒼朮、乾薑、火麻仁、黨參。

病人三天後來複診，家長反映說，吃完第一劑藥就不癢了，第二天排了很多大便，疹子也消下去了，今天神清氣爽，恢復如常。

老師跟大家說，你們回去參「人在氣中，氣在人中」這八個字。人是活在氣中，氣也生在人中。外面的風吹來是氣、氣流，人一呼一吸，氣血循環，也是氣流；胃裡打嗝，腸道放屁，也是氣在流通。體內氣機流動過亢了就會生風，如肝陽化風，痰濁動風；人體過虛了也會生風，如血虛生風，陰虛動風。

你們去想想爲何蕁痲疹農村又叫做風疙瘩、風團？如果是正常之氣，那就不叫風了，不正常了才叫風。腠理開合正常，腸道通暢，風氣進得來排得出去，身體就不容易得病。所以這外風跟內氣，它本質是在講一個東西。

張仲景說，風氣雖能生萬物，亦能害萬物。就像大自然中和煦的春風吹來，可以甦醒萬物，而狂風暴雨，就是在打擊萬物。我們醫生用藥，不外乎就是疏調其氣血，令病人身體能進入一種和風細雨的狀態，裡通外通，風平氣和，疾病可以消弭於無形。

參究提示

1. 局部癢痛，乃不通所致。
2. 皮膚癢，濁氣在皮膚，爲何要通大腸？因爲肺主皮毛，肺與大腸相表裡，臟邪要還腑，濁氣要歸胱腸，所以用升降散，表散裡通，其病自癒。

47 產後風濕源於氣血不足

《黃帝內經》曰：「風寒濕三氣雜至，合而為痹也。」又曰：「正氣存內，邪不可干，邪之所湊，其氣必虛。」

經常有生完小孩的婦人，手腳痹痛，渾身怕風冷，甚至覺得風氣在身體內走來走去，她們在醫院裡怎麼也檢查不出問題來，但在中醫這裡，如果及時調理的話，往往幾劑藥就調好了，這是什麼道理呢？

學生們說，是產後風濕吧？

那怎麼治風濕呢？是不是按常規那樣見風祛風，見濕除濕，見寒驅寒呢？

老師說，你們要去思考這個產後痹症，它有什麼特點。不然你們見痹止痹，痹痛雖去，隨後又復來。

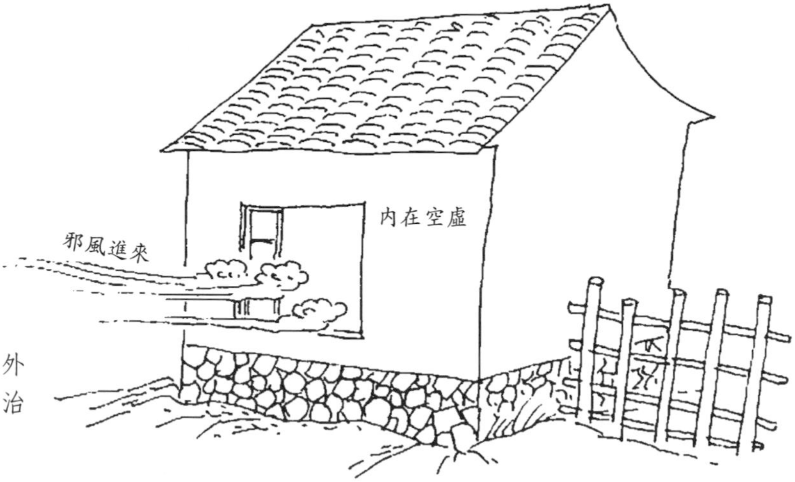

➤ 新加湯
內壯氣血、外排風邪，可治月子病。

十堰當地一個婦女，三十多歲，做了流產手術後，在冷氣房裡受了風冷，術後又碰涼水，吃水果，結果兩隻胳膊痹痛不止，之後進一步加重，不僅抬不起來，還發展到連筷子都拿不住，趕緊過來看中醫。

老師把完脈後說，這脈這麼沉遲，氣血嚴重不足，風寒濕外束，這時是要用風藥大發散，把風冷趕出體外，還是用八珍湯的思路，把氣血培補起來呢？

大家有些左右爲難，老師說，你們不是正看郝萬山先生講的《傷寒論》嗎？《傷寒論》裡面正有治療產後受風冷的思路，你們想想是哪句條文？

《傷寒論》曰：「發汗後，身疼痛，脈沉遲者，桂枝加芍藥生薑各一兩人參三兩新加湯主之。」

就用這方子，原方原劑量。

桂枝 45克	**白芍** 60克	**生薑** 60克	**大棗** 12枚
炙甘草 45克	**紅參** 45克		

3劑

老師又加了一味雞屎藤60克。

結果病人吃完藥後又帶了其他病人過來，她說，我吃藥從來沒有這麼快好的，這次病這麼重，那幾天筷子眞的拿不住，我第一天喝完藥就覺得好了一半，肩膀鬆了，手指也不麻了，三劑藥喝完，就基本好了。現在手也不怕冷了，背也不酸了。

這經方一劑知二劑癒的奇效，大家再次見識到了，眞是藥若對症一碗湯。

老師便叫大家回去參產後的特點，爲何我們不單獨用常規祛風濕的藥，也不用直接補氣血的八珍湯，而是選用這新加湯？

原來產後病人多虛，多風冷，如果單純用風藥，把邪氣趕出去，容易傷身體正氣，邪雖驅走，旋即復來。而單純用補氣血的八珍湯，又太慢了，補進去卻難以把邪趕出來。而用新加湯，既能大補中焦脾胃氣血，又具向外宣通透達的溫散之力，這樣身體虛損得補，肌表風冷得除，如此血脈流通，痹症自解。

這就是新加湯用於產後風冷的道理。

我們治病必求於本，風冷的背後是百脈空虛，邪氣所湊的背後是正氣虧虛，所以必扶正祛邪雙管齊下。用桂枝湯加芍藥人參，強壯臟腑氣血，讓血脈鼓動，流通順暢，同時重用生薑以發散風寒濁邪於外。這桂枝湯本身就是食療方，婦人產後不適用大攻大補，用這食療方重劑調理，只要對證，既安全又有效。

可見病情雖急，治起來常有捷徑，所謂難易相成，往往十萬火急的病，把握住眞正的開鎖訣竅時，常常效如桴鼓。

參究提示

1. 風雨寒暑不得虛，邪不能獨傷人。

2. 至虛之處便是容邪之所。
3. 產後百脈空虛，所以風冷能乘虛灌進來。
4. 產後風冷治法上宜內壯加上外散。

第四章
經　脈

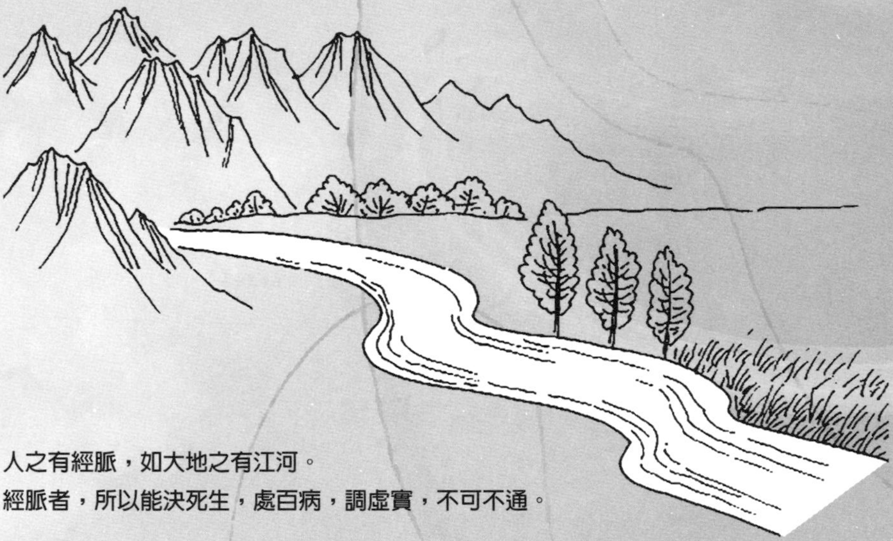

人之有經脈，如大地之有江河。
經脈者，所以能決死生，處百病，調虛實，不可不通。

《黃帝內經》曰：「夫十二經脈者，內屬於臟腑，外絡於肢節。」

一個人身上有經脈，就像一個國家有道路交通一樣。

要致富，先修路，要想強身健體，先要把經脈打通。

上觀天，經脈像縱橫藍天的飛機航道。

下觀地，經脈像長江黃河，山溪溝渠。

中觀人，經脈像溝通南北的鐵路、高速公路。

……

《黃帝內經》又曰：「經脈者，所以能決死生，處百病，調虛實，不可不通。」

凡疾病之傷人，必令人通道閉塞，虛實不對流，寒熱不溝通。

中醫見病不治病，調其虛實寒熱，使其上下左右能溝通對流。

若夫經脈暢通，管道不塞，則其病不治自癒也。

故學醫者，如果不知道經脈，開口動手就容易錯，不悟交通管道之理，落足之處便是荊棘。

不明經脈者，則無以知疾病之本質，更難以深究五臟之傳變。

48 桂枝燒酒方治風冷傷頭

《黃帝內經》曰：「頭為諸陽之會。」又曰：「傷於風者，上先受之。」

有個病人，女，四十多歲，頭部怕風冷，常流清鼻涕，頭痛，有三五年了。

老師問她，平時吃水果嗎？

她搖搖頭說，水果我碰都不敢碰，涼的我不敢吃，一吃頭痛得更厲害。

老師說，沒錯，涼東西不要碰，你左寸心脈陽氣不夠，所以頭部容易傷風冷。

她問，爲何我治了這麼久都好不了，是不是我這病很重啊？

老師說，你別把病搞複雜了，別想太多。

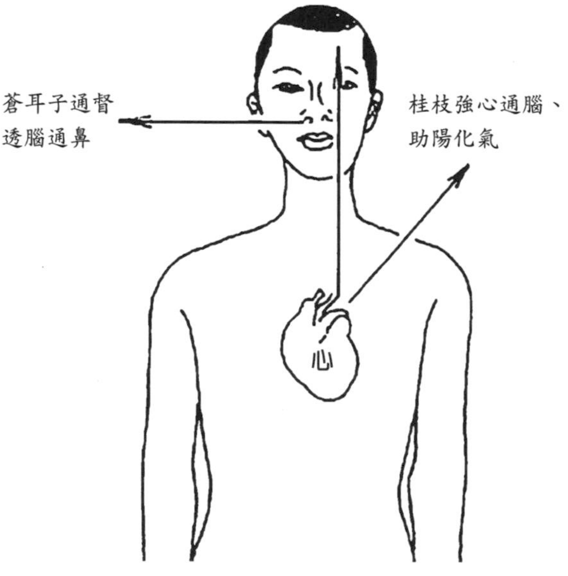

加酒助藥力，往上升提
蒼耳子通督
透腦通鼻
桂枝強心通腦、
助陽化氣
心

一服桂枝蒼耳酒，受寒傷風頭痛癒

然後，老師就給病人開50克桂枝，配上50克蒼耳子，叫病人泡上兩斤的燒酒，說，這泡個十天半個月，晚上喝一小杯，蓋上被子去睡覺，微微出點汗，你那頭痛馬上就好了。

她驚訝地說，有這麼神奇嗎，才這麼少的藥？

老師笑著說，用藥之妙，如將用兵；兵不在多，獨選其能；藥不貴繁，但取其效；蘿蔔雖大，補力小，人參雖小，補勁大。別小看這桂枝配上燒酒，那力量相當大。

上次我們在太白山採藥，跟當地的草藥郎中比看誰治頭痛最快，除了拍打按摩可以立竿見效外，談到用藥，那草藥郎中拍拍胸脯說，我二十分鐘就可以治好風冷頭痛，而且用藥不貴。眾人都在琢磨二十分鐘怎麼能治好病，用什麼藥呢？

草藥郎中便說，就用桂枝泡燒酒，一喝就好。

後來，老師回任之堂後，碰到風冷頭痛的病人，但凡摸到左寸脈陽氣不夠，就叫他去買幾塊錢最好的桂枝，用燒酒泡了，喝了就好。只要不過度勞累，就不會再復發，即便是復發後，再喝這燒酒，蓋上被子，微醉，睡上一覺，風冷就被逐出來了。同樣有效。

然後老師就叫大家回去參究，風冷傷頭部的什麼？為何燒酒可以溫通祛風？為何兩樣泡在一起就能迅速把風邪逐出體表？為何用酒來泡藥，製成藥酒，可以增大藥勁？為何喝藥酒，需要微醉蓋被，取微汗解表？方裡加蒼耳子是何用意？

原來風冷傷的是頭部的陽氣跟血脈，陽氣一不足，脈管就癟了，就像皮球沒有氣就鼓不起來，這樣風冷就乘虛而入，引起血脈收緊拘攣，不通則痛。這時要選一味藥，既能夠溫心臟陽氣，使血脈陽氣鼓足，還要能夠疏通血脈。桂枝這味藥就是最切合的，再配上酒，就能夠把藥勁帶到頭部去，微汗自癒。

大凡血脈病變，都可以用酒劑。酒能行走周身血脈，所以跌打損傷，風濕痹症，可用相應的藥酒。還有久病夾瘀，心腦血管疾患，有時也會用到酒來做藥引，取它溫通血脈之功。

蒼耳子能夠走督脈，從督脈上到鼻竅來，打開鼻竅。從某種程度說這人的鼻子是「大毛孔」，腠理皮膚的毛孔是「小鼻子」，它們時刻都需要通天氣。《黃帝內經》說「夫自古通天者，生之本」，中醫認爲人與自然界息息相通，就能活得健康。所以別小看這些有助於開合肌表毛竅的藥，它們作用非常大，不單是治簡單的鼻塞頭痛。

參究提示

1. 頭爲諸陽之會，陽氣要上聚頭頂，諸竅才會正常。老年人陽氣虛，所以眼花、耳鳴、鼻塞，味覺減退。
2. 不通則痛，不榮則痛。所以用風藥氣藥，通其經絡管道，可以止痛；用血藥養眞藥，助其脾胃氣血生化，也可以止痛。
3. 蒼耳子透腦止涕，走督脈。
4. 寒主收引，血脈不通則痛。

49 從水到渠成看氣充血足經脈自通

《辨證錄》曰：「人有遍身疼痛，殆不可忍，然有時止而不疼，人以為風濕相搏，誰知是氣血虧損，凝滯而不通乎？……治法必大補其氣血。」

《黃帝內經》曰：「肝藏血」，「肝主筋」，「膝者筋之府」。

《張氏醫通》曰：「經云：膝者筋之府，屈伸不能，行則僂俯，筋將憊矣。故膝痛無有不因肝腎虛者，虛則風寒濕氣襲之。」

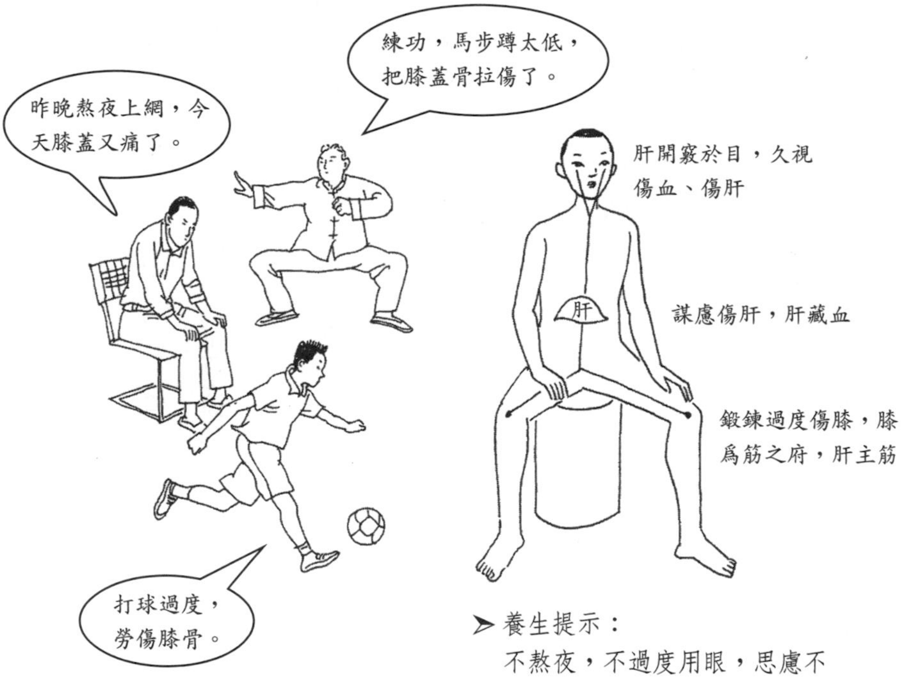
練功，馬步蹲太低，把膝蓋骨拉傷了。
昨晚熬夜上網，今天膝蓋又痛了。
打球過度，勞傷膝骨。
肝開竅於目，久視傷血、傷肝
肝
謀慮傷肝，肝藏血
鍛鍊過度傷膝，膝爲筋之府，肝主筋

➤ 養生提示：

不熬夜，不過度用眼，思慮不可過度，生病起於過用，過猶不及，過度運動不如不運動。

養筋湯養肝，也養膝，養眼

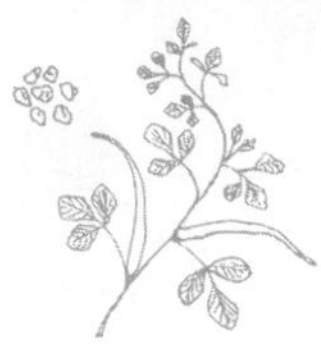

有個病人，男，三十歲，從事IT行業，經常要面對電腦。這年齡本該是氣血最壯旺的時候，但長期的氣血往上調並消耗，導致了他上實下虛，肝腎不足，腰膝痛，稍微負重，腿就行走無力，膝蓋骨按下去也痛，用手摸也是涼的。

老師問他平時頸椎、頭部怎麼樣。

他說，職業病，經常對著電腦，背酸頸僵，頭也痛，他的那些同事也有這些方面的問題。

老師摸完脈後說，你這脈整體還是偏細的，細澀是血虛血瘀，陰分不足，以養其眞爲主，把血脈托起來，壯大起來，渾身疼痛不舒服、膝蓋骨不伶俐都會好些。然後就給他用養筋湯合膝三藥（鹿銜草、透骨草、小伸筋草），再合通補氣血三藥（黃芪、當歸、雞血藤）加川牛膝。3劑。

病人吃完藥後來複診說，吃了這麼多次藥，這次吃藥效果最明顯，才吃完就有感覺，整個人都覺得有勁了，膝蓋按下去也不痛，抬抬東西、負負重也沒感覺了。

老師說，這湯方是給你用足了劑量，幾個藥陣都合在一起，大補氣血，氣血一充足，經脈就舒展開，如同水到渠成，那風寒濕都沒地方藏了。

新傷以實爲主，久傷以虛爲主。如果是久傷體虛，雖然想用順其性的藥幫他疏通，卻沒辦法調動他身體的氣血。這時就像河流沒水，再怎麼挖溝渠，還是無法疏通，而當水一旦充足時，稍微引導一下，溝渠就成了。人體氣血稍微充足一點，再用點雞血藤這些藤類藥，痹痛處就打開了。

可見血脈要先養而後通，就像汽車要先加油再開動一樣。從水到渠成，我們就可以看出氣血充足、經脈自通，膝痛自癒的道理。

然後老師便總結說，治療膝關節的問題，我們還是要以養其眞爲大法。「至虛之處，便是容邪之處」，這句經典之語，你們回去要好好參究，爲何空虛了就藏風，充實了，邪氣就不侵襲？爲何山溝山谷風氣流動就厲害，而山體風就奈何不了它？

可見古人說，治風先治血，應該說是要先治氣血，人體血脈氣血充足，外邪不得入。身體精血充滿固密，風寒濕之邪自然留不住，正因爲有空隙，邪氣才鑽進來，蒼蠅不叮無縫的蛋，風寒也不能侵襲固密的氣血。老師又讓大家去參究，爲何經常面對電腦的現代人，膝關節容易出問題，才四五十歲就有膝關節退行性病變？

大家想到《黃帝內經》中五勞七傷裡的一句話，叫「久視傷血」，肝不正是藏血的嗎，肝又主筋，膝蓋又爲筋之府。

上面消耗了大量的肝血，那下面膝蓋的筋骨，自然得不到充分血液的濡養。就像機器的潤滑油一樣，雖然量不多，但很重要。一旦少了這些精血去濡養關節，稍微勞作一下，就很容易磨損，稍微受一下風，就很容易痹阻。

這樣不榮則痛跟不通則痛的病機並存，而治療大法還是要以榮養氣血爲主。氣血足，自然通暢也。就像車輪，把氣打足，自然容易滾動起來。

參究提示

1. 肝開竅於目。

2.肝主筋、膝蓋骨。

3.生病起於過用，透支肝血，所以眼花、膝蓋痛。

4.補其氣血，經脈自通。經脈通暢，痹痛自除。故通補氣血三藥黃芪、當歸、雞血藤就是這麼來的。

50 經脈所過，主治所及

《黃帝內經》曰：「心與小腸相表裡。」

又曰：「小腸手太陽之脈……出肩解，繞肩胛，交肩上。」

又曰：「心部於表。」

肩臂痛該怎麼治？

現在很多病人頸肩背部疼痛，而且常年治不好，稍微受點風就加重。爲何選用經方葛根湯之類的，稍有好轉，隨後又加重呢？

老師說，這是因爲只看到肩背心陽膀胱主表的一面，沒有看到小腸六腑主裡的一面。現今很多頸肩背痛跟長期吹冷氣、貪涼

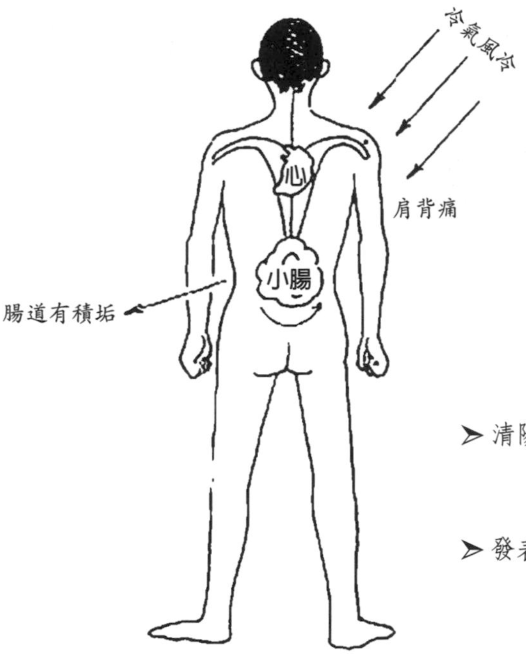

強心升清陽，通腸降濁陰

➢ 清陽出四肢，濁陰歸六腑。

➢ 發表通裡乃治病心傳。

飲冷分不開，受了風涼，用葛根湯思路沒錯，但爲何還反覆發作呢？

原來你幫他解了表，還沒幫他通裡。現在的人吃不飽的少見，大部分都吃撐了，吃脹了，吃到腸道有積滯，吃到胃不好，十二指腸不好。所以這個深層次的病機若沒有得到解除，裡氣又不通，那麼即使你把表氣表邪發散出去了，隨後又瘀滯住不通了，又痛起來，又爲風邪所困，那該怎麼辦呢？

有個學生，二十多歲，爬完山受到涼風後，肩背痛，痛不可抬肩臂，晚上睡覺都沒辦法翻身，只能用一隻手壓在床邊，才能起來。

老師摸完脈後就只給他開桂枝湯加葛根、紅參、銀杏葉、雞屎藤，雞屎藤用到100克，整個方子不出十味藥，叫他先喝看看。

結果他喝完第一劑藥，明顯感到腸道蠕動，隨即排出大量黑便，排完後，肩背當即爲之鬆解，原本痛得劇烈難忍，一下子病痛若失。這眞是來得快，去得也快啊。

老師說，我們這個強心通小腸的思路，是個成熟的經驗了，治療病人左寸脈陽氣不夠，小腸有積滯，引起的肩背痛、頭痛、頭暈、頸僵、眼花、鼻塞，都有很好的效果。你們想想，爲何要用大量的雞屎藤，這裡頭有什麼道理呢？

你們去參參，爲何治肩頸不獨治肩頸，要治心與小腸？

我們大家回去再翻看《任之堂跟診日記》，都明白了，這心與小腸相表裡，小腸長期有積滯不通，會使心臟受累，心臟一受累，不能很好地布氣於表，就容易出現表虛。因爲心肺居上焦，肺主皮毛，心陽布氣於表，肌表陽氣足不足，跟心肺關聯很大。

所以這樣的病人，就是一個心肺氣不足，下面腸道有積滯，是一個心虛腸實，虛實夾雜的病症。這時桂枝湯加紅參、銀杏葉、葛根，就是在強心開發陽氣，表解一身輕，使陽化氣，則風邪寒氣不能在肩背久留。

再重用雞屎藤，通其裡積，裡通一身鬆，經脈一鬆動開來，氣血流暢，鬱閉不通之處，就不再作痛了。

老師隨後又說，雞屎藤是藤類藥，本身重用就有止痹痛、通經絡的效果。所以它不單通下面的腸管，還通肌表的經絡，堪稱「黑白兩道」通吃啊！

你們再去看一下人體十二經走向，病人所痛的肩背部，不正是大腸小腸經所過嗎？經脈所過，主治所及。經脈經過哪裡，它就能管到哪裡，哪裡的經脈不通，就對應去調身體哪個臟腑，這樣司外揣內，裡面臟腑氣通，外面臟腑相應的主治區域，經絡走過的地方，自然不痛了。

參究提示

1. 經脈者，內屬於臟腑，外絡於肢節。
2. 經脈者，所以能決死生，處百病，調虛實，不可不通。
3. 經脈者，所以行血氣而營陰陽，濡筋骨而利機關者也。
4. 發表通裡乃治各類疑難病心傳。
5. 桂枝可通脈解表，表解一身輕；腸六味可通腸暢裡，裡通一身鬆。

51 經脈與臟腑

《黃帝內經》曰：「經脈者，所以能決死生，處百病，調虛實，不可不通。」又曰：「膽足少陽之脈……循胸，過季肋。」

有個老先生，七十六歲，右邊胸脅部反覆隱痛多年，這幾天突然加重。

老師說，那是膽經所過的地方，你左關脈弦緊，是不是有膽結石或膽囊炎？

老先生點了點頭說，是啊。

老師說，這秋天氣往下收，病人素體有痰濁，管道就容易堵塞，不通則痛。這人身上的經脈要像高速公路一樣，保持非常通暢

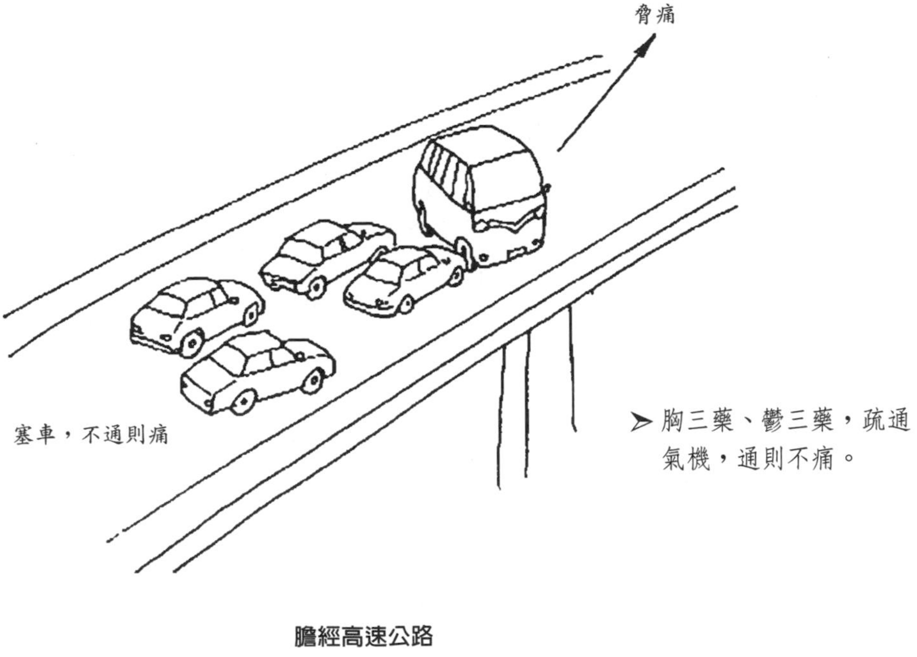
脅痛
塞車，不通則痛
➤ 胸三藥、鬱三藥，疏通氣機，通則不痛。

膽經高速公路

的狀態，稍有不通，人就不舒服。

然後老師給他開順其性爲主的藥，方用胸三藥（枳殼、桔梗、木香）、鬱三藥（香附、鬱金、玫瑰花）加味。方藥爲：

枳殼 12克	桔梗 12克	木香 15克	鬱金 15克
香附 15克	玫瑰花 20克	柴胡 15克	川楝子 15克
穿破石 40克	生麥芽 20克	丹參 20克	菖蒲 10克
紅參 25克	銀杏葉 30克		

3劑

老先生來複診時，老師問他，還痛嗎？

他說，服藥後，一天比一天輕鬆，現在不痛了。

老師便叫大家反覆去琢磨「經絡人」模型，看看經絡的循行部位，所謂「經絡所過，主治所及」。《黃帝內經》上又說：「夫十二經脈者，內屬於臟腑，外絡於肢節。」爲何肢體關節不同地方的痛對應著的是不同臟腑出現問題？爲何胸脅部疼痛，我們常去調肝膽？爲何在治療不通則痛的脅肋脹痛時，用上順其性的大隊藥，還要稍微佐以丹參、紅參、銀杏葉呢？原來《黃帝內經》說，有諸內，必形於外。內臟有病變，可以通過外面肌表經絡表現出來。所以善診者，司外揣內。通過體表經絡所過，就知道內在臟腑病變。胸脅部疼痛，大都是胸中肝膽氣機不展，胸脅爲肝膽經所過，所以我們要用順其性調氣機的藥。

而這個病人是一個老先生，年老體衰，氣就會不夠用，所以我們要在順其性的大隊藥陣裡面，配上紅參、銀杏葉、丹參這些照顧到心臟氣血的藥，這樣他服完藥後，不僅不會心慌氣喘乏力，反而會更有勁更健康。

參究提示

1. 不通則痛。
2. 肝膽經管胸脅部。
3. 臟腑之性得順，臟腑之眞得養，其病不治自癒。
4. 時刻從陰陽角度入手，務必讓身體陰油足夠，並照顧到陽動的功能，這是治療各種疾病的共同之處。

52 從河狹水急看血脈狹窄引起高血壓

《金匱要略》曰：「五臟元真通暢，人即安和。」唐容川曰：「一切不治之症，總由不善去瘀之故。」

大自然裡，河道狹窄之處，水流得就急，壓力就大。人體中，血脈瘀堵狹窄了，氣血就走得急，心臟壓力就大，脾氣也躁。把瘀滯通開，不僅有利於緩解高壓，還能夠讓人精神鬆緩，睡眠得安。

高血壓這種時代病，日漸增多，常規的思路都是降壓。

老師說，治高壓不應一味降壓，要找到壓力的根源，才是治壓之法。比如，河狹水急，我們只需要把河道疏通，水流就緩和從容。人體血管狹窄了，氣也

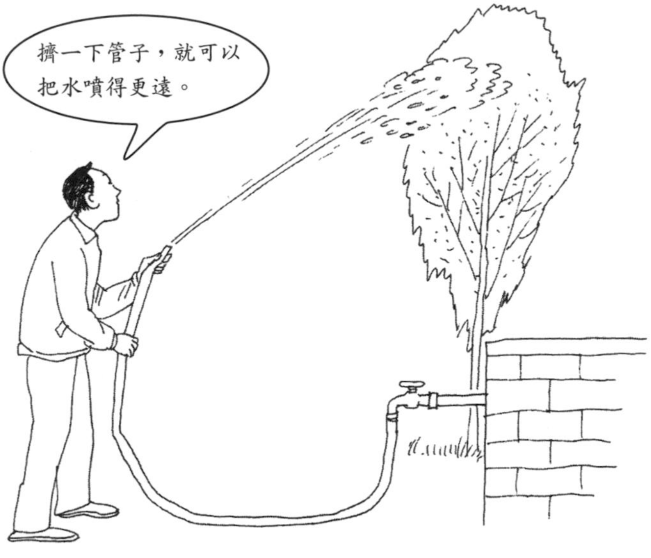

➤ 人體血管管腔狹窄，積滯多，管內壓力就會增大。

急，脾氣也大，人也焦躁，身體爲了滿足臟腑氣血供應，必然會代償性加大壓力。如果把這種加壓當作病來打壓，那病人就會很累很難受。

而我們通過疏通血脈，清除血管內的垢積，使堵塞之處能夠通暢，壓力自然減輕下來。這樣不通過重鎮降壓藥，就能收到降壓的效果。而且病人血壓降下來後，身體更舒服。

有個病人是十堰當地人，男，五十二歲，有高血壓，高壓170，低壓120，血脂也偏高，他問老師，中藥能不能降壓？

老師說，中醫能夠治病，高血壓，它也是病。他又問，那我高血壓是怎麼回事？

老師說，你血脂高，應酬多了，血管壁都積了層厚厚的垢積。你脈象粗濁，雙關部弦硬，精神不舒，放鬆不了。試想水管壁附著了垢積，又要保持足夠的水流量，那水管壓力自然就增大了，因爲管腔都變狹窄了。

如同黃河狹窄處，必水流湍急，河床抬高處，必堆積淤泥，對人體而言，通開脈絡，疏泄瘀積，乃是治三高必須想到的。

然後老師就只給他開了三味藥：

丹參 30克　**穿破石** 100克　**玉米鬚** 30克　**5劑**

病人疑惑地說，就這三味藥，能夠把我的血壓降下來嗎？

老師說，中醫用藥不是見招拆招，也不是見壓降壓，把你血脈搞通暢了，壓力就減了。就好像把河道狹窄處的淤泥疏通疏通，水流的速度就由急變緩了；把你血脈裡的垢積瘀血疏通疏通，壓力自然會減下來。不妨試試看。

這病人看到藥也不貴，便拿了五天的藥回去喝。一周後，他又過來，笑笑說，醫生我原來血壓高壓是170，低壓是120，一直降不下來，吃了你這藥後，高壓降到130，低壓降到105，人沒有以前那樣不舒服了。

然後老師又在原方基礎上加入任之堂的順氣湯（即鬱五藥：枳殼、桔梗、木香、香附、鬱金）。老師說，你們回去可以參究一下，血壓爲何會升高？不是見高壓就鎮壓，這血壓升高既有實證的痰濁瘀堵，也有虛證的肝腎虧損。想想爲何我們用穿破石，加丹參配上玉米鬚，這降壓效果是比較明顯的，它適合於哪種血壓高？

大家回去再看書，發現老師用的這些都是民間偏方驗方，但如果不懂得把脈，這些偏方驗方的功效，就不能發揮到極致。

好比丹參、穿破石、玉米鬚，對於肝經鬱滯、血脈不通引起的高血壓，可以打通肝經，疏通血脈，壓力自然就減下來了。

所以辨證摸脈是前提，這點很重要。這就像瞄準靶心一樣，你只要瞄得準，用藥就像扣下扳機。這樣病症藥相合，療效自然顯著。

參究提示

1. 水龍頭管口堵塞後，管內壓力就會增大。人身體血脈堵塞後，心臟壓力就會增大。
2. 通開瘀滯，不僅可以緩解心臟壓力，還可以讓血壓恢復正常。
3. 要注意避免暴飲暴食，應酬喝酒，減少肥甘之物的攝入，血脈就會更通暢。

53 從抽水馬達強弱看血壓低

《難經》曰：「損其肺者，益其氣；損其心者，調其榮衛；損其脾者，調其飲食，適其寒溫；損其肝者，緩其中；損其腎者，益其精。」

《黃帝內經》曰：「心主身之血脈。」

在生活中，要把一樓的水抽到十樓去，用功能小的抽水馬達是不行的，得功能夠大才能把水打上去。同樣人體血脈能鼓動起來，靠的是心臟，心臟就是一個馬達。心臟吃飽飯就功能大，氣血就一下子灌溉到周身百骸去。心臟勞損後，功能減小，射血無力，脈管就癟、下陷，血壓就偏低，人就容

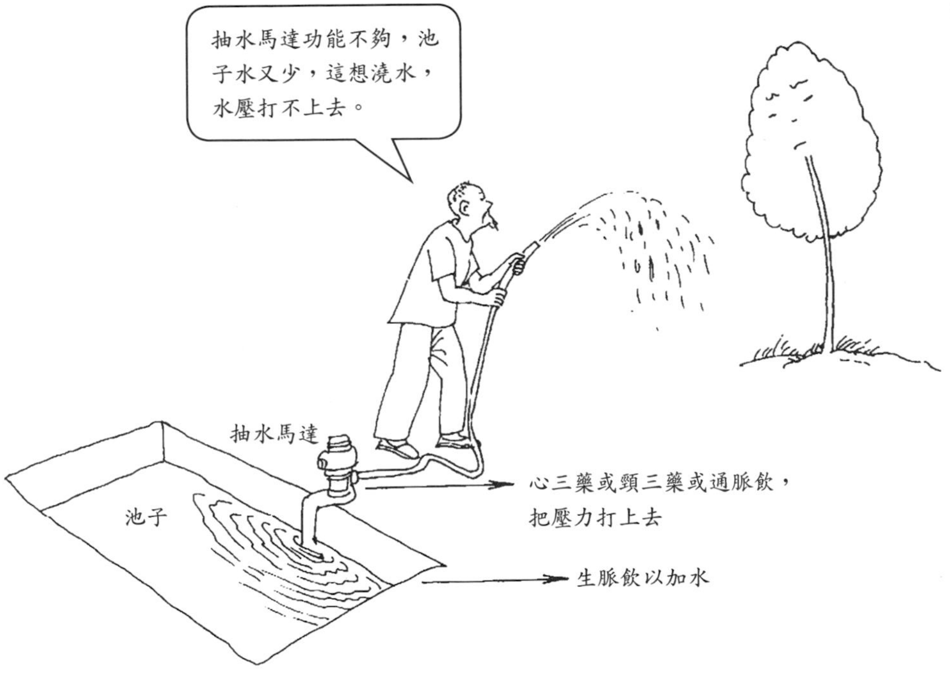
抽水馬達功能不夠，池子水又少，這想澆水，水壓打不上去。
抽水馬達
池子
心三藥或頸三藥或通脈飲，把壓力打上去
生脈飲以加水

易頭暈，記憶力減退。

高血壓是內臟不調在血脈上的反映，低血壓也是同樣的道理。中醫治療低血壓講究辨證論治找出壓力之源，而不是簡單地見壓治壓。

有個女病人，六十一歲，因反覆血壓低，高壓只有七十多，低壓五十多。

她問老師，怎麼升壓？

老師說，你先別管血壓的事，你有什麼不舒服，把症狀改善了，血壓自然就會往好的方向改善。

她說，我經常頭暈、眼花、背痛，脖子不舒服，早上刷牙也出血。老師說，雙寸脈不足，脈細下陷，心肺功能不強，所以壓力降低，我們治血脈壓力，要治其氣血，你們想想，誰主血，誰主氣？五臟裡頭心主血脈，肺主氣，氣血不足，管壁自然癟了，壓力也降低了，所以要升壓，必須要強大心肺，增大氣血流量。

老師就給她用生脈飲合頸三藥（葛根、牡蠣、黑豆）加味。方藥爲：

紅參 25克	**麥冬** 15克	**五味子** 5克	**桂枝** 8克
川芎 8克	**葛根** 15克	**牡蠣** 20克	**黑豆** 20克
竹茹 40克	**小伸筋草** 15克		

3劑

病人吃完藥後，很積極地過來掛號複診，說，我血壓升起來了，吃完藥後我去量，都升了十幾點，現在高壓有八九十了。老師說，你就不用盯著血壓看了，你感覺舒服了沒有？

她說，舒服了，不舒服就不再回來了，我吃了藥，頭不暈，背不痛了，上樓梯也不喘了。

老師說，這就行了，不要被指標牽著鼻子走，你感覺舒暢了，這身體就在往好的方面發展，你感覺不舒暢，指標再正常也沒用。

然後老師叫大家回去參，血壓低屬於中醫哪類疾病範疇？怎麼去調這心跟肺？爲何脈象提不起來，就反映脈壓低呢？

原來血壓低在中醫看來，偏屬於虛勞的範疇。人勞損後，氣血虧虛得厲害，五臟六腑都靠氣血支援運轉，氣血整體下滑，帶動著臟腑機能也減退，脈道不能很好充盈起來。所以這種血壓低也常見於中老年人，因爲他們的身體處於衰老狀態，氣血相對不足。

我們在治療上不外乎就是「下陷者，升舉之，不足者，培補之」。雙寸脈代表著心跟肺，心肺不足虛損，直接導致氣血能量不夠，所以《難經》說：「損其肺者，益其氣；損其心者，調其榮衛」。把營衛氣血狀態調整過來，病症就減輕了，血壓就隨著起來了。

參究提示

1. 肺朝百脈，心主血脈，心肺功能強大，壓力就上去了。
2. 調養心肺，一是要養其眞，有物質基礎，脈管才會充盈；二是要順其性，陽氣充足，搏動力增強，壓力就會上去。

54 河道淤阻與痛風

《黃帝內經》曰：「諸痛癢瘡，皆屬於心。」又曰：「血實宜決之，氣虛宜掣引之。」

治風先治血，血行風自滅。治療痛風，不單獨去治疼痛去治風，要治血脈。治血脈就要治心臟，心臟就是水庫河流的源頭。痛風的病人，最後多會累及心臟。

老師治療痛風是大而化之的思路，取象於大自然中的河道流水，以治身體血脈的運行。

這種道法自然的思想，讓很多學生一看就明，一用就靈。

有個痛風的病人，男，三十來歲，只要稍微多吃些海鮮、雞蛋跟酒，或者應酬頻繁一點，腳部就痛不可忍，難以行走。

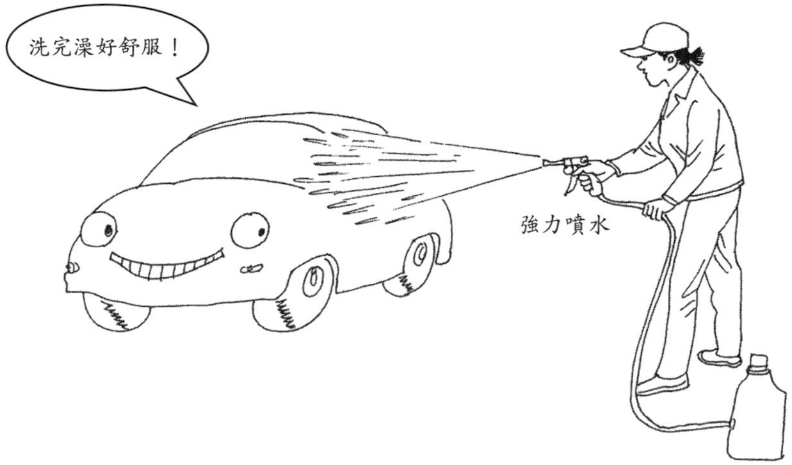

塵埃掃淨，光潔如新

他來找老師，老師說，你這是心臟動力不足，氣血推不動，導致濕濁內停。然後給他開了強心三藥（紅參、銀杏葉、紅景天），痛風三藥（雞屎藤、豬甲、炒薏仁），跟排尿酸三藥（土茯苓、萆薢、威靈仙）。

他每次應酬頻繁時，都要來老師這裡調理調理身體，老師幫他強壯心臟，排暢濕濁後，腳部很快就舒服了。

他便問老師說，難道我這痛風不能根治嗎？老師說，怎麼不能根治了，你想根治就能根治。他說，那你給我根治啊。

老師笑著對他說，嘴巴長在你身上，根治靠你不靠我。你這個應酬減少了，動物內臟、海鮮不吃了，啤酒也少喝了，身體自然會好起來。他苦笑道，生意做大了，應酬自然多，避免不了啊。

老師跟他說，這就是病根，避免不了就要生病。他又問老師，爲何我犯痛風，是不是跟體質有關？

老師說，跟你的生活習慣關係最大，應酬多的人，身體濁氣都比較重，濁氣阻在血脈裡，血脈就變狹窄，就像河道堆積淤泥一樣，淤泥越來越多，河道裡的船就擱淺了，通不過去。中醫說不通則痛。

那爲何痛風容易發生在腳部呢？

有兩個原因，一個就是濕性趨下，你吃的那些肥甘厚味、啤酒海鮮都是濁濕之物，往下走；第二個原因，就是腳離心臟最遠，血脈的動力最差，所以要堵也是堵那動力最差的地方。你應酬熬夜多，都是耗氣損神的，心累了，推動力不足，濕濁就排不走。

他聽後，點點頭說，是這樣的，我每應酬一次，都要累上好幾天，現在我都不輕易去應酬了。

老師笑著說，應酬陪酒就是賠健康，你們都是只看到桌面上表面生意的價值，沒看到身體五臟六腑健康的價值。這健康比生意值錢多了。生意做到差不多就可以，沒必要把自己的身心健康也賠進去。

然後老師就叫大家去參如何治痛風，這個痛風的機理一明白，治療的大法跟藥物都出來了。你們實在想不明白的話，就去看看怎麼疏導河道淤泥，那就知道怎麼治痛風了。

原來強心三藥就是在源頭加強心的動力，心主血脈，諸痛癢瘡皆屬於心，強大了心臟，就等於給河流發大水一樣，那些濕濁、淤泥，通通都沖到太平洋裡去了。同時痛風三藥和排尿酸三藥，是直接針對血管垢積、膀胱腸道濁邪的。它們能夠清理膀胱腸，疏通經絡，其中雞屎藤、豬甲是排腸濁的，雞屎藤要重用，重用這味藥還能達到止痛的效果，老師常用到100克治痛風。

至於萆薢和炒薏仁是分清泌濁除濕下走的，能夠令濕濁從膀胱排出。土茯苓和威靈仙既能疏通經絡還能通利關節，相當於把河道狹窄之處拓寬通暢一樣。

這樣既有上面心臟源頭來的強大衝力，又有下游疏導通道淤泥，還有中間把狹窄的管道通開拓寬，這樣整個身體血脈都動員起來，清陽上走，濁陰下排，瘀堵處通開，痛風急性發作，很快就緩解了。

看來這痛風還是一個本虛標實之證。虛是虛在經常應酬熬夜勞累了心臟，心臟動力不足，氣血不夠，瘀濁才會停留排不出。要通過紅參、丹參、銀杏葉把氣血強大起來，這樣正勝則邪退矣。正所謂「氣虛宜掣引之」。

因為本來身體就勞累虛弱，食入肥甘化為瘀濁後也推不動，就造成了標實而痛的病症，末梢血脈瘀堵，中醫叫血實，血實宜決之，就像決開堤壩一樣，開江放流，從膀胱腸道而出，讓瘀濁有個去處，這樣邪去則正安矣。

參究提示

1. 若車子有很多灰塵，要開到洗車場去，洗車手用強力的噴水管，幾下就把黏在車上的灰塵沖走了。
2. 人體周身血脈有很多瘀滯，這些瘀濁之所以會留下來，是因為心臟動力變弱了，加強心臟動力，就像以強力噴水管去洗滌車身一樣，這樣血管光潔，煥然如新。

55 三焦湯與道路

《聖濟總錄》曰：「三焦者，水穀之道路，氣之所終始。三焦調適，氣脈平勻，則能宣通水液，行入於經，化而為血，灌溉周身；若三焦氣澀，脈道閉塞，則水飲停滯，不得宣行，聚成痰飲。」

有個病人，男，三十九歲，十堰當地人。頭暈、乏力、手麻好幾個月，最近又胃脹，咽喉痰多加重。

他問老師，這是什麼病啊？

老師說，這是體內濕氣太重了，濕阻氣機，不通暢，整天頭暈暈沉沉，像戴頂帽子一樣，好像烏雲蓋頂壓下來。

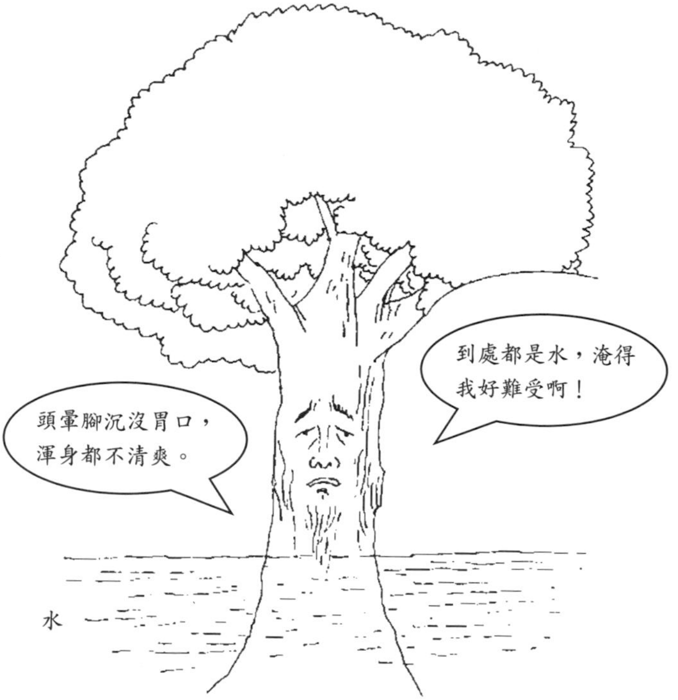
到處都是水，淹得我好難受啊！
頭暈腳沉沒胃口，渾身都不清爽。
水

他點了點頭說，是啊，就是這種感覺。

老師說，舌苔水滑，脈也滑，渾身都不通透，臉擦也擦不盡，這都是濕性黏滯重濁的表現。

他又問，那我手麻是什麼問題？

老師說，濕阻經絡，這濕邪在周身上下無處不到，蒙在頭，則頭暈；停在咽喉食道胃，則整個上消化道不清爽；發在上肢，上肢就僵麻；發在頸椎，頸椎就僵硬。你們去參參，為什麼濕邪會讓人周身沉重疲乏？

然後老師就直接給他開三焦湯加黨參30克。方藥為：

柴胡	10克	黃芩	15克	桂枝	10克	半夏	15克
當歸	15克	川芎	10克	赤芍	15克	茯苓	20克
白朮	15克	澤瀉	15克	黨參	30克		

3劑

病人喝完藥後，複診時，整個手麻即減輕了，頭也沒那麼暈了，胃脹大減。他說，比以前精神了。

老師說，你以前渾身都是濕氣，濕阻三焦，氣血運行不好，人就乏力困倦。現在用三焦湯讓你身上氣血水、上中下三焦都轉動起來，讓周身通暢，三焦升降如常，即使吃得很簡單普通，身體一樣很有精神。所以這三焦湯不是直接去補身上的氣血，而是讓氣血自然流通，無所瘀滯，這樣不補而有真補之效焉。

爲何呢？你們去參參這個道理。

原來經絡一受阻，三焦一不通暢，水濕代謝障礙，正常的津液就變成痰飲，不但不能爲身體吸收運用，反而會導致疾病。而一旦三焦氣機通暢，痰飲代謝得快，轉變爲津液，營養周流上下，爲我所用。這就是三焦湯高明之處，它不是去祛除痰濁，而是流通人體的氣血水，它不是去打壞人，而是把壞人變爲好人，不是去逐痰飲，而是把痰飲轉換成津液。

老師常說，人體沒有無用的東西，只是身體經絡氣血不夠通暢，很多東西代謝不了而已。當血脈很通暢，三焦暢達時，該留的身體自會留下來，該排的身體自會排出去。

三焦正是人體氣血水火的通路，我們看這三焦湯。

有柴胡、黃芩和解表裡氣機，桂枝、半夏升降上下氣機，當歸、川芎、赤芍調血，茯苓、白朮、澤瀉調水濕。這樣氣血水三方面都顧到，所以常常能夠出人意料地治好很多種疾病。

俗話說，疑難雜病找三焦，當碰到一些疾病，雜症很多，無從下手，病人舌苔白膩，或水滑胖大，舌下靜脈又有一些瘀滯的，即可以大膽地用這三焦十藥，先理通上下內外，讓道路恢復正常交通，臟腑百骸自然精氣充足。

參究提示

《類經》曰：「上焦不治，則水泛高原；中焦不治，則水留中脘；下焦不治，則水亂二便。三焦氣治，則脈絡通而水道利。」

56 從百川歸海看消水治脹

《黃帝內經》曰：「陰陽氣道不通，四海閉塞，三焦不瀉，津液不化，水穀並行腸胃之中，別於回腸，留於下焦，不得滲膀胱，則下焦脹，水溢則為水脹，此津液五別之逆順也。」

從百川歸海、水往低處流，可以看出水性趨下。當水濕不能順暢往下走，經脈管道壅堵時，渾身上下都會脹滿難受，連水都不想飲。這時只有疏通水道以治水才能夠把脹滿症狀消除。

有個病人，女，三十三歲，有盆腔積液，經常胃脹，稍微喝點水都脹，甚至可

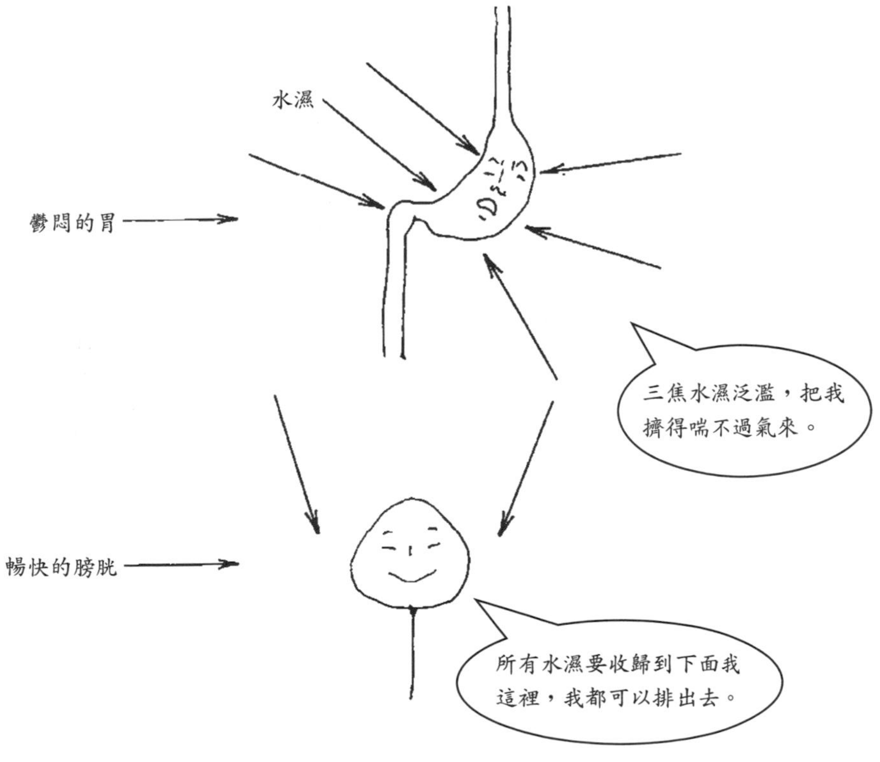
水濕
鬱悶的胃
三焦水濕泛濫，把我擠得喘不過氣來。
暢快的膀胱
所有水濕要收歸到下面我這裡，我都可以排出去。

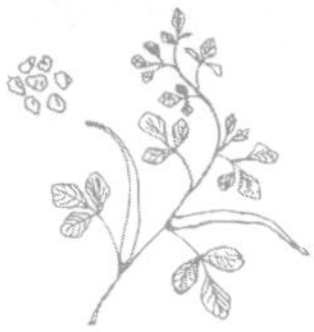

以聽到胃中有水聲。她服用行氣的胃藥，也不能把脹滿消除。

老師便叫大家去參一下，脹在什麼地方？學生們一下子想道，不就中脘嗎？

老師說，如果是中脘，那爲什麼用順中焦之氣的藥，不能把脹滿消除？你們再把思路拓寬開來，不要局限在病痛點上思考，要察其上下左右，有時病痛點只是代罪羔羊，不是眞正的幕後主使。就像燈滅了，只看燈，並沒有問題，而在遙遠的開關那裡，卻能找到原因。

那麼胃的開關在哪裡呢？這種胃脹滿、有水聲的根源是什麼？然後，老師就給病人開了苓桂朮甘湯加味。

方藥爲：

茯苓 20克　**桂枝** 10克　**白朮** 40克　**炙甘草** 8克
黃芪 30克　**路路通** 10克　**王不留行** 10克　**通草** 10克
3劑

病人喝完後來複診說，本來她經常大便不成形，胃脹到都沒胃口，現在大便成形了，胃也不脹了，胃口比以前大多了。

老師這才公佈答案說，你們去看《黃帝內經》的《靈樞》，這胃脹並不能光盯著胃裡面，其實原因在胃外圈的三焦網膜，這三焦網膜的水液能夠迅速下走膀胱，胃就比較輕鬆，容量也大。

如果三焦網膜水濕滯留，壓迫住胃，再怎麼用消食開胃、行氣除脹的藥都不管用。水濕不往下走，它往上頂，胃就難受。

這胃中水脹可以看成是身體出現了水災。其實大而化之來看，人體的病不外乎水火，說白了就是水災跟火災。《黃帝內經》說，水火者，陰陽之徵兆也。大家如果能夠從水火變化的開始就介入治療，如火之始，舌尖紅，水之始，舌苔水滑，很多病根本就發展不起來。

治水災要看大禹，大禹治水堵不如疏。我們這裡用路路通、王不留行、通草，配合苓桂朮甘湯，把三焦水液氣化，再往下引，從膀胱疏通排出，所以病人胃也不脹，大便也成形了。

這裡順便再介紹一下劉渡舟老先生常用的治水代表方，即苓桂朮甘湯；治火代表方，即三黃瀉心湯。治水火就等於在治陰陽了。

你們想想，水最終要歸哪裡？百川歸海。在人體而言，膀胱就是水府，爲眾水所歸之處。如果水濕不下歸膀胱，還往上逆竄，那竄到下焦就爲盆腔積液、卵巢囊腫；竄到中焦，就容易胃脹、肝囊腫；竄到上焦，心肺就容易生痰飲，咳唾久不癒。

這就是《黃帝內經》所說的「四海閉塞，三焦不瀉」。胃中水脹不僅僅只是胃一個點上出問題，又如腸道大便不成形，或者盆腔積液也是一樣，盯著一個點治，永遠不能夠把根拔除。只有針對水濕下歸膀胱水府做文章，令百川歸海，滲利而出，只要海水不倒灌，那周身之氣都往下順，各種不適感隨之消失。

所以病在臟，而病根常在五臟之外，脹在局部，而脹滿的根源，常在於整體，這就是教我們看書臨證，必須要有全域觀，要多思考病疾的源頭，正是：

求木之長者，必固其根本；
欲流之遠者，必浚其泉源；
思病之安者，必治其根源。

參究提示

1. 胃裡面脹要化其食積，通其氣機。
2. 胃外面三焦網膜「脹」，要溫通三焦水濕，使水濕歸膀胱，下滲利而出。

57 高速公路與血脈

《醫林改錯》曰：「竟有用補氣、固表、滋陰、降火，服之不效，而反加重者，不知血瘀亦令人自汗、盜汗，用血府逐瘀湯。」

寧可一絲進，不可一絲停，在醫學道路上不斷攀升，總是永無止境的。每一個醫家都是一座高峰，你攀爬上去，都可以看到一片天地。就像王清任和他的《醫林改錯》。雖然後世對他的評價有高有低，但絲毫不影響他所創的驗方澤被後世。文人因爲詩詞歌賦而流芳百世，醫家因爲著書創方而惠益後人。

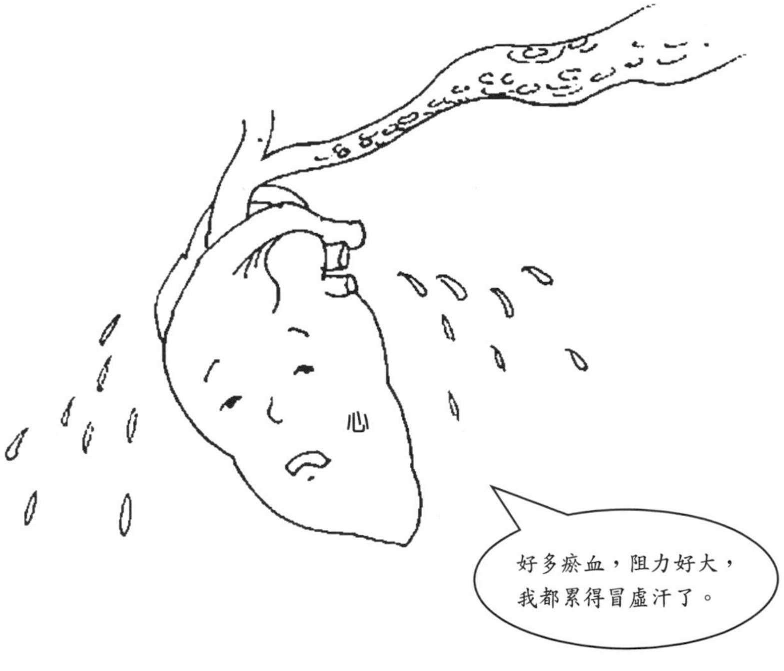

老師說，久病多瘀，不通則痛，你們能從瘀血裡面去領悟醫中大道，旁通臟腑經絡，便可以開闢出一條條通往臨證實效的大路。

在高速公路上，汽車行走既快又省油，而在泥沙坑窪的鄉間小道上，汽車行走既慢又耗油。人體血脈要像高速公路那樣，沒有坑窪和泥沙，這樣心臟的阻力就小。心臟不受累，人就不會冒汗。

有個病人，四十五歲，常年左側身冰涼，身體容易出汗，腋下尤爲明顯。醫院檢查是冠狀動脈前降支堵了37%。整個人剛來時臉色偏晦暗，舌下靜脈怒張。老師摸完脈後說，你這左關鬱，心血不足，鬱滯的脈象說明血流不暢，局部心經有熱，所以借極泉穴來出汗泄熱，這種汗症，既不靠止也不靠補，要順其性，讓上下左右疏通，這樣陰陽升降協調，左右內外就平衡了。

然後老師給她開血府逐瘀湯加珠子參、竹葉。方藥爲：

桃仁 15克	紅花 10克	當歸 10克	川芎 10克
赤芍 10克	生地 20克	柴胡 8克	川牛膝 10克
枳殼 12克	桔梗 12克	炙甘草 8克	珠子參 15克
竹葉 6克			

5劑

病人吃了藥後，汗出大解，左半邊身涼好轉，晚上睡眠漸安。老師然後叫大家去參，身體爲什麼會出汗？

學生們想到，有熱自然汗出，就像夏天人心中煩熱了，汗就出不止。

老師又問，那爲什麼心中會煩熱呢？

原來心主血脈，只要血脈有瘀堵，疏泄不利，這血流不順暢，就會煩熱，中醫叫瘀熱，瘀熱就會反過來擾心。心爲君主之官，不受邪氣，於是很自然會把熱氣借汗透發出來。而這腋下正是心經所過之處，最容易泄熱爲汗。

知道病因在瘀堵，那治法就簡單了，以通字立法，方選血府逐瘀湯，把血府血脈的迴圈理好，一通暢後，壓力頓減，其汗自止。就像汽車走在沙地上阻力大，發動機承擔的壓力大，所以車子就冒白煙。而讓車走在光滑的柏油路上，阻力就小，發動機承擔的壓力就減輕，所以車子開得又輕快、又省油還不冒白煙。

這人體就可以取象比類。心臟如同發動機，血脈是氣血運行的管道，如果血脈瘀堵多，就如同汽車走沙地，心臟負荷就大，負荷一大，就要冒汗，就如同車子冒白煙。如果血脈瘀堵少，就如同汽車走柏油路，心臟負荷自然小，周身迴圈暢快無阻，就不會喘氣冒白煙。

故而久病怪病都要從瘀處著眼，以通字立法，若得經絡血脈通暢，百病自安，如若血脈經絡堵塞，百病叢生。故曰周身上下，宜通不宜滯，宜順不宜逆。

參究提示

1. 久病多瘀。

2. 舌質紫暗，舌下絡脈曲張，脈象偏澀，都是瘀之象。

3. 治瘀除了要化瘀，還要養血。

4. 周身氣通血暢快，何患疾病不除。

58 管道與經絡血脈

《黃帝內經》曰：「經脈者，內屬於臟腑，外絡於肢節。」

又曰：「經脈者，可以行血氣而營陰陽，濡筋骨，利關節者也。」

早上有個病人，發條簡訊過來，說，「余醫生，您好，我們是十月五日到您處看病的成都一家人，回家吃完藥後，我們三人都有明顯好轉，非常感謝。看來不虛此行。我把我吃藥的情況向您回饋一下，希望可以再郵寄一些藥來。

「我吃完藥後，以前手麻和膽囊處不舒服都好轉，膝蓋跟腳抽筋情況大爲改善，特別是

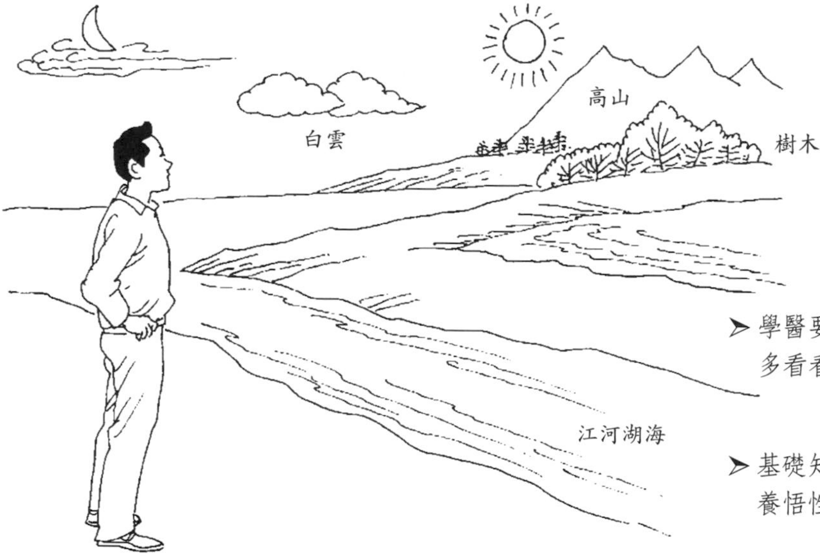
高山
白雲
樹木
江河湖海
➤ 學醫要多觀觀天，多看看地。
➤ 基礎知識重要，培養悟性更重要！

陰陽五行臟腑經絡氣血，乃醫門十字心訣

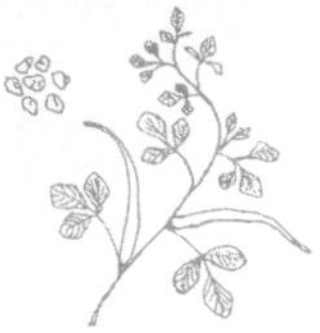

小腿部以前有靜脈曲張現象，現在也好了很多。整體好轉不少。」

看到這裡，我們立即翻出十月五日的處方病案，原來是四逆散加味。

方藥為：

柴胡 10克	**白芍** 20克	**枳實** 15克	**炙甘草** 8克
川芎 10克	**桂枝** 10克	**黃芩** 40克	**炒白朮** 15克
茯苓 30克	**雞屎藤** 50克	**陳皮** 8克	

5劑

老師就提出一點讓我們參究，為何這四逆散，一變化，可以治靜脈曲張，及各類血管疾病？可以治病人手麻，腿抽筋，膝蓋痛，脅肋痛？

想通裡面的道理後，你們要從管道的角度，去考慮人體和疾病，去調理周身上下。你們會發現各類疾病，不外乎就是一個不通跟一個不榮，把管道通榮兩方面參究透徹後，你們在臨床上對各類疾病的治療都會有新的見地。

然後我們回到《黃帝內經》去，發現人體的經絡血脈就如同管道，內屬於臟腑，外絡於肢節，可以處百病，調虛實，決死生。可以說各種病理現象，都可以從管道的角度得到很好的解釋。

好比膝蓋痛，是氣血不通不能榮養筋骨；又比如手麻腿抽筋，也是局部管道瘀滯，新血不去，舊血不收；還有膽囊炎、脅肋脹痛，也是肝膽經脈管道瘀滯不通所致；更有下肢靜脈曲張，迴圈不好，同樣也是管道問題。老師抓住管道二字，用四逆散加味，恢復肝疏泄，使管道保持通暢狀態，諸症得解。

俗話說，會治的治根本，不會治的治表象。中醫是治病求本的醫學，一個傳統中醫必須要具備這種透過現象看本質的眼光，更要有打破砂鍋問到底的精神。

然後老師又問我們，既然管道或不通或不榮出了問題，那它爲什麼不通不榮呢？我們爲何用四逆散疏肝降胃的思路可以把管道疏通呢？

讓我們到日常生活中去領悟醫理吧。老師常把人體的各類血脈經絡比喻成河道，或者房子裡的水管，會治理河流，會修理水管，就也會調理人身體的血脈經絡不通暢。

大家會發現，一條河流，如果長久沒有人去疏理，把淤泥挖走，這河流日久就會變得越來越淺，因爲淤泥會越積越多，這就是爲何黃河的堤壩越築越高，河道越來越往上抬升的原因，因爲河底沉積了大量的污垢淤泥。

還有家中的自來水管，用了多年以後，你會發現不僅外面鏽跡斑斑，裡面的管壁也長了層厚厚的鏽跡。這長了鏽的結果，就是水管壁增厚，同時管腔變狹窄，流量變小。

這時我們要怎麼樣恢復管道昔日的風采，很簡單，刮掉鏽跡，擴大管腔，用新鮮的水把那些濁垢沖洗乾淨。這樣管道又恢復了正常的流量。

讓我們回歸到人體裡來看吧，人體的管道——血脈稍微要複雜一點，因爲它不是死物，所以跟自然界的管道類比，有相同之處，也有不同點，但道理都是相通的。

我們看爲何人體會有那麼多疾病疼痛，血管爲何會閉阻不通？因爲血管長年累月運行各種營養物質，久而久之，管壁上就會附著很多雜質積垢，這些垢長期得不到清潔，會讓管腔變得越來越狹窄，管壁會變得越來越厚，管道彈性越來越差。這樣動脈硬化、靜脈曲張、血管狹窄、心肌梗塞、高血壓、脂肪肝等各類時代新病名就紛紛冒出來了。

從中醫學角度來看，對於這些疾病，我們取到了這個管道之象，治療思路就既清晰也簡單。管腔變狹窄，我們就把它擴開來。怎麼擴開來？首選柴胡，柴胡能疏肝入少陽經，主升發，它能夠發動周身血管，向外擴張，如果配上桂枝，引到血脈去，對擴寬血管，效用就更非凡。

血管變狹窄變癟，也與那股向外撐的力減少有關。就像皮球打氣充滿，它就圓滾滾，你給它放氣，或者經常拿去拍打，但又忘了給它充氣，它就會變得越來越癟，越來越沒彈力。

由此就可以想像，爲何現在很多人血管都是癟的，狹窄的，因爲長年累月地支出，熬夜、房勞過度、工作超負荷、打麻將、炒股，這精氣都是外漏的，就像皮球洩氣一樣，你不把泄孔堵住，這氣永遠也充不滿，身體一氣周流，永遠不能很順暢，疾病永遠處於反覆狀態。所以想讓管道變大、流量變豐，第一條就是不能有漏，不能疲勞消耗太過。

講完第一點擴管，我們再講第二點，如何讓管道流暢，使得管道壁的瘀濁能通開，並把它清下來，就像給管道內壁刮垢一樣。四逆散裡頭，哪味藥可以刮垢通利呢？

毫無疑問，當然是枳實了。枳實這味藥古人稱它能夠利七衝之門，身體要是有管道要塞之處有阻滯，比如膽囊壁毛糙、膽結石、腸息肉、痔瘡、肝囊腫、子宮肌瘤、血管硬化，這些看似不相關的疾病，如果從管道生鏽瘀堵角度來理解，大都可以用上枳實。《藥性賦》上說，枳實能夠寬中下氣，力量非常強大，它能夠直接把管道壁上的「鏽跡」迅速清理下來，所以才被認爲能通利七衝之門。

鏽垢清理下來後，還要把它運走，不能讓它留在那裡。那麼運走要靠什麼呢？肝膽脾腸！這肝膽脾腸，都處於中焦，中焦就像人體中連接上下的十字路口，不可不通。這時老師選用兩組對藥，川芎配香附調肝膽，陳皮配雞屎藤調脾腸，以協助枳實刮鏽垢排污濁。

川芎上行頭目，下行血海，旁開鬱結，無處不到，香附爲氣病之總司，下氣最速。這病人有膽囊炎，膽囊壁毛糙，明顯是肝膽疏泄降濁之力減退，所以用川芎、香附助其疏通邪濁，使濁垢歸於腸腑。

而陳皮、雞屎藤，一健脾一通腸胃，使消化道保持通暢狀態，這樣所有鏽跡污垢都能夠回收到腸中，從而給濁陰一個出路，這叫濁陰出下竅。

我們看，一個城市能夠保持非常衛生乾淨，是因爲有很多清潔工，他們每天把各處的垃圾收到回收站處理掉，這樣濁陰之物被帶走，才能顯示欣欣向榮的氣象。人體也一樣，這枳實、川芎、香附，上行下達，就相當於清潔工，將周身管道中的垃圾清理出來，通過陳皮、雞屎藤，就能夠把所有垃圾運送到回收站，即人體的腸道，然後再排出體外。這個方子中，老師重用雞屎藤50克，起到強大的排濁功效，能把濁氣收歸六腑，使濁陰出下竅。

凡是這類管道壁垢積嚴重，堵塞厲害，管腔變窄的病人，都容易出現各類痛症，心慌心悸，頭暈腦脹，行走不利。對這些病人來說，更需要少吃葷多吃素，因爲葷濁之物，會加重管道壁的垢積，而清潔的素食，可以幫助洗滌管道，並且平時要勤運動，這樣有助於污垢的排出。

講完了第一步把管道擴寬，第二步把管道污垢清下來，接下來，我們再講第三步。

這類管道壁積垢堵塞、管腔變窄、管道彈性變差的病人，由於血管長期硬化，不柔軟，就像樹枝一樣，缺乏水分滋養，會變得乾硬枯槁，所以我們要讓血脈柔軟起來，不要動不動就發脾氣，使血脈處於繃緊狀態，越繃緊就越容易斷，越乾枯的樹枝，就越脆。所以高血壓、中風、腦出血、心肌梗塞等疾病，多是在發脾氣後誘發。

當你看到這病人脈弦硬時，你基本能猜出，他的脾性是如何的。這類人神經血管就像繃緊的繩索一樣，沒有彈力也沒有柔韌性，缺乏迴旋的餘地。他們很容易跟別人計較爭鬥，而他人很多有利的建議他們也聽不進去。

所以在治療思路上，我們要柔肝緩急，別讓肝臟的弦繃得那麼緊。這肝木就好像被燒乾了一樣。《道德經》說萬物草木剛生長的時候都非常柔軟，而死亡的時候都是乾枯硬邦邦的。所以柔軟富有彈性，充滿水分，就意味著健康，生機。而枯乾硬邦邦，沒有彈性，缺乏水分，就意味著多病，短命。

我們知道肝陰不足，脾氣暴躁，性格執拗，往往會造成這種弦脈，導致血管硬化，加速身體血管內的蒸發，而使人更容易早衰。所以我們的思路無非就是，把水分收到血管內，把僵硬的血管變得柔軟鬆和，而能夠執行這兩大功能的，首推經方裡的芍藥甘草湯。

一個正在抽筋的人，腳攣急，處於筋脈失養拘急狀態，喝芍藥甘草湯後，其腳即伸，僵硬不能屈伸的狀態得到解除。

所以四逆散裡，芍藥、甘草兩味藥，就是專門把水補充到血管壁上的筋膜，使硬邦邦的血管壁得水滋養，變得柔和起來，得到津液的滋潤，重新恢復往日的彈性。

看來一首四逆散，裡頭的道居然如此之深，如果簡單地認爲它就是治療肝氣鬱結，四肢厥冷，那就太小瞧這首湯方了。

在老師的處方中，還用到了白朮、茯苓這些藥，主要是加強脾胃升降搬運水濕的功能。這兩味藥也是經方常用藥對，是治療脾胃的最佳拍檔。脾主周身之濕，當人肌肉筋骨周圍很多濕氣時，就容易酸脹或抽筋，而這酸脹抽筋背後，是因爲筋骨肌肉細胞裡面缺水，外面則水汪汪。所以我們用白朮、茯苓可以把濕變爲津液，送到細胞深層次去滋潤，然後再把水濕淡滲到膀胱排出體外。

你也可以選用淫羊藿、小伸筋草，一個補腎陽助氣化水濕，滋潤深層細胞，一個把筋骨周圍多餘的水濕利出來，這組藥對也能夠很好治療水濕造成的抽筋。你還可以用白芍、甘草這組藥對，陽虛的可以加點附子，直接把水濕氣化成津液，補到肌肉細胞深層次去，使其不缺水，然後本身芍藥又有利小便之功，再把濁水排出來，水迴圈建立後，抽筋自然消除。其實很多病，並不是身體缺乏水濕營養，而是水濕營養遊走在細胞以外，不能夠變爲津液進去滋潤，爲細胞組織所用。就像因爲過度砍伐森林，結果水土流失，地表不固，一場暴雨，水濕還不能深入到地面深層中去，就在表面流失了。故而表現出一派外在濕象，而內在卻乾燥的狀態。這就是爲何舌苔白膩，口又乾渴的病人，我們一看就知道他身體表層的水濕很重，不能變爲津液，去滋潤深層次的細胞，所以身體發出渴的信號，但喝水又運化不了。這時我們需要用點蒼朮、茯苓這些健脾除濕、化濕爲津液的湯方，把脾土這個河堤鞏固起來，因爲治水濕在於脾臟，一旦脾功能強大起來，到處氾濫的水濕之象，如舌苔滑膩之象很快就消除了，而口腔中乾燥缺乏滋潤的狀態也緩解了，隨之變濕潤了。

就好比河流堤壩不牢固，大水一過就被衝垮，搞得到處水泛，一片濕濁現象，而眞正下游一些地方，卻缺乏水的滋養，這時所要做的，就是把堤壩築好，令水濕歸位，不歸位的水濕就是邪濁，歸位的水濕就是津液。蒼朮、白朮、茯苓這些藥物，可以健脾化濕回津，把不能利用的濕濁回收利用起來，所以被稱爲健脾聖藥，除濕聖藥，爲歷代醫家所喜用。

這樣一思考，那你碰到一些老人家，問他腿抽筋嗎，腳走路是不是很沉啊，肚子是不是水鼓鼓的啊，早上是不是一起來腰就酸得難受啊，晚上是不是夜尿很多啊，早上起來後這手是不是硬邦邦的啊，連握拳都握不緊啊，這眼睛是不是被一層水霧蒙住啊，這頭部是不是一陰雨天就重濁像戴了一頂帽子啊……

像你這樣，一下子發連珠炮彈一樣，問出系列病症，似乎每一句話都說到了他的心坎上，他必定瞪著眼，驚訝不已，同時微笑著點頭如搗蒜。這時你就可以給他開出除濕健脾的湯方，讓他回去吃吃。他所頭痛的一大堆疑難雜症，都會隨著濕濁變爲津液後，慢慢緩解改善好轉。

或許，還有學生會疑惑，這抽筋不是缺鈣嗎？要不要補鈣呢？一聽他這樣問，就知道他還沒有學會用中醫的思維去思考疾病。

我們看，哪兩種類型的人最容易抽筋？一種是中老年人，中老年人身體就像老樹一樣，即使澆很多水，也不能夠吸得很飽滿，還是很乾硬的。所以中老年人隨著生命的進程，陰陽會兩虛，就像下午四五點鐘的太陽，將近落山了，剩下只是餘暉餘熱，已經不再像青壯年那時候，像初升的太陽，如日中天。青壯年時陽氣足，可能灌上幾瓶啤酒，身體也能將其蒸騰氣化掉，就像一條濕毛巾，掛在中午十二點的烈日下，一下子就乾了。但是如果是六十乃至八十歲的老人，陽氣已經很微弱了，可能就吃了一個蘋果、梨子或香蕉，身體的陽氣都不能把這些寒濕給運化掉，結果三焦就像沼澤一樣，濕漉漉，不能把水濕給利用起來。這樣晚上一睡覺，就老容易夢到過世的老人，或者做一些陰寒的夢，又或者半夜裡因為抽筋而醒過來，頻頻地上廁所等。

這都是邪濁濕氣不能為身體所運化的結果，就好像一條濕毛巾，在下午五六點鐘以後，拿到太陽光中去曬，很難把它曬乾。所以中老年人為何要禁吃生冷，道理全在這裡。再好的營養品如果身體不能運化，強吃下去，就等於開門揖盜、引賊進門。

所以中老年人陰陽兩虛、水濕內停後，給他們開桂附地黃丸，通過桂枝、附子，能夠把熟地、山藥、山萸肉的陰液補到筋骨裡面去，濡養筋骨，使之不抽筋。然後再用茯苓、丹皮、澤瀉開挖通道，把水濁利出去，使濕不氾濫。就像種莊稼，一方面給它曬太陽澆水，另一方面給它挖好溝渠，這樣既有水濕氣化，令它滋潤柔軟，又可以通過溝渠把那多餘的水利走。

中醫就是這樣天人合一、人與自然相應地看病悟理。但凡具備這樣的思維後，天地萬象皆可入我醫囊，誠如莊子所說，天地與我並生，萬物與我為一，我身上運化的道理，就跟天地運化的道理是一致的，只要通其一竅，則百竅皆通。

好，我們來談第二類抽筋的人，就是那些在球場上馳騁的勇猛青壯年，他們不缺鈣啊，怎麼會抽筋呢？他們身體練得像牛一樣壯，怎麼在關鍵時刻就捂著腳，躺在球場中間跑不動了？原來整條腿都在劇烈地抽筋。這個現象非常常見，你只要認眞去觀察，會發現這裡面很有意思。

他們在劇烈運動時，出了很多汗，造成一種脫水的現象，細胞裡面的水不斷地往外發，然後他們覺得很口渴，就拼命地灌冷飲可樂，這些大量的水濕，沒有足夠的陽氣氣化推動，根本進不到細胞的深層次中去。

所以表現出來的症狀是，不斷地細胞內部缺水，不斷地細胞外周浸泡在水濕的海洋之中。由於大量運動，氣津兩傷，津傷則渴，陽氣傷則不能把喝進來的水變爲細胞內部津液爲我所用，這樣身體就出現重要部位缺水，而外周卻水濕多餘，呈現出抽筋的狀態，不要說鈣離子沒辦法爲身體所用，就連各類營養物質的交換也出現障礙。

這時我們就要從陰陽的角度去思考用藥了。既然裡面的水不足，我們用芍藥甘草湯，直接柔筋緩急，同時把水液補進去；而附子或白朮、茯苓，助身體陽化氣，幫脾臟健運，把能夠變爲津液的水濕通通都變爲津液，爲我所用。需要切記的是，用溫陽助氣化的藥來恢復身體功能，才是眞正治濕的根本，因爲身體氣化功能一恢復，細胞深層次可以直接從周圍汲取水分營養，沒有半點障礙。這時即使身體吃很少東西，也可以把這些東西充分吸收，利用到極致。這就是爲何修道的人到後來會辟穀，每天過午不食，吃很少東西，精力也很旺盛，做很多事，壽命也很長。這是因爲他們身體的氣化功能非常好，內外都很通透，水濕變爲津液，根本就沒有障礙，他們即便喝著泉水，也能夠直接補到深層次裡面去。而不像很多普通人經絡堵塞，陽氣不夠，天天喝著高營養的果汁牛奶，代謝不了，也一樣抽筋，骨質疏鬆。

可見，人體往往不是缺什麼，而多是陽氣的氣化功能受到傷害，不是身體眞的不足，而是吸收轉化功能減退了。

我們不能只停留在有形的營養層面上去思考，這樣就落了下乘，我們要從無形的氣機轉化、煉濕爲津的功能層面上去參究。想想爲何有些人吃粗茶淡飯，也可以長得強壯如牛馬，而有些人天天抱著營養套餐，補來補去，身體卻長得像弱不禁風的豆芽菜。

所以老師常說，粗守形，上守神。切莫拘泥在有形物質上思考疾病，應當在無形氣機中參究健康。

參究提示

1. 學醫要善於去參究領悟。
2. 中醫是道法自然的醫學，放到大自然天地萬象中去學習會上手得更快。
3. 雖然說取象比類、遠觀近擇的思維是最基本最原始的中醫思維，但往往這最普通的思維裡，卻蘊含著最高深的醫道。
4. 不要忽視基本的陰陽五行經絡氣血概念，任何一門學科最基礎的概念常常是最重要的。

第五章
治　法

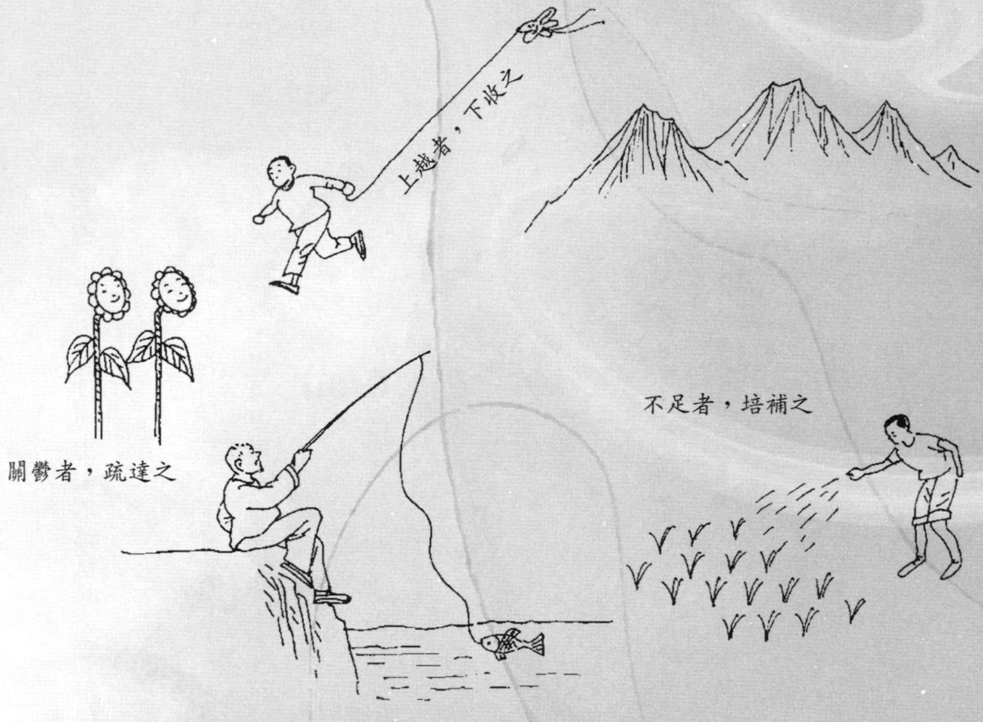
上越者，下收之
不足者，培補之
關鬱者，疏達之
下陷者，升舉之

善於觀察天地自然變化者，必善於瞭解人體。
善於瞭解人體者，必善於為疾病立法。
因為法無定法，道法自然，法無高下，當機則受用。
大地乾旱，一場春雨後，草木自然欣欣向榮。
天氣陰霾，一場大雨過後，自然轉為晴朗，陽光普照。
沉寂了一個冬天的草木，春風吹過來後，都紛紛甦醒。
亢盛了一個夏天的動物，秋霜一降後，都紛紛躲藏起來。
風箏飄得太高了，就在下面收一下。
魚兒咬住了鉤，往下沉的一瞬間，就馬上把鉤提起來。
農夫看到土壤板結，必然會用鋤頭鬆開。
田地莊稼枯黃，他們隨即就知道該施些肥料。
……
可見法無定法，因機設法，隨機應變，辨證立法。

59 從陽光與烏雲悟通降法

《醫述》曰：「蓋人賴胃氣以生，藥亦賴胃氣以運。」古人曰：「胃以降為和。」

足陽明胃經爲多氣多血之經，胃腸以通降爲補。上爲陽，下爲陰，陽明胃經一通降，上下陰陽自對流。

有個老病號，女，六十六歲，胃反酸十一天，納差。吃了胃藥，沒有用，反而腰背寒，腳涼麻，她便來任之堂就診。

老師說，我們治胃酸，很少用中和胃酸的思路，都是去通降陽明。六腑以通降爲和，你上面胃反酸、燒心，下面腰腳

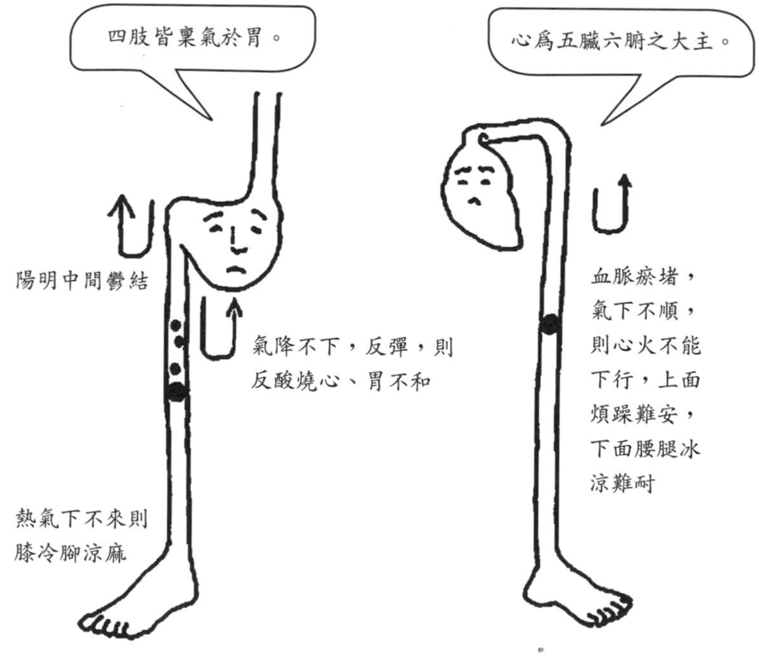

四肢皆稟氣於胃。
心爲五臟六腑之大主。
陽明中間鬱結
氣降不下，反彈，則反酸燒心、胃不和
熱氣下不來則膝冷腳涼麻
血脈瘀堵，氣下不順，則心火不能下行，上面煩躁難安，下面腰腿冰涼難耐

上熱下寒不對流圖

涼，是上熱下寒，上面熱氣不能到下面去。

老師切完脈後，給她開了腸六味（火麻仁、豬甲、艾葉、苦參、雞屎藤、紅藤）加味。方藥爲：

火麻仁 20克	**豬甲** 10克	**艾葉** 5克	**苦參** 5克
雞屎藤 30克	**紅藤** 20克	**珠子參** 10克	**木香** 15克
香附 15克	**黃芪** 30克	**知母** 10克	**當歸** 15克
黨參 20克			

3劑

病人一吃完，反酸就好了，腿腳也暖些了，大便非常通暢，整個人像是鬆綁了一樣。

老師對大家說，這個病人情志不舒，加上飲食不節，農村人說是吃了壓氣飯，帶著鬱怒的心態，又著急地吃飯，這樣有形的食積跟無形的氣聚阻在那裡，下不去，酸就往上泛，酸往上泛，就燒心、煩躁、睡不好覺。陽明胃腸降不下去，腰就冷，腿腳就涼麻。

那爲何用通降陽明，就能夠讓病人腰腳溫暖起來呢？

老師說，陽明胃經最多水穀氣，古人說它是多氣多血之經，陽明胃這團熱氣，停在上面不降下去，上面就熱下面就涼，一讓它降下去，上面的煩熱也消了，下面也暖了。所以碰到這種病人，中焦關部鬱滯，反酸燒心，腳涼麻，你們要記住通降陽明。即：

上熱下寒腿涼麻，陽明通降熱下達。
煩躁不寧眠又差，治病當先察其下。

爲何病人吃了中和胃酸的胃藥，胃還是不舒服？因爲它沒有解決這胃氣通降的根本。老師常說，人賴胃氣以活，服下的藥也需要賴胃氣才能運化。所以要好好琢磨，爲何我們治療脾胃病、肝腸病，常要用到木香、香附或陳皮、焦三仙這些行氣醒脾、開胃消積的藥？不單是爲病人積滯而設，也是在幫助病人運行藥力。

你們要去參，爲何人體這團氣，鬱在局部，局部就熱，但周身其他地方卻寒？這時寒熱虛實相互夾雜，該怎麼治？是去針對他的疾病症狀，還是針對他的氣機？是去治病，還是去恢復人體正常生理？角度不同，指導用方的思路就不同。

當天空烏雲密佈、雲層增厚時，天上的太陽，也像往常一樣照射，但陽光的溫暖，卻不能順利抵達地面，結果地面就陰冷得很。這時烏雲變爲雨下來後，天空再次恢復晴朗，陽光高照，地面很快又溫暖了。

太陽沒有一天不照耀大地，人體心臟沒有一刻不給五臟六腑力量。人體胸中痰濁、胃腸積滯，通通降下來後，那心臟的陽光就會直接暖到腳趾頭去。這個世界從來不缺乏陽光，而是很多地方被陰霾擋住了，陽光沒辦法到那裡。

參究提示

1.《此事難知》曰：「大凡治雜病，先調其氣，次療諸疾。」
2.《清靜經》曰：「降本流末而生萬物。」
3. 氣不順降，人參鹿茸也不能使腳暖。

60 從風寒積聚看發表通裡

《黃帝內經》曰：「願聞人之五臟猝痛，何氣使然？岐伯對曰：經脈流行不止，環周不休，寒氣入經而稽遲。泣而不行，客於脈外則血少，客於脈中則氣不通，故猝然而痛。」

又曰：「寒氣客於小腸膜原之間，絡血之中，血泣不得注入大經，血氣稽留不得行，故宿昔而成積矣。」

《經論總抄》曰：「在表者，汗而發之。在裡者，下而奪之。」

我們發現，老師平常在臨床上最常用的兩大治法就是發表和通裡，甚至有的時

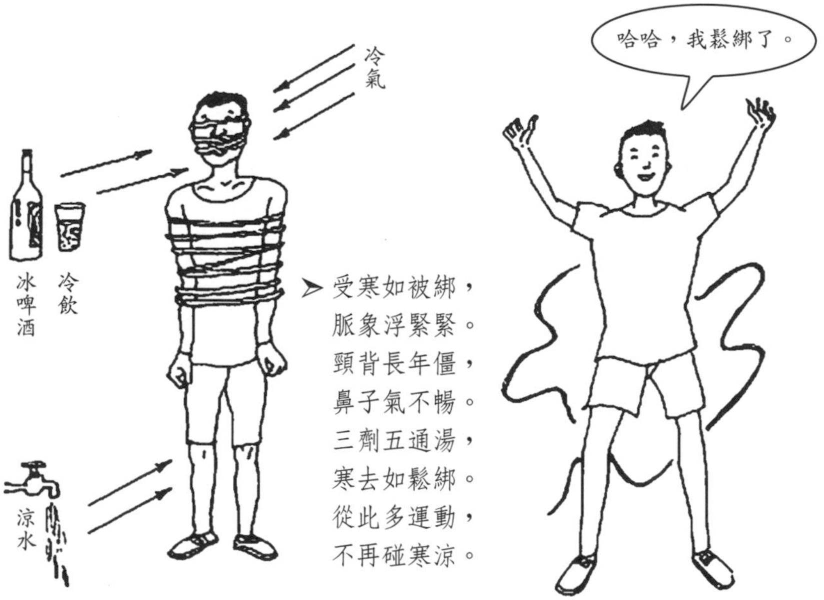
哈哈，我鬆綁了。
冷氣
冷飲
冰啤酒
涼水
受寒如被綁，
脈象浮緊緊。
頸背長年僵，
鼻子氣不暢。
三劑五通湯，
寒去如鬆綁。
從此多運動，
不再碰寒涼。

慎風寒，忌冷飲

候把兩個大法合起來用，這叫合方合法治疑難雜病。

現在到任之堂來看病的很多病人，病情都比較複雜，不好治，很多還有心理方面的問題。不僅在任之堂這裡是這樣，在全國也是這樣。

冷氣的廣泛應用，使很多人肌表常年爲寒邪所束縛，好像被無形的繩索捆綁得緊緊的一樣。冰箱，雖然有保鮮作用，但同時也讓很多人貪涼飲冷，導致胃腸受寒，寒則凝滯不通，肚子常年有積滯不化，就像高山上的冰雪常年不消一樣。那該怎麼辦呢？

發表通裡，兩法並進。開窗戶跟通下水道，雙管齊下。

有個病人，男，二十五歲，常年鼻子不通，沒精神。在餐廳裡工作，心情抑鬱，老提不起勁，經常跟他的朋友們喝酒，而且一喝就是喝冰啤酒，想借酒消愁，想不到酒沒有把愁給消了，反而把病給招來了。冰啤酒加上餐館裡的冷氣，讓這個年輕如朝陽初升的年輕人，手腳冰涼，鼻子不通，肚子經常悶痛，大便也不成形，排出不暢。

老師一摸他的脈說，這脈是緊的，緊是爲寒邪所束縛，你這容易得風濕啊。

他說，是啊，我現在手經常僵硬，不想碰冷水，肩背腰都痛，整天都提不起勁。

老師跟他說，你整個人就像被寒氣捆綁住一樣，人怎麼能有勁呢？用溫陽藥給你鬆鬆綁吧。然後老師就給他用上五通湯加威靈仙、雞屎藤。

他才吃了三劑藥，鼻子就通氣了，腦袋也清醒了，人一下子就有精神了。這年輕人年輕，病來得快去得也快。老師叫他以後不要再碰冰啤酒了。

於是我們編了一首歌訣曰：

五通湯治寒邪傷，發表通裡兩法彰。
再加靈仙雞屎藤，寒積痹痛可擔當。

老師隨後叫大家去參這五通湯的組方大義。這五通湯可是陳潮祖老先生畢生經驗的總結，集通氣、溫化跟發散三法於一體，主要是一個溫陽化氣的方子。針對現在很多病人長期爲陰寒所困，或冷氣或涼飲或水果等，裡外受寒，陰成形，用這個助陽化氣之方，通達三焦，讓病人的寒氣如同被陽光一照，蒸蒸而散。就像冰雪遇純陽，隨即化爲水一般，陳年寒積，汗出而解。所以很多這種裡外受寒的病人，服用五通湯後，精神馬上爲之一振，整個身體好像鬆綁一樣，有勁了。

老師又叫大家去參《金匱要略》中的「五臟風寒積聚病脈證並治」篇。爲何肌表受風寒後，會引起內臟的積聚？爲何古人說「諸症當先解表」？

我們到日常生活當中去悟吧。在超市裡可以看到很多眞空包裝的食品，內外不通氣，裡面的東西都板結成一塊，鬆散不了，可一旦用剪刀把袋口剪開後，空氣灌進去，食物立即就鬆散開來。

我們取這個象，不妨來看看。人體腹中有寒積、滿脹，就像板結的一團，從裡面攻，揉捏，它都不容易化開。這時，何不先把表氣打開，讓外面那一層捆綁著身體的寒氣先散走，裡面的眞元自然很快流通起來。很多病人跟老師去爬山，剛開始病快快的，走不動，一旦爬出汗後，寒從汗解，肌肉鬆通，便越走越快，而且人還不累。這就是因爲通過運動發汗，讓表氣開通後，裡氣流通更順暢。《黃帝內經》反覆強調，寒氣在外面，客於外面肌表，照樣會引起裡面血脈不通。所以說，欲通裡積，當先解表寒。這就是五通湯之所以能裡外皆通的道理。故曰：

表解一身輕，裡通一身勁。

解表與通裡，兩者要並行。

參究提示

1. 通法分爲表通跟裡通。
2. 人體是個整體，五臟六腑連成一體；人與天地自然更是連成一體，所以要時刻與天地同步，與天地共同升降出入，要表解裡通。
3. 表氣不通，如家中門窗俱關，人在裡面都會悶壞。出入廢則神機化滅，升降息則氣立孤危。可見出入廢掉後，比升降息還更嚴重。

61 從天清地濁人要活領悟給病邪以出路

周學海《讀醫隨筆》曰：「凡治病，總宜使邪有出路，宜下出者，不瀉之不得下也，宜外出者，不散之不得外也。」

古人云：「頭痛不離川芎。」

治病總是要順天地之氣、人體升降之機，逆之則爲害也。

有個女病人，五十八歲，胃氣上逆不降，反酸呃逆半年，伴頭痛，而且腳部也痛了三年。渾身上下一大堆毛病，也吃了不少藥。

她跟老師訴著苦，老師一邊聽，一邊切脈，很快方子出來了：通腸六藥（火麻

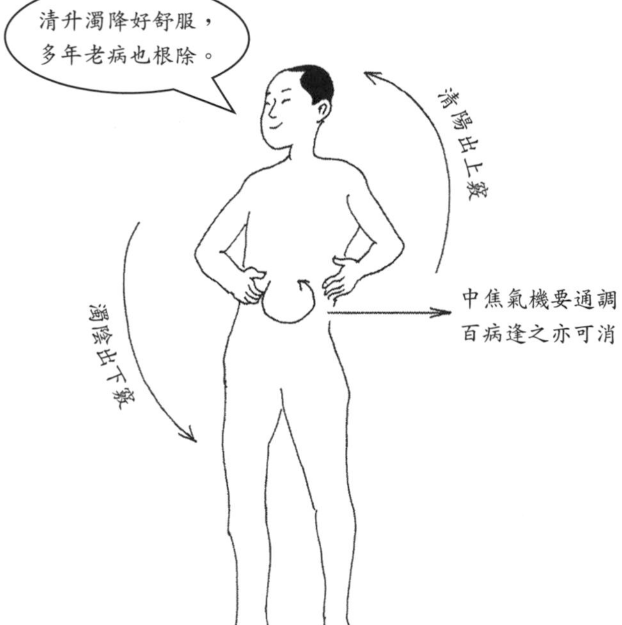
清升濁降好舒服，
多年老病也根除。
清陽出上竅
中焦氣機要通調
百病逢之亦可消
濁陰出下竅

仁、豬甲、艾葉、苦參、雞屎藤、紅藤）加左金丸（吳茱萸3克，黃連6克），再加川芎10克、珠子參10克，3劑。

病人還沒說完，她一愣，說，醫生這麼快啊。

老師說，是啊，你身上的問題確實很複雜，但大道至簡，我們只要把人體大的路子理順，該往頭上走的，讓它從頭上透出來，該往腸子走的，讓它從底下瀉出去，中間反酸燒心，就在中間幫它條達疏泄。這樣所有問題都能解決。

病人拿藥回去了。等她再來複診時，特別興奮地說，醫生，我本想只來你這裡治療噯氣呃逆反酸的，想不到你連腿痛也治好了，還治好了我的頭痛，我這麼複雜的病，吃了你這藥，都好轉了。

老師說，沒什麼大問題，你這病複雜，是自己嚇自己，說穿了，就是一坨屎一口氣憋在那裡。

然後老師叫大家回去參這方子，有三個思路，分治上中下，是哪三個思路？為何病人常年胃不舒服，治胃效果不好呢？為何說中醫知道病人整體的脈勢、病因病機，比知道病人得什麼名稱的病更重要？

我們一看，這不就是用通腸六藥走下部，治地降其濁嗎？然後用左金丸走中部，疏肝降胃，緩解木剋土引起的反酸、脅肋脹不適。再用川芎、珠子參走頭部，治天，所謂頭痛不離川芎，而一味珠子參，亦是治頭痛之妙藥也，兩味藥合用就把頭部的鬱滯從頭髮出去。這樣上焦天部得透，中焦肝胃得和，下焦腸濁得瀉，自然諸症調和，頓感舒適。

治胃不獨治胃，必須從上中下三部來思考。很多老胃病久治難癒，就是因為只盯著胃治，中醫注重整體觀，從整體上認識疾病很重要，因爲病變部位往往不是眞正病因所在，就好比經常生氣的人，如果出現胃痛或者腹部不舒服，這病根就在肝，就要來治肝。

還有那些常年頭痛、眼花、反酸呃逆的病人，他的病症表現在上面，而眞正的病根，卻在陽明胃腸這個通降大道沒有搞通，濁陰才降不下來，所以我們只要把這眞正的病根治好了，那頭痛、反酸、呃逆、腹脹這些看起來複雜又不相關的病症，一下就治好了。

所以老師常說，我們中醫要走大道，不走拐彎抹角的小路子，要順人體之性，不要被疾病牽著鼻子走。要抓病機，不要抓病名，要拉住一根主藤，不要去管細枝末節。

參究提示

1. 治上焦要清宣，治下焦要排濁，治中焦要靈活。
2. 清陽出上竅，濁陰出下竅。
3. 治病必求於本。

62 十字路、三岔路與人體要害

《黃帝內經》曰：「氣反者，病在上，取之下；病在下，取之上；病在中，傍取之。」

又曰：「凡治病必察其下。」

有個病人，男，三十六歲，一坐到診台前開口說話，臭氣就飄過來，隔著桌子都能聞到口臭，這口臭已經不輕了。

他說，醫生，我一吃油膩的東西，口臭就明顯加重，不斷往上泛，這是怎麼回事？

老師摸完脈後說，你舌苔黃膩，腑氣不降，雙關脈鬱，胸氣不開，左寸不足，整個腦袋缺一股陽氣，頭腦暈暈沉沉，頸背部僵

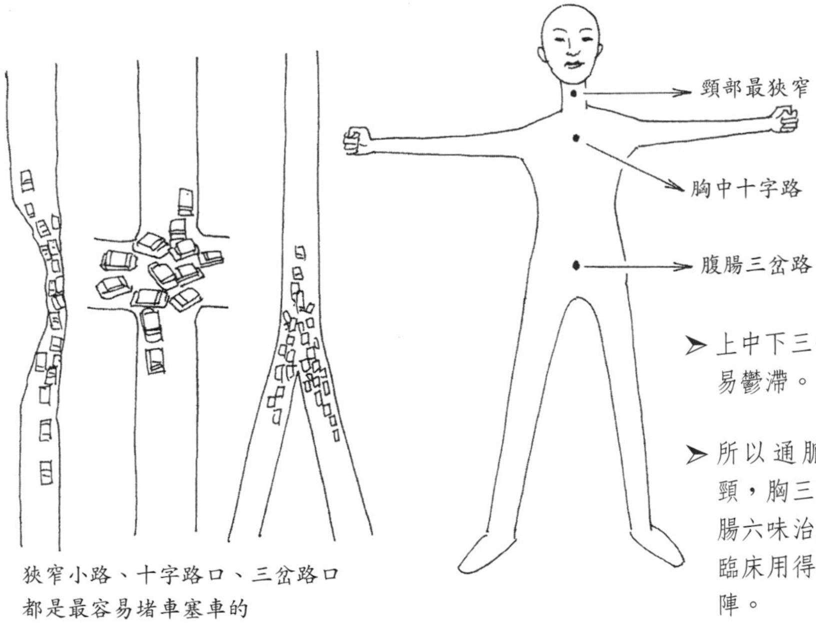
頸部最狹窄
胸中十字路
腹腸三岔路
狹窄小路、十字路口、三岔路口
都是最容易堵車塞車的

➤ 上中下三個地方最容易鬱滯。

➤ 所以通脈三藥治頭頸，胸三藥治胸中，腸六味治腹腸，乃是臨床用得較頻繁的藥陣。

人體最容易鬱滯的地方在哪裡

硬。

他點頭說，是啊，我有頸椎病好多年了，那該怎麼辦呢？老師說，就吃藥吧。然後給他開腸六味（火麻仁、豬甲、艾葉、苦參、雞屎藤、紅藤）合通脈三藥（葛根、川芎、丹參），再加胸三味（枳殼、桔梗、木香）。3劑。後來複診時，他一坐在台前，老師就在那裡嗅一嗅，嗯，聞不到臭味了。

病人也說，是啊，我也覺得口臭好多了，沒以前熏人了，頸部也沒那麼不舒服了，而且吃這藥放了不少屁。

看來口中臭濁，已經從腸道下面排出去了，濁陰出下竅，這是一件好事。

老師說，這口臭雖然是一個小問題，但長期折騰人，也怪不好受的。我們治一個小小的口臭，也是用天地人的思路。你們去想想，它是怎麼在這方中體現出來的？如何抓主症而用上藥陣呢？

我們再一看方子，果然清晰不少，治天部的就用通脈三藥：葛根、丹參、川芎。病人整個肩背頸都不舒服，這頸相對於大腦來說，是處於下位了，按照《黃帝內經》下病上取的思路，我們直接用這通脈三藥，把陽氣跟血直接引上大腦，那所過之處必隨之舒暢，腦袋也隨之清晰。

而治地部的藥，不就是腸六味嗎？老師常說通腸降濁可除臭，這濁陰上泛引起的口臭，我們要上病下取，治在地。腸道者，土也，萬物歸土，歸入腸中往下降，就不會傳到別的地方去。所以通過通降腑氣，臭氣自然下達，不再向上泛溢。

而治人部的，不就是胸三藥嗎？這三味藥，升降開合，把胸中氣機打開，那麼上下升降的路子就無障礙了，胸氣一開，人也陽光，臭氣也能往下排。

你們回去參參爲何我們臨床上最常用這三組藥陣？想想人體最容易堵塞的地方在哪裡？如果不清楚的話，那就去馬路上看看來往的車輛，爲何狹窄的馬路容易塞車？那人體最狹窄的地方在哪裡？爲何十字路口跟三岔路口最容易堵車？那人體的十字路口、三岔路口又在哪裡呢？

人的胸部是上下左右的十字路口，人的腹部是下半身的三岔路口，人的頸部是頭與軀幹的要塞通路。你會發現頸部、胸部、腹部這三個點，是人體氣機最容易堵塞壅滯的地方。所以治療瘀滯，下手就是這三個點。如同城市裡，當交通要塞、十字路口、三岔路口車輛往來通暢後，整個城市交通都一派順暢。

參究提示

1. 中滿者，當先治其標。
2. 小大不利者，當先治其標。
3. 脈道不通狹窄者，當先疏通之。

63 從「白雲朝頂上，甘露灑須彌」看水火升降

《傷寒論淺注補正》曰：「火不蒸水，則雲雨不來，水不濟火，則露降不降。」

《醫學入門》曰：「神靜則心火自降，欲斷則腎水自升。」

人體下焦蒸騰氣化，靠的是腎與命門。腎陰要有水，命門要有火，不然有水沒火，就像冷灶燒水，鍋裡水平靜不動，就談不上往上蒸騰了。有火沒水，就像鍋被熬乾一樣，空鍋燒水，根本沒辦法正常氣化。

人體上焦雲行雨施，靠的是心

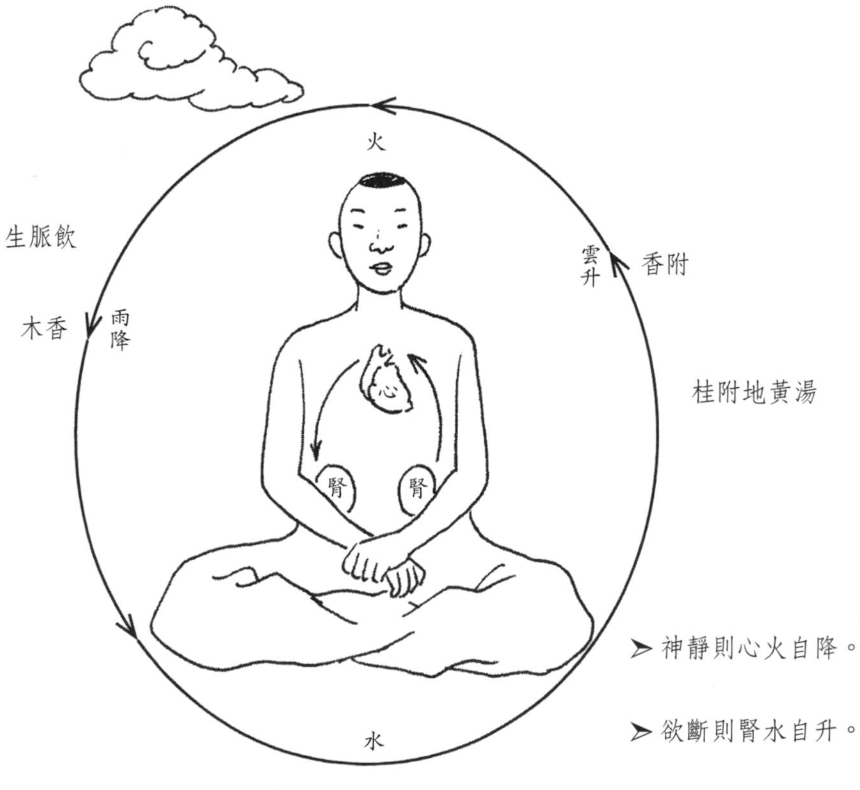

火
生脈飲
木香
雨降
雲升
香附
心
腎
腎
桂附地黃湯
水
➢ 神靜則心火自降。
➢ 欲斷則腎水自升。

肺，甘露灑須彌，滋潤五臟六腑。肺主氣、心主血的功能受損，用生脈飲，同補心肺，從上往下，如同給五臟六腑灌溉。

有個病人是美國華裔，男，四十四歲，平時勞倦，腰酸，大便稀，頭頸不舒，口乾，沒力氣，臉上也長斑。

老師一摸完脈便說，上下不足，中焦鬱滯，當補下潤上，疏通中焦。便給他用桂附地黃湯合生脈飲再加香附、木香。

病人問，我這大便稀、沒力氣是怎麼回事？

老師說，這是命門火不足，不能氣化水，水濕瘀在下焦，大便則稀，水濕能夠被蒸騰上頭腦而為雲雨，則津充神足。

病人又問，我長斑、口乾是怎麼回事？

老師說，這是熬夜勞累後，濁陰不降，水不能夠向下滋潤，心肺不能很好地收斂，就像整個空中都呈現陰霾狀態卻不能下雨一樣，如能下一場雨，立即為之清朗。

病人回去吃完藥後三天來複診，反映大便稀的症狀吃完藥後就改善了，頭頸也舒服了，腰也沒那麼酸。他要回美國去，該怎麼辦呢？

老師說，效不更方，你可以用丸藥收尾，飯前服桂附地黃丸走下焦，飯後服生脈飲口服液走上焦。這樣下面陽氣得升、濕濁化，上面津液得潤、雨露下，身體便會更舒服些。

老師要大家回去參這合方治病的道理，為何要從整體入手，要有上中下的大思路？為何要選用桂附地黃湯合生脈飲，這裡面體現著什麼樣的升降之道？

大家回去一想，思路都開了，這桂附地黃湯直接走下焦，把濁水利出去，再把腎陽命門之火製造出來，蒸發津液上承，所以大便稀、腰酸、頭頸不舒都爲之解除。

而生脈飲直接走心肺，養陰潤燥，如天空布雨，滋潤大地，可以解除煩渴口乾的病症。人體心肺缺乏能量，也容易表現爲疲倦，生脈飲就直接給五臟吃飽飯，養其眞。這樣看來，兩個湯方合併，就是利用方陣升清降濁，升清者，陽化氣也，降濁者，陰成形也。

而爲何還要加入香附、木香？因爲久病者，大都胸中有鬱結，雙關脈鬱者，大都肝脾氣機不舒展，用香附、木香，理肝脾，暢氣機，解鬱結，這樣上下升降的通路就更順暢了。

老師說，你們回去還要再參這水火升降的道理。現在很多病人從大方面來看，身體都不交泰、不舒服。上下水火升降失司，中焦氣機又壅滯，所以百病叢生。我們治病要有上中下通達的思路，上面降火以下行暖腎水，下面腎水上承潤七竅，這樣升降迴圈，才是天地交泰的氣象。好比太陽照射大地，地熱把水氣蒸到天空爲雲，如此往復，順暢迴圈，百病消除。

爲何現代人，多心火上越、腎水下耗呢？

老師說，當你們把這個話頭參透後，就知道怎麼修身、怎麼治病了。原來古人早說了，神靜則心火自降，欲斷則腎水自升。

心神思慮少了，氣火就往下收，就像用生脈飲把精氣神往五臟收，使五臟能吃飽飯，充滿力量一樣。當欲望減少時，消耗的腎水自然少。腎水消耗少了，就會慢慢地充實，沿著督脈、膀胱經升上來，頭腦就清爽，記憶力強，耳聰目明，身輕體健。

這樣我們再回歸到老師的方子來看，原來老師用桂附地黃丸就是讓病人腎水自升，用生脈飲就是讓病人心火自降。配上木香、香附，調左右肝脾，暢中焦鬱滯之氣機，令中焦升降更靈活。

參究提示

1. 地氣上爲雲，天氣下爲雨。
2. 白雲朝頂上，甘露灑須彌。
3. 桂附地黃丸蒸水上承心，生脈飲降水下達。
4. 交通上下取諸中，這是《黃帝内經》治病的一個原則，也是加香附、木香調左右關脈的道理。

64 從堤壩漏水看帶下治法

《傅青主女科》曰：「婦人有帶下而色黃者，宛如黃茶濃汁，其氣腥穢，所謂黃帶是也。」

又曰：「夫帶下俱是濕證。」

上觀天可以知道上焦病的治療大法，下觀地可以明白下焦病的治療大法，中觀人可以清楚中焦病的治療大法。看到堤壩漏水，能否得出治療帶下、遺精、慢性瀉痢、尿頻急等下焦病的主要治法呢？

以前提過白帶的治法，當補脾除濕，那黃帶呢？老師說，白爲寒濕，黃多爲濕熱，白的異味一般不重，黃的大都有腥臭

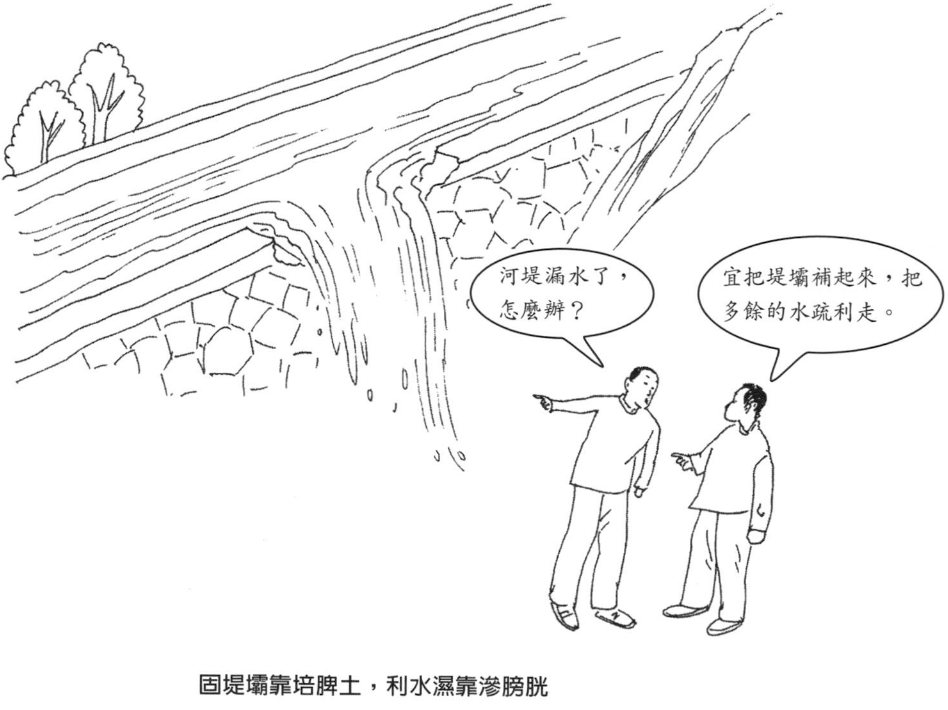
河堤漏水了，
怎麼辦？
宜把堤壩補起來，把
多餘的水疏利走。

固堤壩靠培脾土，利水濕靠滲膀胱

味。所以治黃帶還要加清利濕熱的藥，比如黃柏、龍膽草。

有個病人，女，四十九歲，白帶量多。

老師見她舌苔黃膩，根部尤甚，雙關脈鬱，便問她，帶下異味重不重？

她點了點頭說，非常重。

然後老師便說，用易黃湯（山藥、芡實、白果、黃柏、車前子）合三妙湯（蒼朮、黃柏、炒薏仁）。

病人吃了藥後來複診，說帶下異味大減，量也少了。

老師說，你們要去參這裡爲何要用上車前子、炒薏仁、黃柏？爲何還要用山藥、芡實、白果？爲何一邊補收，一邊又要清利？還有你們回去要好好看一下《傅青主女科》，裡面好幾首方子都是傳世名方，屢用屢效啊！大家回去再看帶下的機理，立即明白了，原來帶下都是濕邪作祟，濕性重濁下注。爲何會有濕呢？首先脾主濕，腎主水，脾腎虧虛在前，濕邪才氾濫在後，所以治病必求於本。這本虛標實，就要連起來看。

治本就用山藥、芡實、白果，直接補脾固腎止帶，但還有多餘的濕熱，這標實該怎麼辦？如果不把它利出去，留在身體裡面，可能會成爲百病之源，所以適當加些黃柏、炒薏仁、車前子，加強清熱燥濕利水之功，在下焦給濕邪一個出路，因勢利導，則穢濁腥臭之氣，隨之排泄而減少矣。

我們在臨床上常見老師把易黃散跟三妙散連起來用，故稱之爲易黃三妙湯。對於婦人脾腎虧虛、濕熱下注引起的黃帶或陰道炎、宮頸炎，常常幾劑藥就見效。這是一個標本兼治、扶正祛邪並用的思路。

凡治病必須要分清來源去路，身體產生帶下，就如同河道堤壩漏水兜不住一樣。水滲出來把堤外都弄得濕漉漉，這時是去清除堤外的水，還是加固堤防？當然兩者並行才能根治。

加固堤防是治其來源，把滲出來的水濕疏導利走，是治其去路，兩者並行，正如張從正所說，求得標，得其本，治千人，無一損。

參究提示

1. 諸濕腫滿，皆屬於脾。
2. 濕性趨下，易襲陰位。
3. 扶正固脾，祛邪除濕，乃治療濕證帶下常規思路也。

65 升降散與鬱六藥

《黃帝內經》曰：「凡治消癉、仆擊、偏枯、痿厥、氣滿發逆，甘肥貴人，則高粱之疾也。隔塞閉絕，上下不通，則暴憂之病也。」

飲食跟情志，是當今時代兩大病根子。食不忌口，胡吃海塞，肥甘厚膩，來者不拒。這種人容易中焦瘀堵，肥滿，得膽汁反流性胃炎、食道炎、咽炎，這就是《黃帝內經》上說的「氣滿發逆，甘肥貴人，則高粱之疾也」。

心不寬闊，遇事著急，稍有不順，便發脾氣，時而暴怒，時而憂鬱。這種人容易中

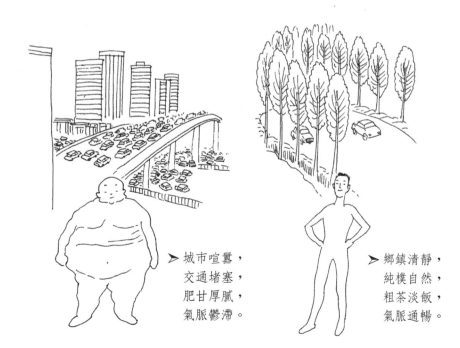

城市喧囂，交通堵塞，肥甘厚膩，氣脈鬱滯。

鄉鎮清靜，純樸自然，粗茶淡飯，氣脈通暢。

焦鬱塞，胸脅脹滿，口苦咽乾，心煩難寐，上面胸中熱，下面腰腳涼。這就是《黃帝內經》上說的「隔塞閉絕，上下不通，則暴憂之病也」。

如果病人既有飲食不忌，又有情志不節，該怎麼辦？近來這類的病人越來越多，適逢秋天到來，金氣一往下收，病人瘀堵的病症就更明顯了。有個病人，女，四十二歲，煩躁失眠，胸脅脹滿，口乾渴，有咽炎、食道炎，經常反酸打嗝。

這幾天天氣變涼，正逢節氣轉變，病人周身都疼痛不舒服，容易發脾氣。晚上煩躁，睡不著，口中濁氣重，舌苔膩厚。

老師就給她直接開升降散合鬱六藥，鬱六藥即胸三藥（枳殼、桔梗、木香）合鬱三藥（香附、鬱金、玫瑰花）。

病人喝了三劑藥後，整個人就鬆快了。她說，吃完藥後，好像整個人一下子放鬆了，沒以前堵得那麼厲害，所以睡覺也好了，脾氣也沒那麼大了。可見人的性格會導致疾病，而病痛也會影響性格，當你把病人的病痛舒緩後，她的脾氣性格都會往好的方面轉變。

老師就叫大家去參爲何升降散還要聯合鬱六藥來用？這升降散本身不就已經升清降濁了嗎，還要用上大量順氣的藥，目的是什麼？

學生們想不明白，老師便說，你們還是學死了，沒有學活。每天雖然看到很多病人，看到應用在他們身上的很多方子和藥物，就像看萬花筒一樣，很新鮮，變化很大，方子也很豐富，但自己用時，卻無所適從，雖然絢麗，但難以駕馭。

學生們問，為何這段時間，老師用這兩組藥陣治好了這麼多疾病？

老師笑笑說，《黃帝內經》說「必先歲氣，無伐天和」。就是說你要知道四季節氣的變化，順著它們走，治起病來更容易收效。

好比這段時間明顯秋氣往下收，你們去參參，當陽氣往內收時，人會出現什麼狀態？那些吃清淡素食的人，身體通透，易往下收，很少瘀阻。而平時大魚大肉、葷食不斷的人，一下子往下收後，陽氣跟痰濁就堵在那裡。

這樣外面收不下來，裡面又不通暢，渾身濁氣，管道又閉塞，人能不煩躁發脾氣、悶脹嗎？這就是我們用升降散的原因。病人表現為手心紅熱，身體煩躁，我們就可以直接調節其中焦氣機，使其恢復正常升降。

學生們又問，這樣升降散就夠了，為何還要加上調氣的鬱六藥呢？

老師說，我們調有形的積要與調無形的氣同時並用。《傷寒論》不是講這無形的氣可以跟有形的痰啊、水啊結在一起嗎？

升降散可以調有形的食積痰濁，但調無形的氣鬱的力量小了，而鬱六藥能調左右鬱脈，暢達中焦，偏重於調無形氣機。這無形的氣最容易跟有形的實邪結成一塊，所以調氣要跟調有形積滯結合起來，速度就快。就這十味藥，升降散四味，胸三味，解鬱三味，用藥並不多，但病人一吃上，胸中氣機就轉起來，上通下暢。

病人回饋，吃完後打嗝、放屁排氣多，感覺很舒服。那些有形的實物積滯，跟無形的悶氣通通都排出去，人自然就輕鬆了。這個合方的思路，也是在這種特定狀態下用，效果不錯。

我們再從天地人的角度來看這兩組藥的藥陣組合。原來升降散就是升清降濁的方子，四味藥中有質輕的蟬蛻和氣清的僵蠶，透鬱熱從外出，又有大黃、薑黃化瘀血導痰濁從下行，推陳以出新，這樣天部地部的藥都在這四味藥裡頭體現了。

而鬱六藥專調左右關部鬱脈，左關鬱者病人多生悶氣著急，所以用鬱三藥，以打通肝膽胸脅氣機。右關鬱的病人多小肚子脹滿，或腰間肥肉多，飲食不忌口，長期超量吃東西，所以用胸三藥，以打通脾胃中焦氣機。這鬱六藥就是專門在中焦人部把氣機打通的，凡鬱皆出於中焦。中焦就像人體內的十字路口。爲何現實生活中十字路口這個地方最多紅綠燈、最多斑馬線？最容易堵車塞車？爲何車輛開到這裡速度都變得緩慢？這些問題想通後，我們就知道老師爲何摸脈首先要找出鬱脈，治病首先要重視解鬱暢氣機了。只有保持十字路口通暢有序，那麼南來北往的車輛、東奔西走的人群，才會順暢安全。人體也只有保持中焦氣機通調，肝膽脾胃無阻，才能保證身體各部分的健康。

參究提示

1. 上下不通，當治其中。
2. 凡鬱皆出於中焦。
3. 左關鬱要順氣暢情志，右關鬱要運動減飲食。
4. 鬱六藥乃暢情志藥陣，升降散乃消飲食方劑。

66 脈獨大獨小與順其性養其眞

《黃帝內經》曰：「心者，君主之官。」「主明則下安。」「主不明則十二官危，使道閉塞而不通，形乃大傷。」「所以任物者謂之心。」

又曰：「何以知病之所在？岐伯曰：察九候，獨小者病，獨大者病，獨疾者病，獨遲者病，獨熱者病，獨寒者病，獨陷下者病。」

十堰有個病人，女，四十九歲，因手關節動不了，心慌短氣，而住了六次醫院。反反覆覆，不能治癒，她便出院來找中醫。

老師說，左關脈鬱，左寸細，心臟氣血不夠，肝臟有鬱結，平時經常生小氣嗎？

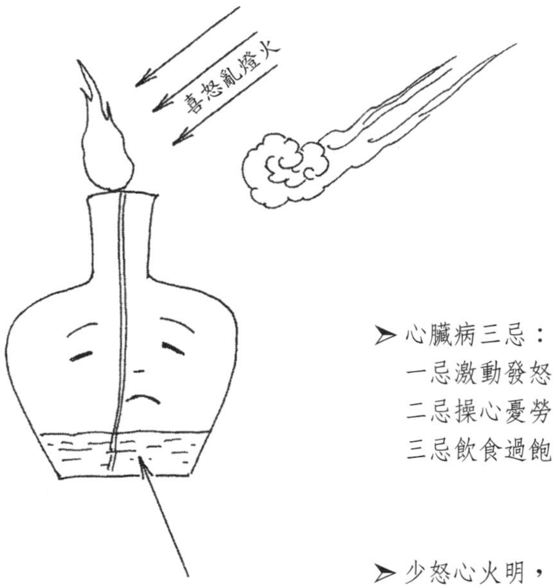

➤ 心臟病三忌：
一忌激動發怒，
二忌操心憂勞，
三忌飲食過飽。

➤ 少怒心火明，
少勞養心陰。

她點頭說，是啊，每次生完氣後，身體就更不舒服。

老師便說，既然你自己都知道不舒服，爲何要去氣啊，氣壞了身子誰來替？

她又說，醫生，你趕快幫我治好，我還要到外地去幫我女兒帶小孩。

老師說，你操那麼多心幹什麼，你應該先操心你自己，不然的話，到別人來爲你操心時，你就麻煩了。

她點了點頭說，我是有些放不下。

老師說，是操心操多了，心臟都沒血了，身體不行了，醫院都住了這麼多次，還要到外地去，圖什麼？

然後老師便說，這個還是用養其眞、順其性的藥，左寸脈獨小者，養心臟之眞；雙關脈獨大，順肝脾之性。

於是便開了養心臟之養眞六藥（紅參、銀杏葉、紅景天、桂枝、棗仁、龍眼肉），加上順肝脾之性的鬱六藥（香附、鬱金、玫瑰花、枳殼、桔梗、木香），再加上制首烏和炙甘草。

紅參 30克	銀杏葉 30克	紅景天 20克	桂枝 15克
棗仁 20克	龍眼肉 20克	香附 15克	鬱金 15克
玫瑰花 15克	枳殼 10克	桔梗 10克	木香 10克
制首烏 30克	炙甘草 15克		

3劑

病人吃完藥後，心慌短氣大減，手指上關節紫暗的現象大爲減輕，手上本來關節痹痛，屈伸不了，也慢慢地活動順利了。然後第二次複診時，老師又在原方基礎上加了15克烏梢蛇，說，久病多瘀。

這病人再服完藥後，手關節活動進一步改善，整個人都好多了。身體好了，她就想到外地去。老師說，你這樣還走不了啊，好不容易調過來，弄不好又會退回去。她說，沒事，我可以帶藥去。

老師說，你即使帶藥，也免不了舟車勞頓啊！

最後她還是決定到外地去，老師就給她原方加了20克火麻仁，通腑也養心。

老師說，這個時代的人，病好治，心不好醫，身體容易調，腦袋的觀念不好改。他們都不懂得大病初癒，應該靜養的道理，吃幾劑藥，或有好轉的苗頭，心中欲望又多，想怎麼做就怎麼做了。

這也是很多疾病容易反覆的原因。就像你的傷口剛剛長好，你又去碰它，它又破裂出血，重新再長好，時間就長了。表面的傷口都這樣，何況人體內臟，長期生氣跟操心傷到了心脈，這些地方損傷後要修復、養回去，都是要靠時間跟靜養的。怎麼能夠稍微好一些，就不顧前車之鑒，好了瘡疤忘了疼呢？

然後老師叫大家回去參，雙關脈獨大該怎麼辦？寸脈不足該怎麼辦？爲何我們只是簡單地順其性、養其眞，就把這個病人頑固的心慌短氣、手部屈伸不利扭轉過來了？

原來這是平脈用藥，有是脈，用是藥。雙關鬱，代表氣滯，易生小氣，這時用鬱六藥，目的是順其性，疏通其氣血，令其條達，胸悶心慌自平。而寸脈細弱，是心臟氣血陰陽不足，一方面陰液物質缺少，另一方面陽氣鼓動無力。所以我們直接養其眞，用上大量入心的藥，如心三藥，加棗仁、龍眼肉、桂枝，都是要把心陰陽氣血扶起來。

這樣心脈一好轉過來，所謂諸痛癢瘡皆屬於心，那手臂的屈伸不利疼痛，不管是不通還是不榮，都因爲心胸氣血充足流暢緩解，心慌氣短也有所舒緩。

心臟動力不足，整個人體運轉都受影響。所以這裡面的養眞六藥，目的是加強心臟動力。所謂心動則五臟六腑皆搖，心平則肢體百骸皆安。老師常跟大家說治疑難雜病，要看到本虛標實，標實要看到久病多瘀，本虛要看到心臟氣血不足。心爲陽中之陽，爲君主之官，不可不振。心主血脈，即便是標實的瘀血，它背後也是心臟功能不強，強大了心臟，就等於強大了周身的血脈。這也是小小的手關節屈伸不利痹痛，也要從心臟治療的道理。

參究提示

1. 心主陽氣第一，心主血脈第二。
2. 心眼太多，對身體不好，一根筋樸實的人，離健康更近一些。
3. 憂勞喜怒則傷心。
4. 憂勞耗燈油該養其眞，喜怒亂燈火該順其性。
5. 脈獨小者養其眞，脈獨大者順其性。臟腑之眞得養，臟腑之性得順，其病不治自癒。

67 鼎三法在治療更年期症候群中的運用

《黃帝內經》曰：「女子……七七任脈虛，太衝脈衰少，天癸竭，地道不通，故形壞而無子也。」

又曰：「陽虛則外寒，陰虛則內熱。」

中醫認爲，陰虛則火旺，氣鬱則化火，積滯可生熱。

五十多歲的婦人進入更年期後，常表現爲心慌煩躁，身上發熱，汗出，晚上睡不好覺，手足心也熱。

這該怎麼辦呢？

老師說，不管是什麼病症，都離不開升降這大原則。

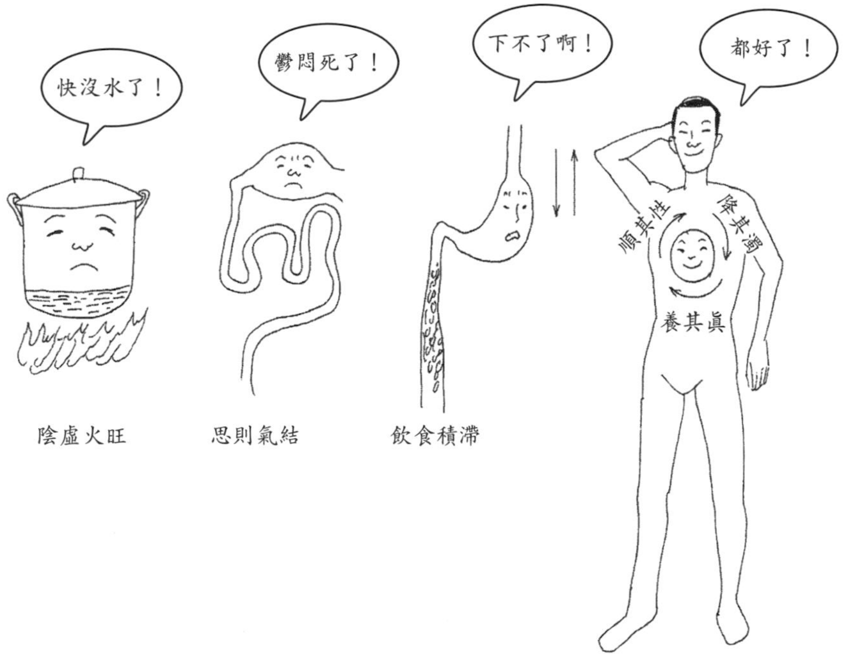

陰虛火旺　思則氣結　飲食積滯

有個女病人，五十歲，手足心熱有好幾個月了，身上常莫名其妙發一陣熱，舌尖紅，心煩難寐。

老師問，脾氣怎麼樣啊，最近是不是經常吵架？

她笑著說，哪有不吵的，一天不發脾氣，都不舒服。

老師說，不是說不能發脾氣，但不要亂發脾氣。不敢發脾氣的人氣弱，但隨便發脾氣的人氣亂。能不發脾氣的人，才心平氣和。

然後老師便說，就用地貞顆粒合升降散。方藥爲：

地骨皮 15克	女貞子 20克	旱蓮草 20克	五味子 5克
沙苑子 15克	鬱　金 10克	合歡皮 15克	生甘草 8克
大　黃 10克	薑　黃 10克	僵　蠶 10克	蟬　蛻 10克
葛　根 30克			

3劑

病人才吃了三劑藥，手足心熱就大減，第一次來時，熱燙熱燙的，吃完藥後，手就變得溫和了，沒那麼煩躁了，脾氣也小了。

老師說，你們回去琢磨琢磨地貞顆粒八味藥，再想想女性更年期的體質特點，參一參還有什麼原因會導致熱火上蒸？

原來地貞顆粒是以養其眞、順其性爲主的。更年期的婦人，大都眞陰虧損，氣機鬱滯。眞陰虧損之陰虛就會發熱，氣機鬱滯，不通則熱，所以她們大都心煩失眠，焦躁易怒，身熱汗出。而地貞顆粒裡面，地骨皮、女貞子、旱蓮草、五味子、沙苑子、生甘草，這六味藥都是以養其眞爲主，配上鬱金、合歡皮，就能順其性，放鬆神經，令氣機調和，心生喜悅。

爲何還要加升降散呢？老師說，現在秋天了，陽氣往內收，痰瘀會壅阻脈道，導致不通，這些積滯不通日久，便會化熱，所以我們用升降散，通腑開表，透熱降濁，給邪氣一個出路。這樣鬱熱得解，人就輕鬆，積能夠消，神就安穩。

更年期的婦人，很多心煩火大，都離不開這三大病機：一個是陰虛火旺，一個是氣鬱化火，還有一個就是體內有積滯，因爲有形的痰濁瘀血食積壅堵，不通則煩熱。所以在治療思路立法上都離不開順其性、養其眞、降其濁。

地貞顆粒是以順其性、養其眞爲主的，升降散是以降其濁爲主的。順性養眞降濁，乃是天地之法，順天地之道，客觀說明人體新陳代謝規律，揭示人體陰陽升降之道。

我們看小到草木，大到萬物之靈的人類，誰也離不開這順性、養眞、降濁。樹木從一粒種子開始，吸取土壤的水分營養，就是養其眞；經過自身努力，生根發芽，朝向太陽生長，不斷地長大，就是順其性；然後每天都有枯枝敗葉，脫落下來，被新鮮的枝葉所取代，這就是降其濁。而人體從飲食水穀、休息睡眠，養其眞；到排汗尿便，降其濁；再到每天工作幹活運動以順其性，也遵循著這三大法則。只要任何一方面偏廢了，就像一個鼎廢了一隻腳一樣站不穩了，這人就沒辦法很好地活下去。所以我們中醫治病調這三點，養生也養這三點。這三點，我們稱之爲「鼎三法」，如鼎之三足，缺一不可。明白這三點，不僅是更年期症候群，任何疑難雜症都可從此入手。千古醫家也是在這三方面用工夫，只是每個人領悟的層面不同而已。

參究提示

1. 陰虛則火旺，該養其眞。
2. 氣鬱則化火，木鬱達之，該順其性。
3. 思則氣結，結者散之，也該順其性。
4. 積滯生熱，該降其濁，消其積。

68 痤瘡與垃圾

《黃帝內經》曰：「汗出見濕，乃生痤疿。高粱之變，足生大丁，受如持虛。勞汗當風，寒薄為皶，鬱乃痤。」

又曰：「諸痛癢瘡，皆屬於心。」

又曰：「心主身之血脈」，「其華在面」。

心主血脈，其華在面，面部血脈的運行，靠的是心臟。心臟功能不夠強大，血液裡頭的雜質就容易堆積，反映在臉上，氣色就不好。如同一座城市，交通不順暢時，城裡的垃圾運不出去，堆積在各處，就容易長東西。這痤瘡說白了，就是面部堆積的一團垃圾。

你見過用銀翹散治感冒的方子來治痤瘡的嗎？

在任之堂這裡，老師就常這麼用。中醫是抓病機

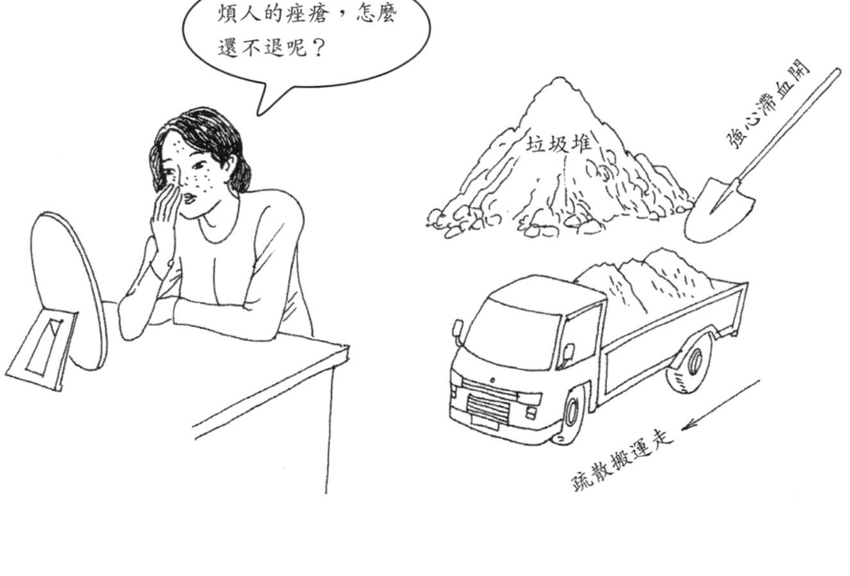
煩人的痤瘡，怎麼還不退呢？
垃圾堆
強心滯血開
疏散搬運走

的，只要是風熱在表，不管是感冒咽痛，咳嗽，還是臉上長痤瘡，身上得蕁麻疹，都可以用銀翹散一方統治。

有個女孩子，二十六歲，額上長滿痤瘡，星星點點，色紅，她還特意把前額頭髮留長了，目的是遮住那些頑固的痤瘡。

老師叫她露出額頭來看，這些痤瘡都有好幾個月了，大大小小，頑固不化。

她緊張地問，醫生，能治好嗎？老師說，治得好。

然後，老師沒開方，先幫她拍打肘窩。老師說，心肺有邪，其氣留於兩肘。這個病人，心肺有鬱熱，舌紅，額上痤瘡明顯，心其華在面，肺主皮毛，凡是心肺伏熱，都可以用銀翹散疏散之。

於是老師邊拍打，邊叫我們把銀翹散寫出來，方藥爲：

金銀花 15克	**連翹** 10克	**竹葉** 5克	**荊芥** 6克
牛蒡子 10克	**淡豆豉** 15克	**生甘草** 6克	**蘆根** 10克
桔梗 8克	**薄荷** 5克（後下）		

5劑

老師拍打完了，這方子也開好了。

病人肘部顯露出鮮紅色的痧，這明顯是鬱熱，如果是紫暗色的痧的話，就爲寒瘀。對於鬱熱的，我們要火鬱發之，用銀翹散來透發，對於寒瘀的，就要用溫通之法。

病人吃完五劑藥後，帶著一副笑臉再來任之堂，高興地說，吃完這藥後，額頭上的痤瘡就退了大半，以前都沒退得這麼快的。

老師跟她說，回去把前額頭髮剪了，讓它透氣，見陽光，好得更快。然後老師就在原方基礎上再加丹參、菖蒲、桂枝三味藥，強大心臟，收尾。

有些學生不解，問，爲何要加這些藥？

老師說，你們回去參這痤瘡的機理，爲何很多病人長期爲痤瘡所困擾，吃了大量下火藥，越吃痤瘡越暗越硬越頑固，難道痤瘡就是簡單的上火嗎？你們去想想，爲何《黃帝內經》說心主血脈，其華在面？爲何那些樂觀開朗、常帶微笑的人，不容易得痤瘡？

原來這痤瘡從中醫取象角度來看，它不過就是面部的一堆垃圾，不要總把它看成是上火。這些面部的廢棄物，要靠血脈運行才能代謝走。心臟功能強不強大，決定血脈迴圈好不好。血脈迴圈好不好，決定臉上容不容易留下痤瘡瘀斑。

這就是爲何老師在治療痤瘡收尾的時候，還會加丹參、桂枝、菖蒲這些強心通脈的藥，心臟功能一強大，血脈一恢復運行，面部垃圾就被代謝出去了，臉上就會恢復光潔狀態。

參究提示

1. 心其華在面。
2. 肺主皮毛。

3.心肺有邪在上焦，上焦開發，宣五穀味，熏膚充身澤毛，若霧露之溉。

4.其在皮者，汗而發之。

5.五氣入鼻，藏於心肺，上使五色修明，音聲能彰。

69 推揉二法悟方劑

《溫病條辨》曰：「津液不足，無水舟停。」

《傷寒論》曰：「陰陽自和者，必自癒。」

《景岳全書》曰：「秘結之由，除陽明熱結之外，則悉由乎腎。」

增水才能行舟，有力才能行船，風動浪助，舟船自通。排腸濁要考慮兩股力，不能純降，直升直降傷人體，如飛機降落需要一個緩衝帶，人體排腸濁也需要一降一和，降是往下降，和是使來回氣機柔和。

有個便秘的病人，男，四十多歲，剛開始他自己去找些瀉藥來吃，或用大黃或用番瀉葉。後

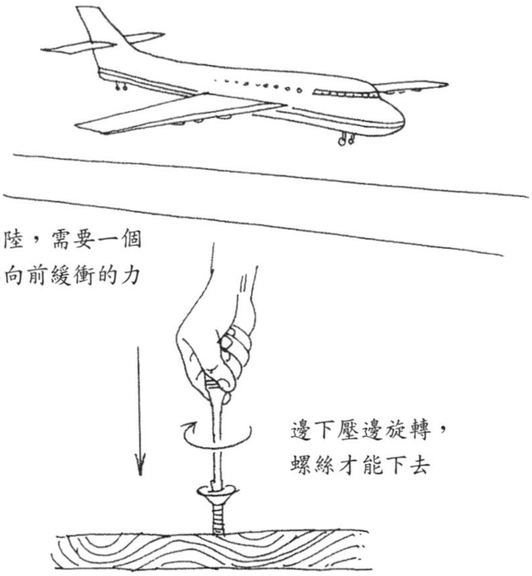
飛機著陸，需要一個
向下與向前緩衝的力
邊下壓邊旋轉，
螺絲才能下去

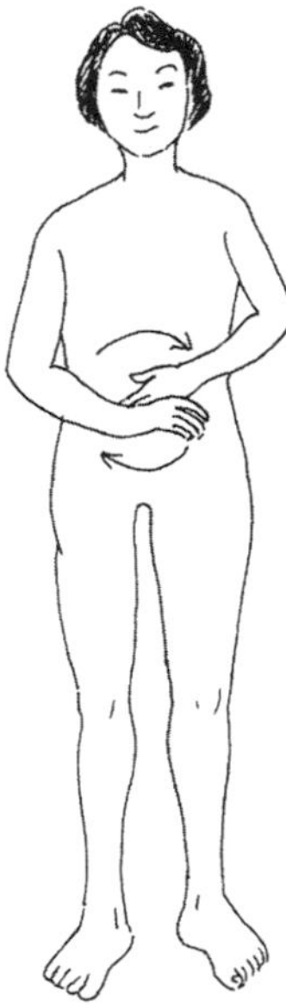
揉腹法可養生

來沒有這些藥就拉不出大便，越來越依賴藥物，他也很苦悶，問老師該怎麼辦。

老師說，通大便不能純往下泄，直沖直瀉，最傷元氣。風水學上說，大凡優美的地形，都是山環水抱，沒有直沖直瀉的。

他又問，我該怎麼辦呢？

老師說，你可以學學揉腹推腹。

然後他說，是不是直接往下推啊？

老師說，腹部堵住了，直接推推不動，要迂迴一點，先左揉揉右揉揉，揉鬆通後，放幾個屁，再往下推，這樣腸道就通暢了。

他學會了這個推腹揉腹法，然後老師就給他開順氣湯（枳殼、桔梗、木香、鬱金、香附）加上通腸六藥（火麻仁、豬甲、艾葉、苦參、雞屎藤、紅藤）。

他一吃完藥後，就放了很多臭屁，而且大便比以前任何時候都通暢，整個人都放鬆了。

一旦人體進入良性迴圈後，氣血自動就轉動起來，這就是《傷寒論》上所說的「陰陽自和者，必自癒」。陰是有形的血液，陽是無形的氣力。有形的血液主滋潤，無形的氣力主推動，用裡氣把陰液導引到腹中去。這樣陰得陽助，陽得陰生，陰陽自和，便積自通。

醫生不過是暫時幫病人度過一個坎，這個坎一旦度過去，身體氣機轉起來，就不需要再依靠藥物，照樣能夠二便通調，身心舒暢。如果再稍有不適，便輔助一下推腹揉腹法，既沒有苦寒瀉藥傷腸胃的弊端，也能夠達到潤腸通便、行氣降濁的效果。

老師便問大家悟到了什麼。這推可以推燥屎，揉可以揉痞滿；推可以下積，揉可以行氣。推揉二法用得好，腹中大氣一轉，隨著打嗝放屁，清氣自升，濁氣自降，堅持日久，大便通暢，神清氣爽。

大家才算明白過來，原來這推揉二字裡頭，既有按摩導引之道，也有用藥之道啊！推是往下推，就像用打氣筒打氣一樣，揉是整個腸道來回盤旋揉動，人體腸道是九曲十八彎的，只推而不揉，氣機不能很好轉動起來，只揉而不推，有形的積滯不能很通暢地降下來。這推就像通腸六藥直接往下推，揉就像順氣湯轉胸腹中大氣。

我們再用這個思路看張仲景《傷寒論》中的大承氣湯、大柴胡湯，何嘗不是集推揉二法之大成的方子呢？

大承氣湯有枳實、厚朴，就相當於行氣揉腹，大黃、芒硝就相當於下積推腹。大柴胡湯中大黃就是下積推腹，柴胡、枳實就是行氣揉腹。當然還有麻子仁丸等老年人便秘的良方，裡面也有大黃、火麻仁等下積推腹，還有枳實、厚朴等行氣揉腹。這一推一揉裡頭，就把行氣的動作跟攻積的動作巧妙地結合起來。它是在順腸道九曲十八彎的生理特性，從這個體悟來看這些古代名方經方，用藥的思路一下子又開闊不少。

參究提示

1. 濁陰歸六腑，六腑排濁物，需要一個向下的推力。
2. 腹中大氣一轉，積聚可散，這腹中蠕動還需要一股柔和之力，氣機才會通。

3. 如同擰螺絲，既需要用力往下按，也需要反覆地旋轉，最終這螺絲才會眞正進去。人體腸道也一樣，需要向下降的力，如大黃、芒硝或腸六味，也需要來回旋轉的力，如順氣湯或枳實、厚朴，這樣積滯就能排空。

70 中醫治病用什麼

《師說》曰：「師者，所以傳道授業解惑也。」

凡人生一病，天地便有一方一法去對治。醫生不是缺乏方法，而是缺乏智慧去發現和運用。

有個加拿大的老外來任之堂看病，走進診室來，頭都快碰到門框了。老外有過敏性鼻炎，他雖然高大，但看起來身體並不太威猛，常年爲鼻塞、鼻不通氣困擾，整個人看起來都無精打采。

老師問他，頭暈嗎？鼻子通不通氣？通過翻譯，知道這老外鼻塞，頭暈，

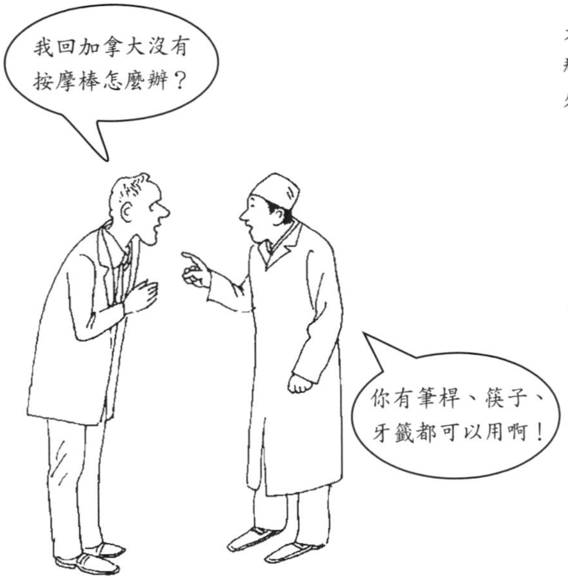
我回加拿大沒有按摩棒怎麼辦？
你有筆桿、筷子、牙籤都可以用啊！

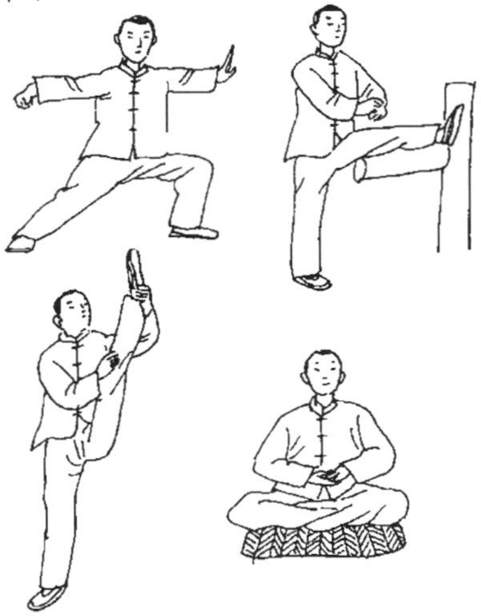
大家每天都拉筋練骨修心性，那眞正的中醫健康大時代就到來了。

中醫治病用的是智慧

用嘴巴呼吸，非常難受。

然後，老師就拿出診療棒，在老外的手上、拇指周圍找壓痛點，按了十幾秒鐘，老外一直咬牙忍痛。

老師一放手後問他，鼻子通氣了嗎？

老外露出驚奇的目光，微笑著點頭，有稱讚之意。通過翻譯得知他鼻子通氣了，但頭還有點暈。然後老師便放下診療棒，用左手托住他的下巴，揮起右手，直接拍打百會穴，拍了二十幾下。拍完後，再幫他拍督脈陶道穴周圍，問他感覺怎麼樣。

老外一下子精神振作起來，腰板都直了。通過翻譯得知，他頭暈、鼻不通氣，一下全改善了，比剛來時，舒服多了。

然後老師微笑著，從櫃子裡拿出一根診療棒送給他，說以後回國去，沒有必要天天吃抗過敏藥了，鼻子不通氣，頭暈了，就用這個按按，一按就舒服了。

老外收下老師送給他的診療棒，倍感歡喜，他說，這東西太好了，回國後恐怕買不到，希望老師再送給他一個。

老師搖搖頭說，老外眞有點古板迂腐，沒有這診療棒，用筷子也管用，沒有筷子，用筆桿去捅也管用，這治病可不是這診療棒在治，是人在治啊。

那翻譯笑笑跟老師說，老外認爲他身體一下子舒服過來，是那個診療棒起的作用，他擔心回國後買不到這診療棒，丟了又沒有，到時鼻炎再發作，又不能從千裡外趕回來，所以最好有一根作爲備用。

老師聽了後，也笑笑，隨手又送給他一根。

老師然後叫大家去參參，究竟醫生是用什麼去治病的？是用藥物，還是用手法？是用艾條，還是用砭石？是用針刀，還是用診療棒？

大家聽了後，認爲都有可能。

老師搖頭說，都不是。醫生治病用的是智慧，用工具只是形式，依賴於有形的東西都落了下乘。《易經》說，形而上者謂之道，形而下者謂之器。所有的治療都是爲了讓病人心平氣和，神志安寧。你用藥可以幫他通開鼻竅；你用診療棒找痛點，可以幫他通開鼻竅；你用手拍打幫他把陽氣調上來，也可以幫他通開鼻竅。方法五花八門，但究其源，都是在用人的智慧，用的是道。

所以怎樣治病人最好，用什麼方法最有意義？如果讓我來說，用藥不如用手法，用外治手法，不如傳道，什麼東西都不用，天下人都有智慧了，對疾病都不恐懼了，都知道按《黃帝內經》所說的那樣去修身養性，那眞正的中醫健康大時代就到來了！

所以說古代，爲何把醫生稱爲醫師呢？因爲人們尊稱老師爲先生，同時也尊稱醫生爲先生。醫師者，醫就是幫人癒病，師就是傳道。韓愈《師說》曰：「師者，所以傳道授業解惑也。」

一個傳統的醫師，除了要能夠幫助病人解除身心的困惑，還要能夠把自己的醫術傳下來，帶弟子，使岐黃道統，花葉遞榮，後繼有人。當然最重要的還是排在首位的傳道，按照《黃帝內經》所言的道的層面去生活，直承聖人心法，啓發後來者，這便是眞正的傳統中醫。

參究提示

1. 不是診療棒在治病，而是人在治病。
2. 不是治人生的病，而是在治生病的人。
3. 人能常清靜，天地悉皆歸。能夠飲食有節，起居有常，不妄作勞，健康就離你越來越近了。人之所以多病，就是因爲背離了這些自然規律。

71 小兒咳嗽協定方

《醫學心悟》曰：「肺體屬金，譬若鐘然，鐘非叩不鳴，風寒暑濕燥火六淫之邪，自外擊之則鳴，勞欲情志，飲食炙之火，自內攻之則亦鳴。」

《景岳全書》曰：「咳嗽之要，止惟二證，何為二證？一曰外感，一曰內傷而盡之矣。」

任之堂每年治療最多的小兒疾病，莫過於咳嗽了，而在咳嗽裡頭，最常見的是小孩子感冒發燒，在醫院裡打點滴，雖然燒退了，卻依然咳嗽，遷延不癒。既有表寒未解，也有裡氣不通，病症複雜，所以遲遲難癒。

老師常常採取內外兼治的方法，取得比較理想的效果。

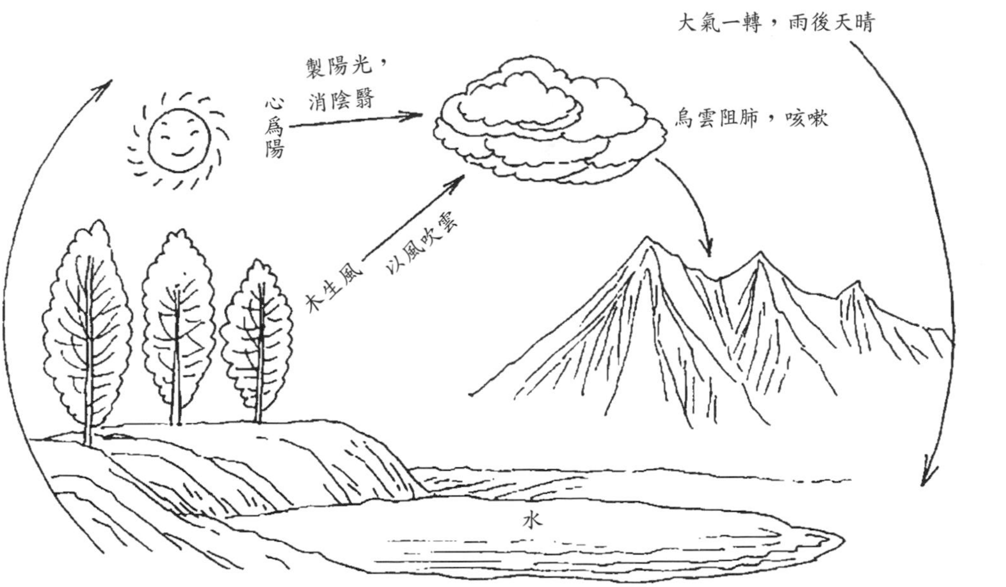
大氣一轉，雨後天晴
製陽光，
消陰翳
心為陽
烏雲阻肺，咳嗽
木生風
以風吹雲
水

有個小女孩，感冒發燒，在醫院打點滴退了燒，但卻流清鼻涕，反覆咳嗽，晚上咳得大人們都沒辦法睡覺，一直持續了一週多，症狀不但沒減輕，還加重。家裡人都擔心，會不會把肺給咳壞了，給她買了止咳糖漿服用，沒有見效，便帶來任之堂，問老師，這是怎麼回事？

老師說，肺是五臟六腑的華蓋，外能夠主皮毛接通天氣，內朝百脈，跟五臟六腑相關。你這孩子感冒發燒前，就有了停食，外面商店裡買的零食吃多了，導致中焦肝脾氣機不通暢。所謂弱者先受，弱者先病，五臟中肺爲嬌臟，最容易受到邪氣攻擊，這樣肺表氣虛，風寒從外襲擊，中焦肝脾氣機不通，邪氣從內襲擊，內外合邪，所以咳嗽久治不癒。這不是單靠喝點止咳水就能解決問題。

然後老師就給她開了任之堂最常用的治咳嗽協定處方。方藥爲：

柴胡，黃芩，丹參，菖蒲，麻黃，杏仁，甘草，枳殼，桔梗，木香，蒼朮，雞屎藤。 3劑

小朋友一吃完藥後，第一天咳嗽就減輕了，第二天就不咳了，第三天就徹底好了。胃口很快就恢復了。

老師然後叫大家去參參，爲何我們常用這些藥陣來治咳嗽，這裡面每組藥都代表著怎樣的道理。

原來柴胡、黃芩是調肝膽樞機的，小孩子爲少陽體質，宜向外疏泄少陽經，用柴胡。少陽腑熱宜向下降濁，用黃芩。

而丹參、菖蒲，這不是入心的嗎？跟咳嗽有什麼關係？原來五臟六腑動力都在心，如果心脈有瘀

血痰濁阻力，不夠強大，就會影響康復的時間，丹參通心脈去瘀血，菖蒲開心竅去痰濁，兩味藥就把痰瘀阻脈的病機考慮進去了。

很多中老年人咳嗽老好不了，也是這個道理，他們大都心脈有瘀阻，不把心脈瘀阻打通，肺臟力量就不夠，不能把邪氣咳出去。心肺同居上焦，它們是協同作戰的，治肺咳一定不要忘記調心。心臟強大的病人，疾病都好得快。

麻黃、杏仁、甘草，這三味藥又叫肺三藥，肺主宣發肅降，這三味藥就把肺開宣肅降的象都考慮到了。枳殼、桔梗、木香是胸三藥，調中焦氣機的，大凡咳證，都伴有胸中氣機不順，治咳之妙，不在止咳而在順氣，氣順則諸咳自癒。

至於蒼朮、雞屎藤兩味藥，是從停食角度來思考的。小孩子的病邪最爲多見的不外乎是外面風寒束表，加上裡面腸道食積氣滯。這蒼朮、雞屎藤把食積搞定了，柴胡、黃芩、枳殼、桔梗、木香，把左右肝脾氣機疏通，這是治內因的；丹參、菖蒲、麻黃、杏仁、甘草，能夠打開心肺，把風寒之邪往外排，這是治外感的。這樣把常見的外感內傷因素都考慮到了。

所以這方子才能成爲任之堂常用的協定處方，而且對於各類複雜的咳嗽，都有不錯的效果。因爲它是從肺的生理特性、五臟相關角度來全面思考用藥的。

參究提示

1. 咳嗽，不獨治肺，取象爲天空中的烏雲。

2.烏雲要消除，可靠風來吹，五臟中肝木生風，所以肺氣不通要調肝，肝能疏泄周身氣機。

3.《黃帝內經》曰：「若風之吹雲，明乎若見蒼天。」

4.心肺同居上焦，心為太陽，肺為天空雲層。製陽光可消陰翳，心臟強大，心脈通暢，肺部烏雲就變少。

5.大氣一轉，其氣乃散，肺三藥、胸三藥，都可轉胸中大氣。

6.萬物生於土，復歸於土，所有積滯要靠胃腸來排。

72 小功法大智慧

《黃帝內經》曰：「氣逆者，足寒也。」又曰：「思則氣結，怒則氣上。」

經常發脾氣、思慮過度、用眼過度的人，氣血往上逆，熱氣往上調，他們的腳多是涼的，特別是婦人，冬天手腳冰涼很厲害。

記得剛到任之堂來時，病人相對要少一些，老師每看完病，都可以教病人一些小功法。從拍百會到撞牆、跺腳、打坐站樁，以及喊自己的名字、唱歌，各種方法，五花八門，究其源都是辨證辨脈而施以功法。

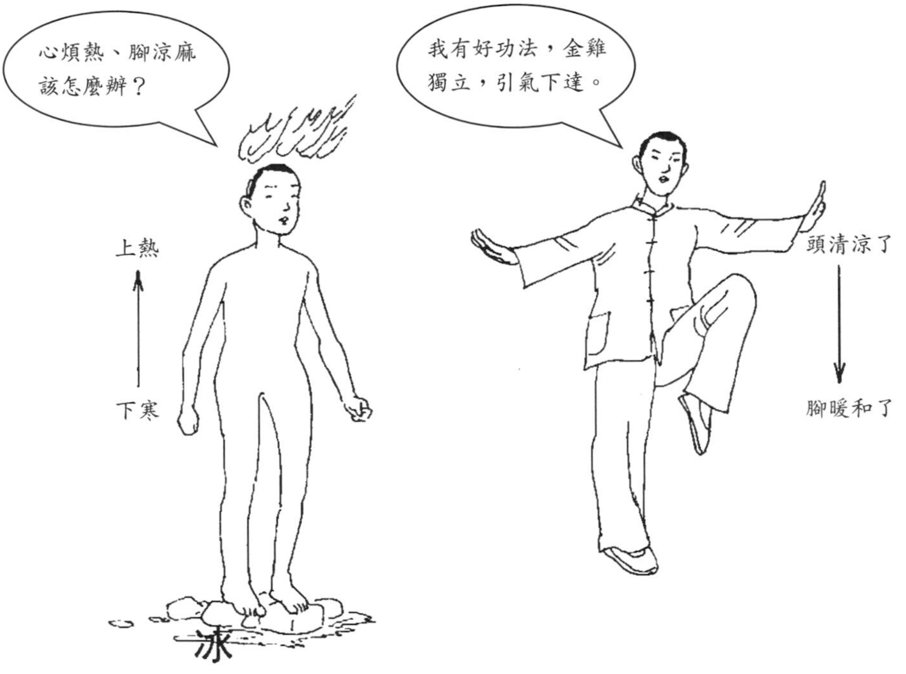
心煩熱、腳涼麻該怎麼辦？
上熱
下寒
冰
我有好功法，金雞獨立，引氣下達。
頭清涼了
腳暖和了

脈上越的降下來；下陷的提起來；中焦鬱滯的，從四面八方發散；向四方發散得太厲害的，讓病人少說話，多言數窮，不如守中，把氣收到中間來。各種功法始終不離調人體氣機的升降開合。

比如，有個高血糖高血脂的病人，頭暈腳涼，她一吃降血糖降血脂的藥，血糖血脂是降下去了，但人很不舒服，胃口也不好，頭也暈腳也發涼。一停藥這些症狀就改善，可血糖血脂又控制不住，真是進退兩難，無所適從。是聽從檢查指標，還是聽從自己的感覺呢？

她來諮詢老師。

老師一摸她的脈說，這就是典型的上越脈，氣上逆，足下寒，頭暈，腦熱，只需要把氣血收下來，不用刻意去降糖降壓降脂，就用自身氣血的熱量，來暖自身腳底的寒。這樣，血糖血脂、氣上攻頭、腳寒的症狀都可以同時改善。

那怎麼引氣血下行呢？

老師就教病人跺腳加金雞獨立，腳跺酸後，就金雞獨立，金雞獨立有勁後再跺腳，這樣動靜結合，邊跺腳就邊發熱，頭暈就大減。大凡做過這些功法的病人沒有不感到神奇的，還沒吃藥就有如此效果。

這外治小功法，還真管事。

老師問她，現在頭還暈嗎？

她說，不暈了。

腳還涼嗎？

不涼了。

老師便說，以後回去就這麼做，每天微微出點汗，讓氣血下走，讓血糖血脂燃燒掉，利用這熱量，既可以調補自己的不足，又可以降血糖血脂。你們不要對血糖血脂存有偏見，所謂垃圾往往都是放在不恰當位置上的寶貝，回收後分類處理，就能變廢爲寶。人體也一樣，血糖血脂高，就是不能充分把它們轉變爲自身能利用的能量。你去降它，是單方面考慮，通過運動小功法去轉變它，才是雙贏的策略。

就像人有善惡，見了惡人就打壓，把他們關進監獄裡，這個社會未必能夠太平，而對整個社會進行道德教育才是讓社會長治久安之良法。教育，勸惡歸善，使惡人能夠知錯即改，變爲善人，這樣再去弘揚善道，就像把血糖血脂變爲人體有用的氣血，這就是中醫取象自然之法。

參究提示

1. 上熱下寒腿涼麻，引氣通降熱下達。若問有什好功法，金雞獨立效堪誇。
2. 多言數窮，不如守中。

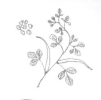

73 立竿見影拍百會

《黃帝內經》曰：「上虛則眩……虛者，引而起之。」

有個外地病人，頭暈鼻塞多年，慕名而來任之堂。

老師一摸他的脈，雙寸不足，說，此氣脈下陷，上虛下實也。當令氣脈升提起來，人就舒服了。你是做什麼工作的？

病人說，我是坐辦公室的。

老師說，難怪了，你這脈就是長期久坐，氣機往下陷，中醫叫做久臥傷氣，久坐傷肉。你這個身體要多運動，多走走，氣血往上升就好了。

他苦笑著說道，我就是最缺乏運動了，根本

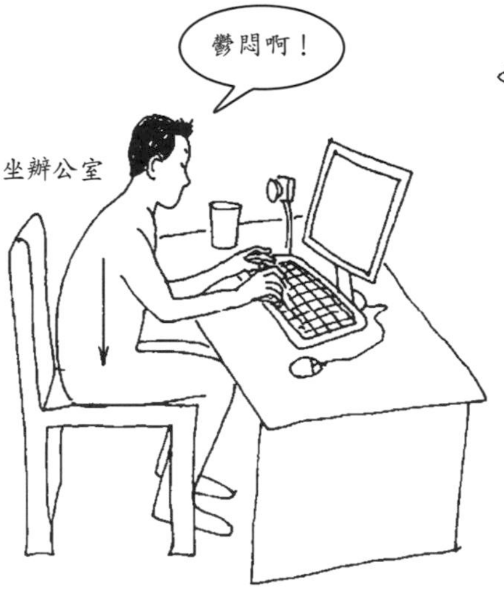
鬱悶啊！
坐辦公室
久坐傷肉，脾主肌肉，脾氣下陷

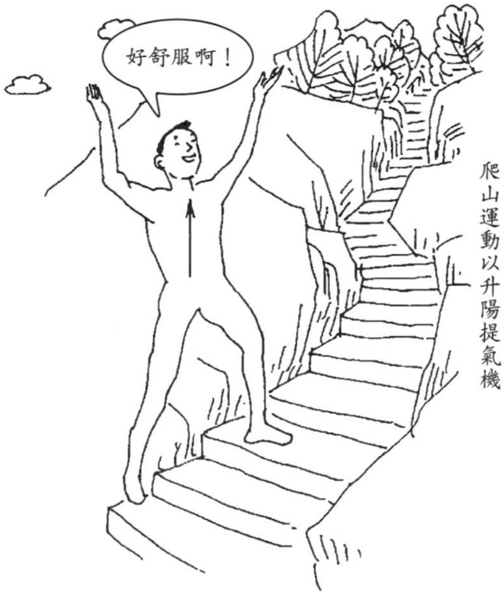
好舒服啊！
爬山運動以升陽提氣機

沒時間運動啊。

老師說，你不是沒時間去運動，而是沒智慧去運動，會運動的人，他在辦公室裡每做完一個小時工作，就起來踢踢腿，跺跺腳，動個十幾分鐘，身體就蠻好的。所以說你不是沒時間，而是沒智慧，沒有運動的意識，遠遠低估了運動對身心健康的重要作用。

他聽完後說，我知道該怎麼辦了。

然後老師沒給他開方，先用左手托住他的下巴，右手掌高舉開始拍他的百會，拍了二十多下，再拍他背後督脈的陶道穴，然後問他，現在頭還暈，鼻還塞嗎？

他感覺了一下說，怪了，不暈了，也不塞了。我剛坐車過來時，都還暈得厲害，怎麼還沒吃藥就好了，而且一個早上眼睛都不清爽，現在一下全清了。

老師對他說，回去就這麼做。你這不是什麼大病，是閒出來的，讓身體太安逸了，氣機都往下陷，都懶得轉起來，你懶了，它也懶，你勤快起來，它也不會懈怠。所以你回去每天多動動，再吃幾劑藥就好了。

他原以爲自己這病是什麼疑難怪病，聽了老師的幾句話後，信心大漲，便高興地帶著幾劑五通湯回去了。

老師說，你們回去要好好參究，醫生用什麼去治病？用的是氣場，是智慧，是語言，是藥物，是各類工具。

當你能夠影響病人的氣場時，令其心悅誠服，開心地採納你的健康忠告，這個病就好治，醫生治病人，不一定要等到病人喝藥時才開始，你的言行舉止都是藥。

氣鬱的，你鼓勵他呼喊出來，氣脈往下陷的，你調動他運動起來，他立馬就舒服了，長此堅持下去，身體就會走上一條健康大道。

所以說，醫生診病即治病，醫囑即藥物。一個醫生不但要研究藥物、脈法，還要懂得人情世故、行爲習慣，這些方面對疾病的影響也是相當大的。

參究提示

1. 診病即治病，醫囑即藥物。
2. 未病防病，有病早治。
3. 人膽怯內向，不利於治病。
4. 醫生跟病人，要重視疾病，但不能怕疾病。
5. 恐則氣下，勇則氣壯。

74 方證對應

《傷寒論》曰：「少陽之為病，口苦、咽乾、目眩。」

有個老阿婆，六十歲，眼花，口苦，嗓子乾，胃還脹。

老師問她，最近發脾氣嗎？

她點了點頭，又問，爲什麼我眼睛老花呢？

老師笑著跟她說，人老了，要省著用你的精血，不要老發脾氣，發脾氣有百害而無一益，把濁氣往上發，膽胃不降就口苦；消耗了陰液，就咽乾；肝開竅於目，傷了肝精血，眼睛就花了；發

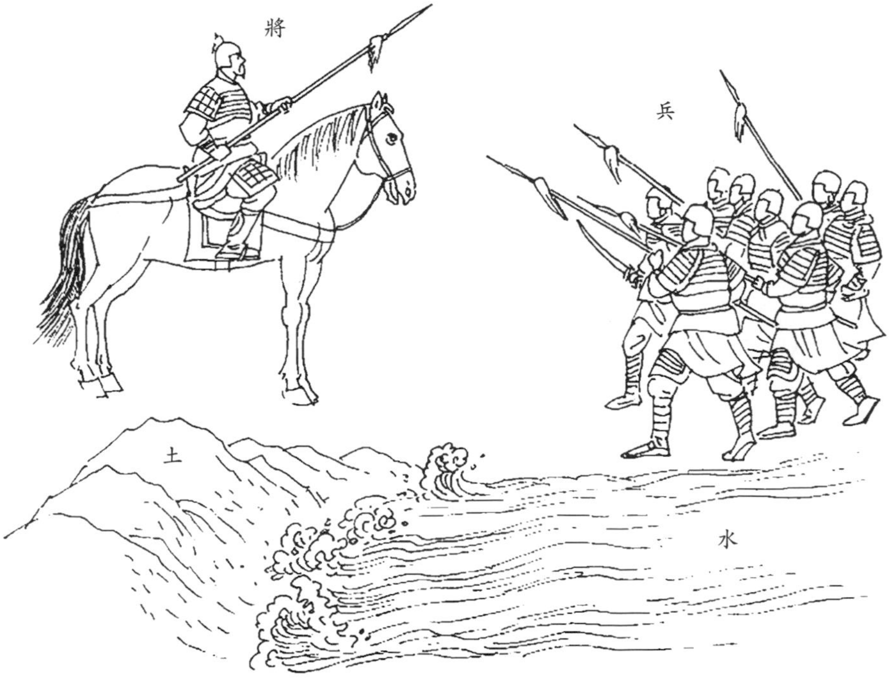

兵來將擋，水來土掩，此方證對應也

脾氣，木剋土，胃當然脹滿不舒服。

人年老了，就像快要沒電的手電筒一樣，光已經慢慢暗下來了，沒有電充足時那麼大的強光，你得省著用，發脾氣，就相當於一下子把光開到最強，經不起消耗折騰啊！

她聽後，笑了笑。

然後老師說，口苦、咽乾、目眩，但見一證便是，用什麼方呢？我們迅速寫下小柴胡湯，老師說，對，有是證，用是方。

結果，老阿婆吃完藥後來複診，口乾、胃脹、眼花都很明顯地改善了。她說，吃了幾劑藥感到人舒服了，也沒那麼煩躁愛發脾氣了。

老師讓大家去參小柴胡湯的組方思路。為何我們臨床上除了摸脈用方，還要結合方證對應、抓主症的思想，甚至還要用上偏方、驗方、經驗方的思路？

原來這治病，好比作戰，飛機坦克大炮，步兵裝甲車，每個都有每個的作用，你不能用一個去代替所有，海陸空三軍都需要，而不是說我用陸軍就行了。

有些學生問，老師治病是不是全平脈處方啊？

我們跟他說，不是的，望診、聞診、問診和切脈，每個點都可以切入。

老師常跟我們說，你可以去看脈、聽脈，即看一個人的相貌，聽他的聲音，再問他病情，可以斷出脈的大概，你也可以從脈裡面推出病人的主要病因病機。

到這種水準時，一個病人過來，他只要開口把主要想解決的病痛告訴醫生，醫生或平脈，或用偏方驗方，或主要用經方方證對應，只要適合哪種方法就直接用哪種方法。

這個病例很適合方證對應，口苦、咽乾、目眩，就用小柴胡湯。又比如乾嘔，吐涎沫，頭痛，就用吳茱萸湯。

又比如，有腿抽筋，就用淫羊藿、小伸筋草。

有口臭，早上刷牙噁心又出血，就用竹茹30到50克。

這都是能夠迅速解決燃眉之急的方法。所以學醫用藥，方法是靈活的，絕不是說很死板，就平脈用藥，就專用偏方秘方去套，或者就專用經典的方證對應，沒有這麼單純的病的。

每天應對那麼多疾病，每種疾病都有它最適合的切入點，每個醫家都在儘量地針對圍繞這個切入點而用藥。這也是中醫之所以有很多學派的原因，但歸根結底，中醫只有一派，那便是實效派，臨床上必須有實際的效果，中醫才能夠成爲常青樹，一直綠下去。

參究提示

1. 小柴胡湯調六經，能調少陽出入表裡。
2. 小柴胡湯調臟腑，能調肝升胃降。
3. 古人言小柴胡湯有診斷之失，而無治療之誤。
4. 小柴胡湯是調新陳代謝之方，能推陳出新，符合人體生理，從生理角度立方。

75 藥症對應

《景岳全書》曰：「血從齒縫牙齦中出者，名為齒衄……此雖為齒病，然血出於經，則惟陽明為最。」

早上起來，刷牙噁心，牙出血，口臭，或右寸關脈獨大，這幾症，但見一症便可重用竹茹30、50或80克，效如桴鼓。

有個男病人，三十幾歲，早上睡醒，口苦、口臭，刷牙噁心。老師說，右寸關脈獨大，用溫膽湯重用竹茹50克。

結果他喝藥後，早上睡醒，口就不苦，平時也不臭了。

還有個女病人，吃完飯後很容易噁心噯氣，

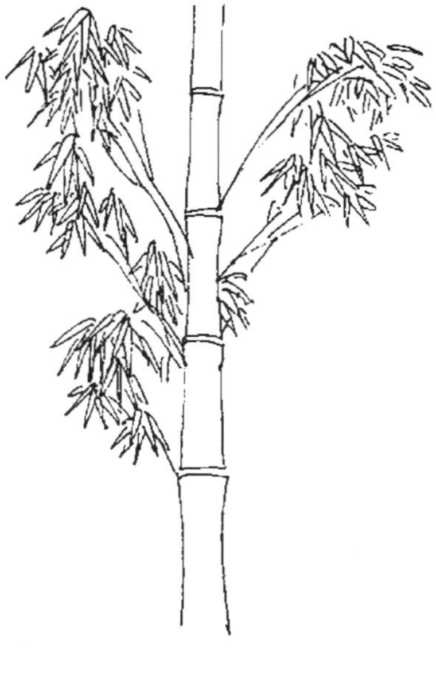

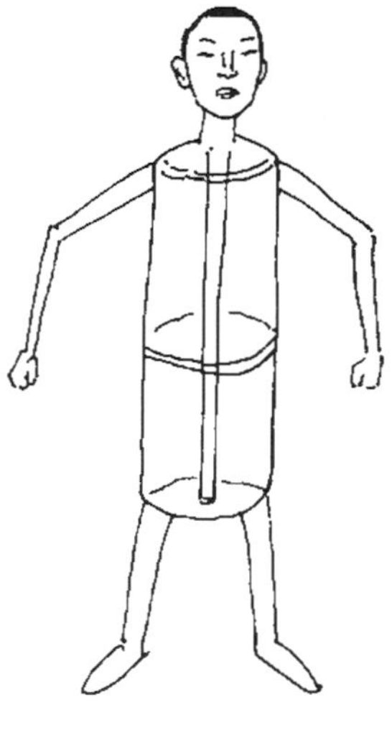

➢ 人體消化道乃一管腔也。中醫取象比類，用竹茹通降整條消化道氣機，故牙血口臭、呃逆得癒！

剛開始她不以為意，後來發展到平時不吃飯，稍微運動一下，也噁心。

老師問她，早上起來刷牙出血嗎？她點頭。

然後老師便說，右寸關脈不降，肺胃不降，重用竹茹80克。以前從來沒看老師開竹茹這麼大劑量的，大家都想知道效果怎麼樣。結果，效果好得很。喝完第一劑藥，她就好了，牙齦也不出血了，也不噁心了，整個氣都降下去了。

老師說，你們要好好琢磨竹茹這味藥，這藥很神奇，用得好，可以執簡馭繁，治療很多種疾病。怎麼用好它呢？凡是早上起來刷牙容易噁心、出血，口苦、口臭，或者脈象右寸關脈獨大不降的，但見一兩症，便可以用竹茹。

竹茹這味藥，既能降肺氣，又能降胃氣。竹子中空有節，就像人體最中間那條衝脈，又如同人體上中下三焦，氣往上衝，降不下來，竹茹可以從上一直降到底下，通貫三焦。而且竹節又像人體的筋骨，故竹茹還能走筋骨，這是枇杷葉所不及的。

我們一想，這不是老師所說的藥症對應嗎？就好比見到兔子眼（眼紅充血），就用桑葉一樣，見到這種牙出血、口臭、噁心就用竹茹。

誠如古人所說，見一葉則知人間秋涼，飲半盞便曉江湖滋味。中醫就是這樣，司外揣內。從病人口腔裡反映出來的一些上逆症狀，如牙出血、口臭、呃逆不止，就知道他肺胃通降功能不好，所以選用這最善通降痰氣的竹茹，效如桴鼓。

參究提示

1. 竹子中空有節，如同人體上中下三焦，既有隔膜隔開，也有氣機一體流通。
2. 竹茹通降肺、胃、上消化道。
3. 牙出血與口臭，肺胃逆，竹茹醫。

76 治漏三法——塞流、澄源、復舊

《黃帝內經》曰：「病在下，取之上。」

《丹溪心法附餘》云：「初用止血以塞其流，中用清熱涼血以澄其源，末用補血以還其流。」

有個女病人，四十八歲，月經淋瀝不盡半個月，色鮮紅。老師摸脈後說，雙寸上越，心肺有熱，出血是泄熱，下焦收不住，如果收下焦是治標，那麼清上焦心肺才是治本。正本而清源，其流自盡。

所以用清心降肺、收斂止血之法。於是只開了七味藥：

桑葉 10克	竹茹 60克	黃連 5克	菖蒲 10克
龍骨 20克	牡蠣 20克	珠子參 10克	

3劑

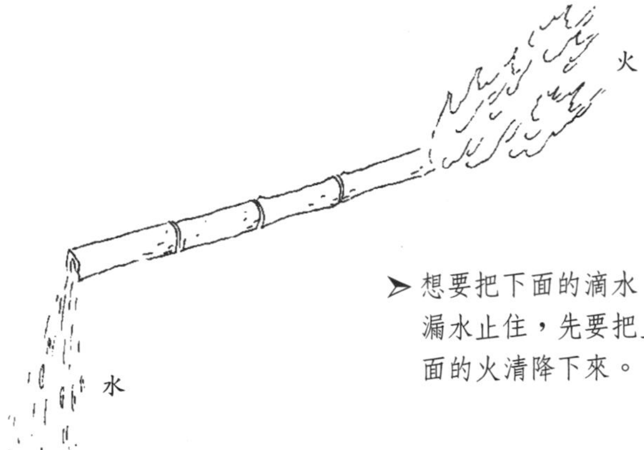

➤ 想要把下面的滴水、漏水止住，先要把上面的火清降下來。

燒竹子，一頭著火，一頭出水

病人三劑還沒吃完，月經就止住了。這就是標本兼治，效果快速的道理。

老師說，你們要去參這血爲什麼會漏下不止，不要見血止血。任何以果爲因，在果上治療的，效果都不可能持久，我們要本著治病必求於本的宗旨去思考，多問幾個爲什麼。爲何要下病上取？爲何要清降心肺？

原來心主血脈，肺朝百脈，心肺火亢，雙寸上越，則百脈受其熏爍，血液成鼎沸之勢，血一熱便迫血妄行，下血不止。所以我們治漏要分三步走，塞流、澄源、復舊。塞流時用收斂之藥，但不可收得太過。

澄源要把心肺之火收下來，火不迫血，血不妄行。

這就是中醫整體觀，下面漏下出血，要從上面乃至整體來思考。

故曰：不謀天下者不足以謀一域，不協調整體者不足以治局部。一件事你不從大處著眼，不從高處立足，就很難把這件事情做得盡善盡美。治病也是如此，怎麼能夠只見樹木，不見森林呢？

參究提示

1. 治漏血要有整體觀。
2. 心肺上焦有熱，會借下面來出血泄熱。
3. 下病上取，上越的寸脈降下來後，出血自止。

77 靈活使用中成藥

《黃帝內經》曰：「五穀入於胃也，其糟粕、津液、宗氣分為三隧。」

中成藥雖然名目繁多，但使用中成藥的大原則思路不過就這麼幾條，要麼就順其性，要麼養其真，要麼降其濁，使氣機恢復升降周流，則臟腑氣血得補，何患病痛不除。

有位老阿婆，心慌氣短，頭暈耳鳴，容易出冷汗，大便也乾燥難解，來找老師調理。

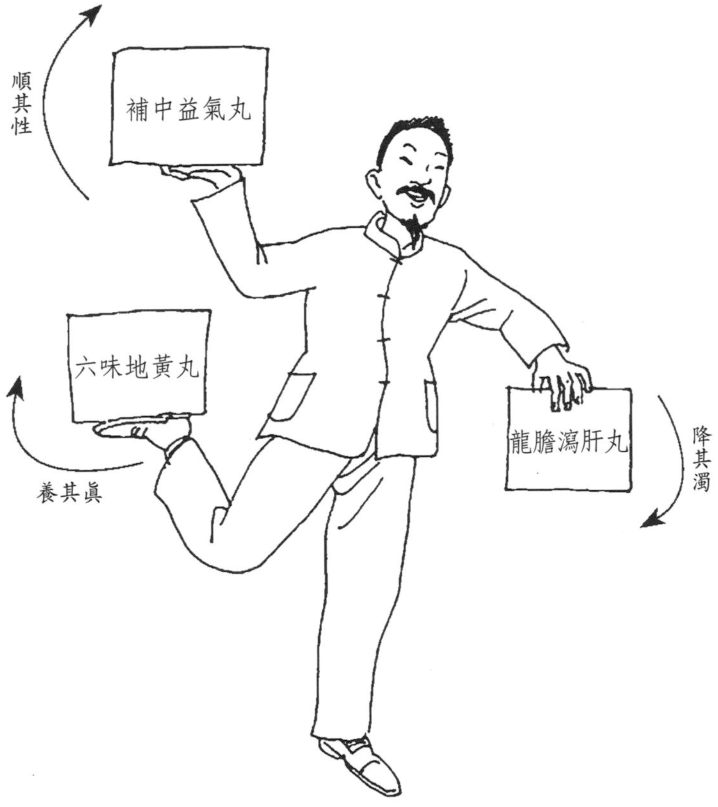
補中益氣丸
順其性
六味地黃丸
養其真
龍膽瀉肝丸
降其濁

活用中成藥，把握升降之理即可

老師說，脈象細弱得很，氣血不足，充盈不了。當你臨床上發現，病人整體症狀很多，難以下手時，先從氣血下手，如果不行，再從陰陽下手。這個老阿婆，最要緊的就是先要把她的脈象充盈起來。

然後老師就讓她回去服歸脾丸合補中益氣丸兩種中成藥，老阿婆連吃了一個多月，頭暈眼花症狀就消失了，也不容易出冷汗了，心也不慌，氣也順多了。

她又回來問老師，說，這中成藥還蠻管用的，我吃了就很舒服，我能不能繼續吃下去呢？老師幫她摸了脈說，整個脈勢還是偏下陷的，所以這氣血還可以再往上提提，但吃無妨。

學生們都疑惑，在臨床上該如何用好中成藥呢？在學校裡又沒有專門教，如果按著說明書對號入座，效果又不好。

那麼該如何把握使用中成藥的原則呢？

還是要從「鼎三法」入手，把中成藥與鼎三法相對應。

比如，順其性的，往上升的藥，有補中益氣丸、逍遙丸、小柴胡顆粒、午時茶沖劑、小兒解表顆粒、木香順氣丸等。

往下降的，有保和丸、大山楂丸、麻子仁丸、牛黃清心丸、黃連上清丸、三黃片、龍膽瀉肝丸、王氏保赤丸、婦科千金片、防風通聖丸等。

養五臟之眞的，有歸脾丸、參苓白朮丸、柏子養心丸、地黃丸系列、生脈飲、天王補心丸、五子衍宗丸、六君子丸、烏雞白鳳丸、八珍益母顆粒等。

這樣思路就清晰了，凡摸到病人脈虛陷的，我們就用補升的思路，補就是養其眞。心肺氣不足的用生脈飲補之，心脾氣血不足的用歸脾丸補之，腰腎精血虧虛的，用地黃丸系列或五子衍宗丸補之。升就是順其性，助其條達。脾中氣不升的用補中益氣丸升之，肝氣機不條達的，用逍遙丸疏達之，肌表皮毛氣機不外達的，用解表顆粒或午時茶沖劑，助其升發外散之。

如果摸到病人脈象是上亢不降的，伴心煩失眠，我們就用通降法。肝膽經有濕熱的龍膽瀉肝丸主之，腸道有積熱的大山楂丸、王氏保赤丸通之，心經有火熱、口舌生瘡、煩躁失眠者，牛黃清心丸、黃連上清丸通降之。

如果碰到病人脈象雙關鬱，升降失常的，我們用小柴胡顆粒，升肝和胃，或用逍遙丸配大山楂丸也是升肝降胃。

再者，碰到病人手腳冰涼、夜尿頻多、腰酸腿軟、走路乏力的，就用地黃丸系列，補其腰腎，或者五子衍宗丸壯其精血，以養其眞。

這樣用常規的數十種中成藥，就可以靈活變通應對數百種甚至更多的疾病。關鍵在於把握好這個原則，是要讓病人氣血升上來，還是降下去，抓住這個大的方向不變。就像你開車握住方向盤一樣，這方向盤向左轉、向右轉協調的就是車的陰陽，你用藥往上升往下降，協調的也不過是人體的陰陽，這樣用起藥來就不容易有偏頗。

參究提示

1. 執簡馭繁。
2. 大道至簡，要言不煩。
3. 順其性、養其眞、降其濁，是調臟腑氣機升降的大原則。

78 利小便與撤熱下行

《醫述》曰：「凡病氣重，則小便必澀；病氣蘇，則便溺漸通。」

《黃帝內經》曰：「凡治病必察其下。」又曰：「小大不利治其標。」

有個病人，四十三歲，從四川過來任之堂看病。耳鳴，口乾燥，有股火辣辣的感覺，將近一個月。同時還有尿黃赤，排尿澀痛，早上起來容易噁心，一刷牙就出血，眼睛也有些渾濁。

這麼多病症，該治哪個呢？

老師說，治肝經濕熱。

然後開龍膽瀉肝湯合三妙散。方藥爲：

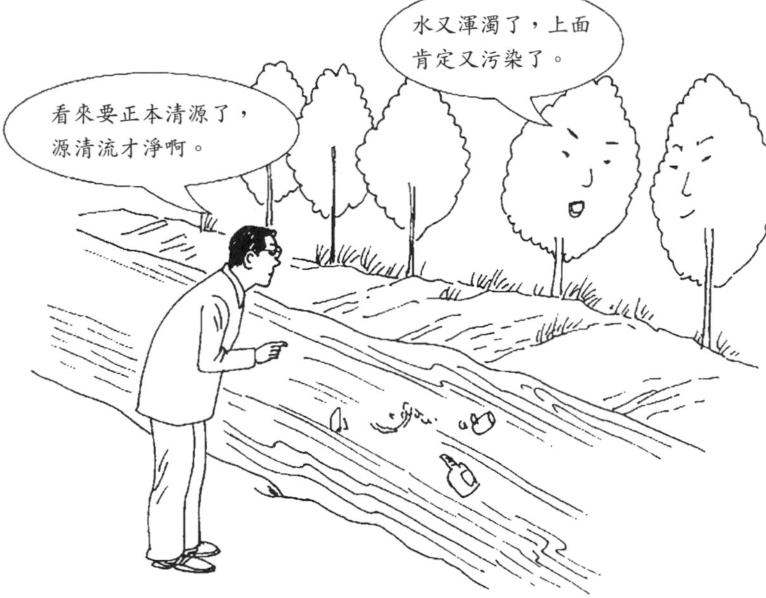
水又渾濁了，上面肯定又污染了。
看來要正本清源了，源清流才淨啊。

3劑

龍膽草 10克	**梔　子** 10克	**黃芩** 15克	**澤瀉** 30克
木　通 10克	**車前子** 12克	**柴胡** 12克	**當歸** 15克
生　地 15克	**生甘草** 8克	**蒼朮** 10克	**黃柏** 10克
炒薏仁 20克	**竹　茹** 50克		

所謂暴病多實，久病多虛。一般實證一通下就好了，虛證要反覆調理，時間較漫長，所以治實證，要有膽有識，如臨陣沙場演兵，而治虛證要有防有守，如坐鎮江山，治國有道。

這個病人，服完藥後複診說，我吃這藥效果好，吃第一劑我就知道了，噁心嘔吐感消失了，牙也不出血了，耳朵不鳴了，口中火辣辣的感覺也沒有了。

如果讓大家指出這些藥哪一味是治好他哪些症狀的，可指不出來，因爲龍膽瀉肝湯合三妙散，利小便，撤熱下行，它們是協同作戰的，好比李雲龍的獨立團打贏一場仗，究竟是誰把哪些敵人瓦解了？這說不清楚，但整體而言，他就拿下了這場仗。

對於這個病人來說，龍膽瀉肝湯合三妙散從整體而言，就把肝經濕熱、上衝下攻的病機給解決了。所以雖然症狀很多，但全都消除了。

然後老師叫大家回去參參，爲何利小便能夠治療多種疾病？看到病人出現哪種情況我們先要想到利小便？

原來這就是治病的一個小竅門，古人治病，以小便清利為捷徑，這就是說，凡病但有小便渾濁發黃、脈數的熱的症狀，當先以清利小便為法。

這小便黃赤，是身體在自救，反映身體內濕熱薰蒸，熱毒正熾盛，要借短赤之尿來泄熱排濁，這時我們就要順其性、降其濁，要能夠聽明白身體發出的自救信號。

膀胱為水府，為州都之官。只需要把肝經心經、腸道脾胃、肺等處的濁水導利下來，排出體外，那四處起火的病症，便得以改善。

所以《黃帝內經》說，凡治病必察其下。飲半盞而知江湖滋味，見尿黃乃曉周身濕熱。治熱之法，但以通利小便為捷徑爾。

參究提示

1. 開鬼門，潔淨府，上下分消妙法。倒倉廩，去陳莝，中州滌蕩良方。
2. 清陽出上竅，濁陰出下竅。
3. 清陽實四肢，濁陰歸六腑。

79 健忘之力與清濁

《黃帝內經》曰：「人之善忘者，何氣使然？岐伯曰：上氣不足，下氣有餘，腸胃實而心肺虛。虛則營衛留於下，久之不以時上，故善忘也。」

又曰：「手太陽獨受陽之濁，手太陰獨受陰之清。其清者上走空竅，其濁者下行諸經。」

又曰：「清者上注於肺，濁者下走於胃。」

一天晚上，大家正在爲一個病人做生髮丸，老師邊做邊對大家提出一個問題，你們說說，十二經裡頭，哪個經清氣最

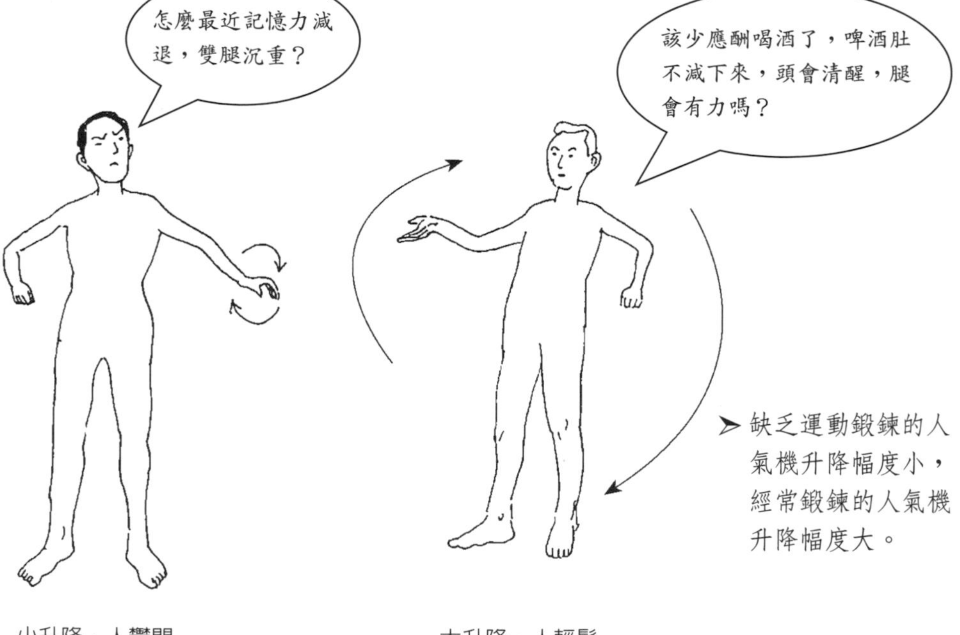
怎麼最近記憶力減退，雙腿沉重？
該少應酬喝酒了，啤酒肚不減下來，頭會清醒，腿會有力嗎？
➤ 缺乏運動鍛鍊的人氣機升降幅度小，經常鍛鍊的人氣機升降幅度大。

小升降，人鬱悶　　大升降，人輕鬆

多，哪個經濁氣最多？

大家想過後，都紛紛回答，但都沒答到位。

老師說，還是回去看《黃帝內經》吧。你們要能夠站在清濁的角度去調理人體，這清氣往上聚，人就腦袋靈光，反應敏捷，記憶力強，這濁氣往下走，人就身體輕鬆，腿腳有勁。

正好有個病人，女，三十多歲，她跟她母親一起來看病，她訴苦說，醫生，我怎麼年紀輕輕，就失眠健忘，腦袋不好用，而且上樓梯腿都沉沉的，爬不動？

老師摸完脈後說，你的脈上小下大，上面清氣不足，下面濁氣有餘，清氣不足，所以健忘、頭腦不靈光、人容易疲倦發困，濁氣有餘，腿腳就沉重，爬坡爬不動，你缺乏鍛鍊了。

她說，沒有啊，我每個星期都鍛鍊兩天，一鍛鍊就幾個小時，比誰鍛鍊得都要多。

老師說，那不叫鍛鍊了，那叫勞累！你見過一個人五天不吃飯，一天把五天的飯全吃了的嗎？這樣鍛鍊，非但無益，對身體反而有害。

然後老師就給她開了生脈飲合頸三藥（葛根、牡蠣、黑豆）再加腸六味（火麻仁、豬甲、艾葉、苦參、雞屎藤、紅藤）。方藥為：

紅參 20克	麥冬 10克	五味子 5克	葛根 20克
牡蠣 20克	黑豆 30克	火麻仁 20克	豬甲 5克
艾葉 5克	苦參 5克	雞屎藤 30克	紅藤 20克

3劑

她吃完藥，又和她媽媽過來複診。以前她都很少吃中藥的，這次吃完興奮得很，說，醫生，我吃了你的藥，腿特別有力，這幾個月來，都沒有現在這麼輕鬆，頸椎也不僵了，腦袋好用些了。

老師就叫我們把上次的方子翻出來看，這十二味藥，思路非常清晰，就是強大心肺的生脈飲，加上打通頸椎的頸三藥，配合給六腑減壓減負的腸六味。

這樣心臟與腦袋精氣一下補足，而腸道濁氣一下排空，一來一去，正氣增多了，邪氣減少了。就像車子一樣，本來沒油，爬坡爬不動了，這時你一方面加油充電，另一方面還把超載的貨物卸下來，這樣爬起坡來，如履平地，速度就快了。

而人體也一樣，生脈飲跟頸三藥，把氣血從心肺往腦袋裡面輸送，腦袋就清晰靈光，本來上氣不足健忘的病症，一下子就改善過來。腸六味讓六腑濁氣往下走，本來長期超載負重的六腑，一下子清空，整個人上樓梯就輕快了。

老師說，我們學醫用藥要走道家的路子。要讓病人喝下藥去，清升濁降，能夠感覺到身心安泰，腿腳有力，就要知道這人體清氣是怎麼走，濁氣又是怎麼去的，清氣爲何在肺部最多，濁氣爲何在胃腸道最多？

這樣治療時只要抓住強大心肺，同時清理胃腸道這個大原則即可。強大心肺，就好像給身體加油一樣，給胃腸道排濁，就像是在給身體減負一樣。又加油，又減負，這樣就能夠達到《神農本草經》上所說的「輕身耐勞延年」的效果。

我們中醫治病，什麼是療效的標準，這個就是標準。而要達到這個標準，就是要讓清陽出上竅，則人體耐老，記憶增強，腦袋靈光；讓濁陰出下竅，則人體身輕，腿部有勁，爬樓梯不當回事。這樣輕身耐老一結合，就等於延年益壽。

所以中醫辨證論治，調得好，不但是幫人治病，更能夠助人延年益壽，提高人的聰明才智，讓人精氣神更飽滿。

參究提示

1. 強心通脈氣上提，人體上焦有力氣。
2. 降濁通腑來減負，雙腿輕快善走路。
3. 升清降濁不是在治病，而是在恢復正常生理狀態。

80 以通爲補治陽痿

《雜病源流犀燭》曰：「又有失志之人，抑鬱傷肝，肝木不能疏達，亦致陰痿不起。」

陽痿是眞的腎不行了，還是情志原因呢？爲何很多壯陽藥，不但壯不起來，還吃得人上火、血壓高？

老師說，眞正陽虛的少，身體疏泄不好、調配不均、下虛上實的病症多，所以我們治陽痿腰痛、酸軟、乏力，都不主張直接壯腰健腎，也不主張隨便用鹿茸、狗鞭、海馬這些貴重的壯陽藥。

就像一個地區物質貧乏，但另外一個地區物產豐富，只要溝通這兩個地區的貿易橋樑，

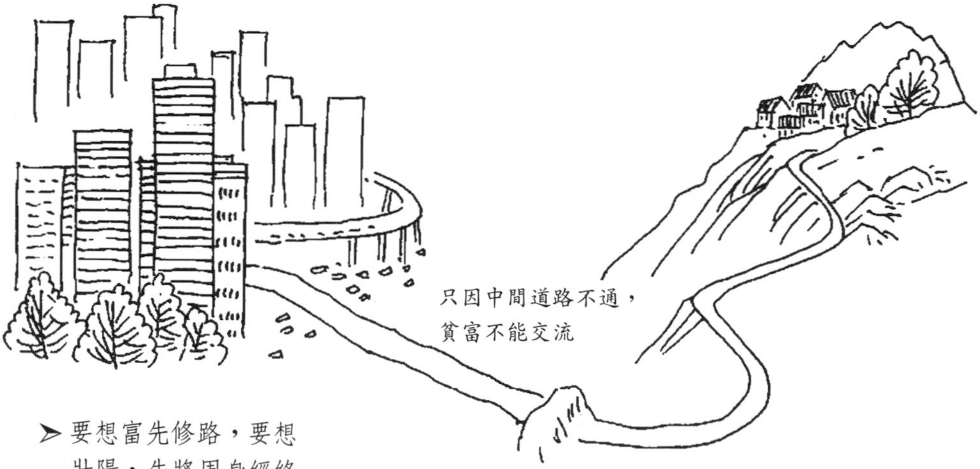
城市物資豐富
鄉野閉塞貧乏
只因中間道路不通，
貧富不能交流

➤ 要想富先修路，要想壯陽，先將周身經絡氣機打通。

貧乏地區的物資也就慢慢豐富起來了。所以治陽痿，多不在於補，而在於通，不在於養眞，而在於順性。

特別是在當今時代，普遍營養過剩，同時精神壓力過大，導致很多人情志不遂，肝不能夠疏達，所以精氣不能下注。所謂的陽痿只是表面現象，背後是氣機不通，所以還是要從肝論治。我們發現用疏肝條達法治陽痿，效果比常規補腎壯陽法要理想。

沒有想通這個道理的話，很多醫生就不明白爲何用這麼多貴重藥，都治不好陽痿晨勃無力，而只用幾劑便宜的草藥逍遙散疏疏肝，就把晨勃無力陽痿給治好了？

有個男病人，三十三歲，陽痿，晨勃無力，口苦咽乾，眼花。

老師說，這明顯是關脈鬱，左不升，右不降，當疏泄肝腸，稍加以強大心臟。於是便用：

柴胡	10克	龍膽草	5克	當歸	20克	蜈蚣	3條
穿破石	80克	火麻仁	20克	雞屎藤	60克	艾葉	5克
苦參	5克	豬甲	5克	紅藤	20克	紅參	10克
黃芪	30克	棗仁	20克				

3劑

病人當天吃完後，第二天晨勃就非常明顯，很高興來複診。

老師對他說，陽痿要養，治療期間，要節房勞，不要稍微有點效果就消耗身體。

我們看，爲何這湯方裡頭，沒有用到一味強大的補腎壯陽藥，結果病人晨勃特別明顯？病人的身體不是眞虛，而是局部虛，整體鬱。當把鬱結打通後，氣血周流，自動就把虛損塡補上。這就是爲何很多抑鬱的人，不僅陽痿，而且頭暈眼花腦脹，注意力不集中，工作沒幹勁，原來這都是因爲肝鬱。肝是血庫，它鬱住了，就不放血，它如果不放血，周身重要的器官就得不到充足的血液供養，即使補再多也補不到位。

就像一個水庫儲滿水，但是它就不開閘放水，導致中下游缺水，但這中下游缺水，並不意味著上游沒水，只要上游開閘放水，中下游立即得到滋潤灌溉。

這樣一想，道理就通了，原來疏肝強心通腸法，都是把中上游之清氣，往下疏泄。《黃帝內經》認爲，前陰部爲「宗筋之所聚」，肝又是主筋的，肝的疏泄本事，不但體現在治療肝脅肋部氣機不通，它還能夠疏泄周身上下的氣機。

所以治痿就像治水一樣，看到局部痿要先看整體營養精水情況。如果整體虧虛，比如頭暈、耳鳴、牙齒鬆動、腰酸腿軟、記憶力減退、頭髮脫落等，出現眞腎水虧虛症狀時，堤壩裡眞的沒水了，那你得先給它補水。

而這病人明顯還年輕，三四十歲，正値生機蓬勃，身強體壯的時候，你如果還給他補，不就是在給他堵嗎？這時給他疏泄就是補，中醫叫做以通爲補。

參究提示

1. 順其性爲補。
2. 整體瘀局部虛，宜損其有餘，補其不足，通過調暢周身氣機，自然臟腑得到補充，這叫不補之中有眞補存焉。
3. 開心愉悅、積極陽光的心態很重要。

第六章
取　象

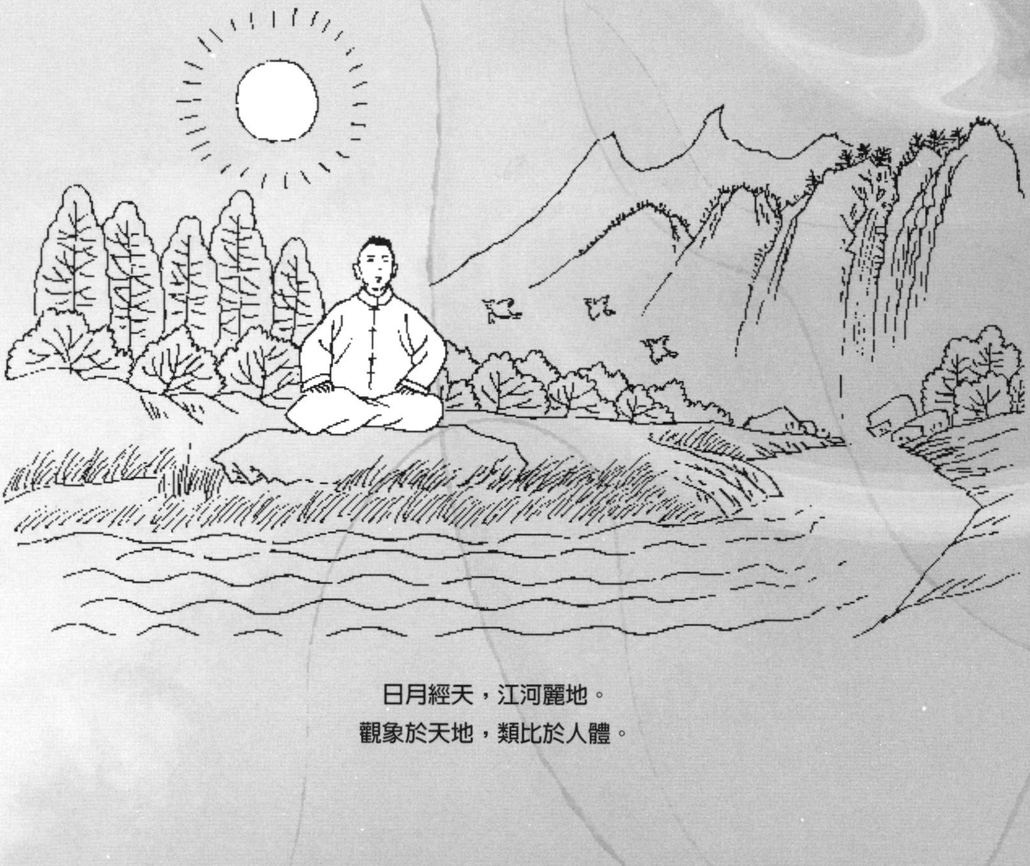

日月經天，江河麗地。
觀象於天地，類比於人體。

古者包羲氏之王天下也，仰則觀象於天，俯則觀法於地，觀鳥獸之文，與地之宜，近取諸身，遠取諸物，於是始作八卦，以通神明之德，以類萬物之情。

整個中華文化的源頭在哪裡？

《易經》告訴我們，就是一個觀字。怎麼觀？

就是觀象天地萬物，身邊的小事乃至遠處的各類事物。

當天陰沉時，心臟病、風濕痹痛容易發生，你能否想到「製陽光，消陰翳」呢？

當看到寒天冷日、江河冰結、水不流通時，你能否想到女人寒凝閉經要用溫經通脈的思路去治療呢？

當看到樹木在盛夏炎炎之時，流下很多樹脂，你能否想到肝熱則流脂，從而得出治療脂溢性脫髮，以及打呼、尿黃、汗多等病的方法呢？

當看到傍晚時，百鳥歸巢，你能否領悟到晚上不能多運動的養生法則呢？

當看到草木乾硬枯槁行將死亡時，你能否想到病人脈象弦硬，又愛發脾氣，是最傷身體的？

當看到農夫種莊稼時，要鬆土、澆水、挖溝渠，你能否想到治療頭髮脫落，要健脾胃，導水濕下走，同時滋補肝腎呢？你能否把頭髮當成莊稼那樣治理呢？

當看到吹風機吹乾頭髮時，能否想到用風藥把你身體的濕氣給風乾了，能否領悟到風能勝濕的道理呢？

當看到電腦的風扇壞了，影響主機，甚至燒壞主機板，你能否想到人體毛孔、鼻子開合失常時，臟腑裡氣機因為鬱熱而受到傷害呢？

……

《陰符經》曰，觀天之道，執天之行，盡矣！

要學好中醫，就要善於運用這種法天則地、遠觀近擇的取象思維。到天地自然中去悟吧！

81 木熱流脂與肝熱汗出

《柳州醫話》曰：「木熱則流脂，斷無肝火盛而無痰者。」

有個病人，男，五十七歲，最近三個月稍微一動就多汗，晚上容易打呼，口苦，眼睛乾澀，白睛略黃。

老師問他，你小便黃嗎？他說，比較黃。

然後老師再摸他的脈說，左關尺滑實數，肝膽濕熱重得很。病人問，我這成天多汗是怎麼回事？

老師說，木熱則流脂，你肝膽濕熱薰蒸，身體的痰濁都往上走，往外越，不能很好地下歸膀胱。你要少喝酒，少吃辛辣的東西，少熬夜。

然後給病人開龍膽瀉肝湯合三妙散。方藥為：

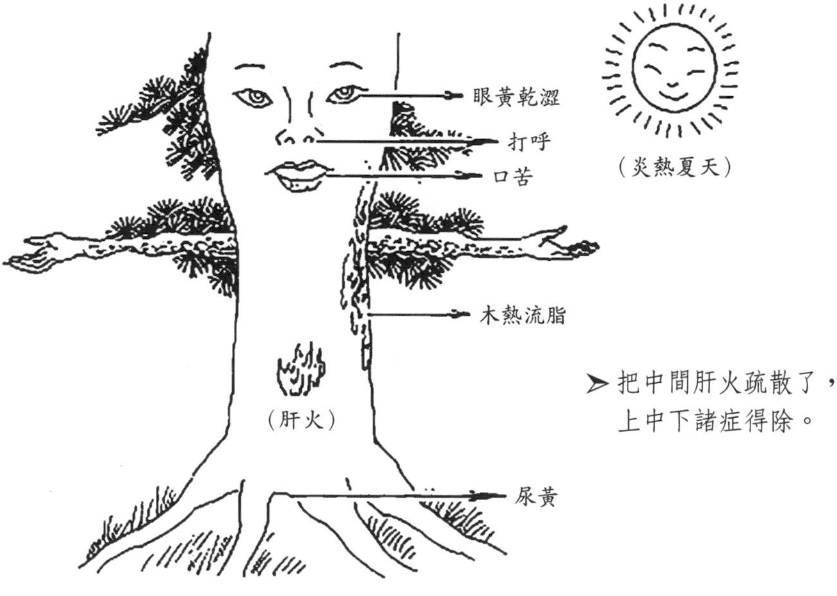

眼黃乾澀
打呼
口苦
(炎熱夏天)
木熱流脂
(肝火)
尿黃
➢ 把中間肝火疏散了，
上中下諸症得除。

3劑

龍膽草	8克	黃芩	10克	澤瀉	20克	梔子	10克
木通	10克	車前子	10克	生地	20克	柴胡	10克
當歸	10克	生甘草	8克	黃柏	10克	蒼朮	10克
炒薏仁	30克	黨參	30克				

病人一吃完藥便來複診，說，吃完這藥，臭汗流得少了，汗出症狀好多了。

我們再問他，小便還黃不黃啊？

他說，小便也不黃了，整個人沒有以前那樣煩躁了。

老師接著說，你們回去參究一下，爲何夏天到松樹林裡採藥，松樹枝上流著很多油脂？爲何肝火旺的人，容易多痰，容易打呼，小便容易見黃赤？身體流油出汗，小便黃赤，是生病，還是身體在自救？我們應該怎麼把壯火變爲少火？如何讓上越的汗，下歸到膀胱，使濁陰出下竅？

參究提示

1. 肝經循行上至巔頂，下至足膝，還絡陰器，布胸脅。
2. 肝開竅於目。
3. 肝實火上炎，濕熱下注。

82 上中下取象悟藥

《本草問答》曰：「子主下垂，故性降；莖身居中，能升能降，故性和；枝葉在旁，主宣發，故性散。」

老師帶領眾學生在山腳下開闢了一片草藥園，種上了南星、半夏、金蕎麥、紫蘇、薄荷，其中紫蘇收成最豐。

老師指著這些紫蘇說，你們看這紫蘇，它身上有幾味藥啊？

一般初學者只能想到蘇葉發散風寒。老師便說，還有蘇梗、蘇子。你們回去想想，爲何蘇葉主散，蘇梗主通，蘇子主降？這紫蘇身上不同部位入藥，

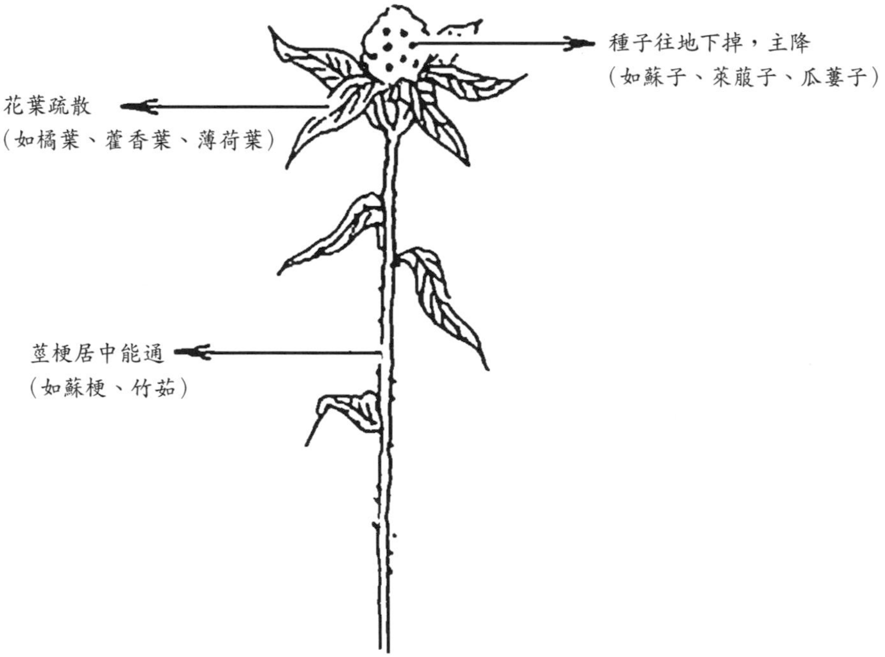
種子往地下掉，主降
（如蘇子、萊菔子、瓜蔞子）
花葉疏散
（如橘葉、藿香葉、薄荷葉）
莖梗居中能通
（如蘇梗、竹茹）

植物不同部位藥性有別

也隱含著天地人之道啊！

我們回去參究，果然，這裡面就有升降之道。

《本草問答》說：「本天親上，本地親下，而升降浮沉之理見矣。」這蘇葉葉子輕薄，迎風飄蕩，本天親上，不斷往高處、往外面長，故而能夠辛溫發散，有解表散寒之意。正所謂「凡葉皆散」，它能夠散頭目肌表之邪，大有「治上焦如羽，非輕不舉」之意。所以我們治療病人外感風寒、內傷食滯常用香蘇散加味，以蘇葉表散風寒，香附、陳皮理肝脾之氣，再加上甘草調和。四味藥，理法明瞭，治病取效。

蘇子質重，性下降，有「諸子皆降」之意。本地親下，這子結成後，它就要往下墮。所以它能夠降濁陰痰濕，從肺中下入大腸。因爲肺爲五臟華蓋，爲天，大腸處六腑之下，爲地。蘇子成熟後，從天而降到地下，所以它墮痰下氣之功甚佳，能夠降氣消痰，止咳平喘，潤腸通便。所以我們在治療病人宿有痰飲，容易打呼，特別老年人咳喘久不癒，吐痰不已，常選用三子養親湯合二陳湯，很快就把痰氣順降下來，使肺中恢復清肅之象。

這蘇梗居中，中空外直，就是一個連通上下的通道，通道就善於流通氣機，所以蘇梗偏於理氣寬胸，這梗對應的是人體胸肋，所以凡胸肋胃脘有結氣，它都能通能降。我們常用中空三藥——蘆根、竹茹、蘇梗，來治療肺胃不降，引起胸中氣阻，哽而不下。比如梅核氣、打嗝、噯氣、脅肋脹，這時會選用中空之藥，來助其胸中通暢，陽明脾胃通降。夫六腑者，乃中空也。六腑以降爲和，通降六腑是治療大法。

這樣我們通過取象的思維，不僅瞭解了紫蘇一身之三寶，還可以領悟藥物不同部位裡的升降之道。《本草備要》上說：「葉發汗散寒，梗順氣安胎，子降氣開鬱。」薄荷葉、橘葉、藿香葉，大多能往外表散，宣上焦之氣。小茴香、萊菔子、瓜蔞仁，卻偏於往下滑降，理下焦之氣，或引上焦之氣下行。而中間的像各類藤本植物，大多用它們的莖，如雞血藤、紅藤、青風藤、絡石藤等，善於疏通中間經脈氣機，把瘀滯之處打開。

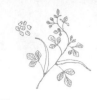

參究提示

1. 花葉多升散，爲天部用藥，取其開發上竅。
2. 仁籽多下降，爲地部用藥，取其沉降下焦。
3. 藤莖在中間，能上下游走，如同人體經絡，連通上下。

83 鍋中物與灶下火

《名醫類案》曰：「命門火衰，不能生土而脾病，當補火以生土。」

水穀如鍋中物，命門如灶下火。水火要相合，水穀自腐熟。

有個病人，男，四十多歲，一吃涼的就拉肚子，即便喝水，喝多一點，也拉肚子，平時大便不成形。舌苔白膩，脈沉緩。

他問老師，這是不是腸胃有炎症啊？

老師笑笑說，這不是腸胃有炎症，是你腸胃缺把火，如果你拉出來的大便酸腐，臭穢不堪，那可能是有鬱熱，而你拉出來的是完穀不化，大便不成形，說明食物缺乏一股

➢ 老年人命門火弱，不可吃太飽，七分飽勝調脾劑。

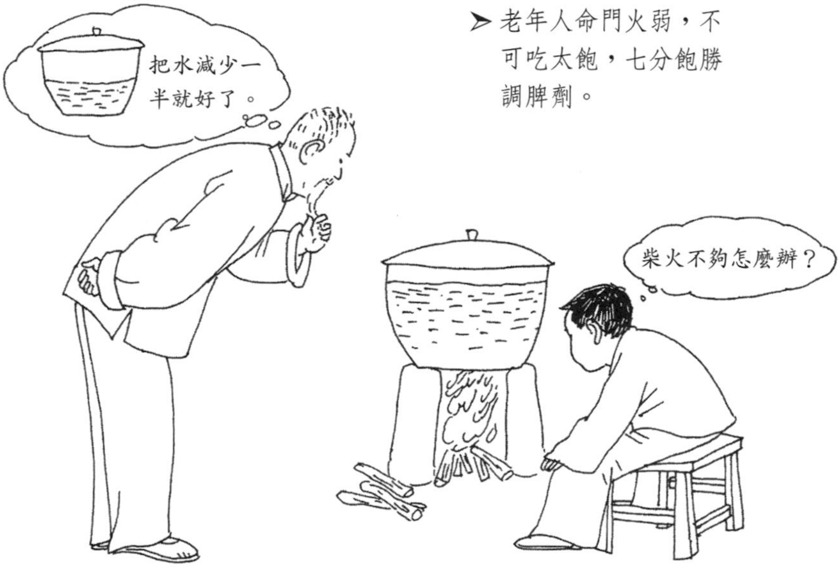

疾病以減食為湯藥

陽氣去腐熟。然後老師就建議他直接買中成藥桂附理中丸來吃。

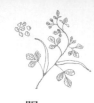

後來，他再來任之堂時，便對我們讚歎桂附理中丸，說這藥吃了很對他的症，他吃過後，肚子很舒服，很少再拉肚子了。胃口也比以前開了。但偶爾吃涼的還是會拉上一兩次，他自己就去買桂附理中丸，一吃就好了。他不解地問道，我這體質是不是特別適合吃這藥啊，爲什麼我吃這個藥，一吃大便就好了，消化也好了，胃口也開了？

老師說，你尺脈沉緩，偏弱，是命門火不足。這命門之火就像鍋底燃燒的火，這中焦脾胃就像這鍋，食入的飲食物就是鍋裡盛的水穀。水穀精微要能夠充分煮熟，主要看兩方面，一是看鍋下的火夠不夠，另一個是看鍋裡的水穀多不多。

如果本身火弱，那麼稍微吃點涼的也化不了，就拉了。如果火不太弱，也強不到哪去，但你暴飲暴食，本來火只夠煮熟半鍋飯，而你卻給它加到滿鍋，結果飯煮不熟，身體消化不了，也拉肚子生病。

老師叫大家去參火跟食物的關係。爲何《黃帝內經》說「飲食自倍，腸胃乃傷」？爲何說傷了腸胃，同時也傷了命門之火？爲何飽食會損氣、減壽？爲何老年人吃東西不要過多過雜，應該七分飽？爲何《千金方》上說「一日之忌者，暮無飽食」「夜飽損一日之壽」？

下面這則禪案，可以幫我們理解火跟水穀的關係。

有一位老師父，他叫小徒弟煮水，有一大鍋水，但剩下的柴火，只能夠煮大半鍋水。小徒弟點燃了柴火，眼看柴火將要燃盡，水卻沒有燒開。小徒弟就急了，問師父該怎麼辦。要不立即去砍柴，又怕等砍回柴來，鍋裡的水又涼了。

老師父笑笑說，你爲何只想到從下面柴火入手，不想想從上面鍋裡的水入手呢？你把水倒掉一半，這水不是很快就煮開了嗎？

小徒弟拍拍腦袋，恍然大悟。

可見命門之火如灶底之火，脾胃如灶上之鍋，水穀能否腐熟，主要看灶底之火旺與不旺，少一把火，則遲化一頃，增一把火，則速化一時。同時鍋中的水穀少一點則速化一會，多一點則遲化一會。所以當命門火不夠，平時又稍微吃多一些，就容易完穀不化，道理便在這裡。在治療上我們應該用一些補命門之火的藥，如桂附地黃丸，以助水穀腐熟。同時在養生上也要建議病人飯到七分飽，好吃不多吃，少食勝丹藥。

我們看那些長壽老人，他們大都很懂得飲食養生，懂得量力而行，都不會暴飲暴食，有自知之明，知道自己有多大的容器、多大的火力，就去煮多少水穀。不然的話，盲目飲食進補，表面上是增加營養，實際上是在盜用命門之火，一旦消化運轉不了，不但不能爲人體吸收，反而導致疾病。

參究提示

1. 脾腎陽虛，完穀不化。
2. 飽食則加重脾腎負擔。
3. 桂附理中丸幫助脾腎加大火力。

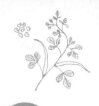

84 固表金鐘罩

《黃帝內經》曰：「陽者，衛外而為固也。」

《醫方類聚》曰：「腠理不固，易於感冒。」

《古今名醫方論》曰：「邪之所湊，其氣必虛，故治風者，不患無以驅之，而患無以禦之，不畏風之不去，而畏風之復來，何也？發散太過，玄府不閉故也。」

常有病人來治療感冒，吃幾劑藥就好了，可過一兩週又感冒了，或者蕁麻疹吃藥後能好個一兩個月，但不久又復發，這是怎麼回事呢？

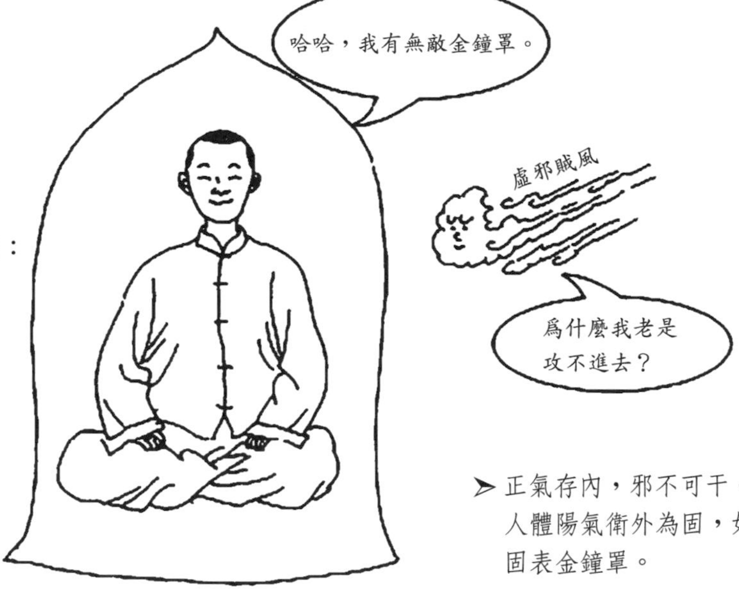
哈哈，我有無敵金鐘罩。
虛邪賊風
爲什麼我老是攻不進去？

➢ 養生十六字訣：
視必垂簾，
息必歸田，
食必淡節，
臥必虛恬。

➢ 正氣存內，邪不可干。
人體陽氣衛外為固，如固表金鐘罩。

平時多靜坐，可以提高正氣

老師說，這是因爲身體虛弱，當把邪氣趕出體外後，正氣不足以在肌表形成一層保護牆，道家叫做金鐘罩，所以稍微不注意，邪風又鑽進來。所以很多體虛之人，反覆感冒，皮膚病反覆發作。

有個病人，男，三十多歲，有慢性鼻炎，平時老容易感冒，一感冒就吃感冒藥，或維C銀翹片，稍微有好轉，但不久一受涼又反覆感冒，他問老師這是爲何。

老師說，你這是體質太差了，底子不足，國庫空虛，打不了持久戰。然後老師給他用了玉屏風散加味。

他吃完藥後，明顯就沒有以前那麼怕風冷了，咳嗽也好了，他覺得這藥跟以前的藥有所不同。我們跟他說，這藥是防風的，以防守爲主，使外邪難以入侵，以前你感冒吃的大都是祛風的，以攻打爲主，逐邪外出。當你體內糧草兵馬不足時，應該謹守城門，以防爲主。

他聽了豁然開朗。

然後老師跟大家說，這玉屏風散要及時用。一旦把風邪逐出體外後，對於體虛之人，立即要給他扶益正氣，這樣才能夠鞏固成果。不然的話，汗孔城門打開，邪氣隨即又復來，體內兵馬糧草不足，一戰即敗。然後老師叫大家去參爲何玉屏風散中沒有用任何抗菌殺毒的藥，卻能夠防衛西醫所說的細菌病毒攻擊人體引起的感冒？人體表層陽氣不夠時，病人會出現哪些病症特點？爲何用金鐘罩可以形容玉屏風散的特點？它是怎麼加強人體衛表陽氣的固護能力的？

原來這玉屏風散由白朮、黃芪、防風三味藥組成，能夠直接增強身體陽氣能量，像是在體表裝上一個防風的屏障。白朮、黃芪能夠益氣健脾，強壯脾胃，土能生金，脾胃中土生成的能量通過肺主皮毛，補充到肌表，而達到固護肌表的作用。防風能遍走周身，爲風藥潤劑，把黃芪、白朮益氣的能量帶到衛表去，發揮防風、禦風的效果，也能驅逐剩餘的邪風。

因爲這三味藥對於虛人感冒來說珍貴如玉，幫助防風擋風，像屏障一樣，又像是在肌表布上一重金鐘罩，或者把人體表衛金鐘罩的漏洞給修補好，故稱玉屛風散。

參究提示

1. 正氣存內，邪不可干。邪之所湊，其氣必虛。
2. 恬淡虛無，眞氣從之，精神內守，病安從來。
3. 平時多打坐站樁，有助於固密衛表金鐘罩。

85 蟲無濕不生

《傅青主女科》曰：「夫帶下俱是濕證。」

《醫方論》曰：「蟲無濕不生，觀腐草為螢可知也。」

《內經知要》曰：「人之有病，猶樹之有蠹也；病之有能，猶蠹之所在也。不知蠹之所在，遍樹而斫之，蠹未必除而樹先槁矣。不知病之所在，廣絡而治之，病未必去而命先盡矣。」

婦人陰道蟲癢，是一個常見的疾病，在任之堂見了不少。很多病人反覆用洗劑，當成細菌黴菌感染而用對抗殺

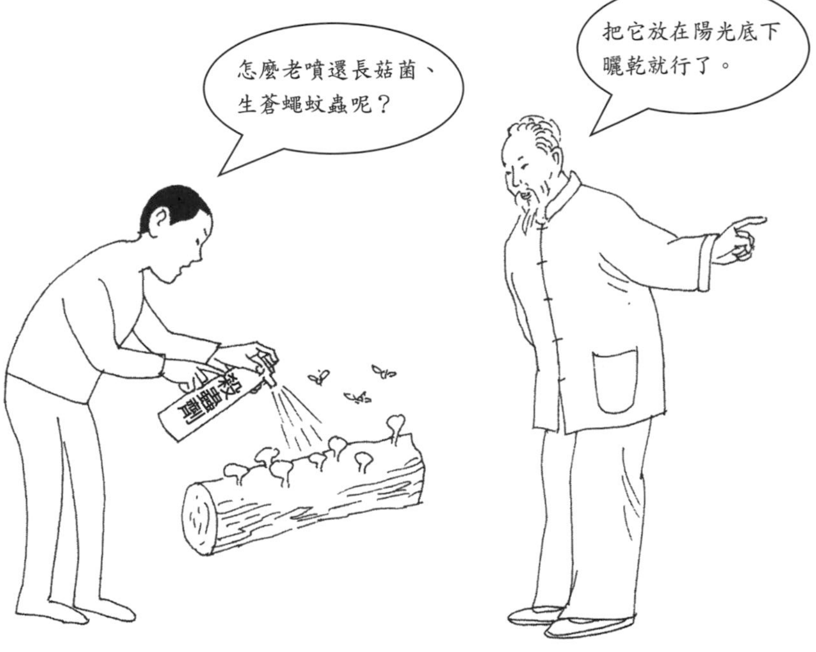
怎麼老噴還長菇菌、生蒼蠅蚊蟲呢？
把它放在陽光底下曬乾就行了。
殺蟲劑

不能光去殺菇菌滅蚊蟲，而是要改變環境

滅療法，結果蟲沒有殺盡，自身卻搞得身心疲憊。

有個病人，女，四十來歲，陰道濕癢，有四、五年了，伴隨白帶異常。老師問道，平時是不是喜食生冷瓜果？她點頭稱是。

老師說，這就是疾病的原因。

她瞪大眼睛問，難道吃水果也會長蟲嗎？

老師說，吃水果是不長蟲的，但吃水果會引起你身體臟腑虛寒。你的脈沉緩，明顯脾腎虛寒。這樣那些濕邪就會留在下焦化不了，變爲過多的白帶。

這些濕濁就是各類病毒黴菌的溫床，爲何你一直殺菌滅蟲卻治不好？只要這陰濕環境不除，蟲的來源就不斷。

給你打個比方，垃圾堆的垃圾沒清走，蒼蠅蚊蟲就沒完沒了，殺滅了一批，另一批隨著又來，隨治隨生，難有安日。你這身體也是一樣，一味殺蟲，把身體正氣損傷得更厲害，病菌就生長得更瘋狂。

然後老師給她開完帶湯合陰癢三藥（丹參、菖蒲、蜈蚣）。

病人吃完藥後，帶下乾爽，癢痛大減，隨後老師又給她調方收尾。

老師說，你們治療這種婦科陰道蟲蝕之癢，不要只盯著蟲子治，要去思考病源，是什麼原因導致蟲生呢？是什麼體質環境才會造成黴菌氾濫？不然只知道驅蟲治標，不知道除濕治本，則病沒完沒了。

你們再去看看，木頭爲什麼會腐朽？再去參參，爲何桌子的腳先爛？爲何濕性容易襲下？爲何帶下皆是濕證？爲何木耳香菇都要長在陰濕的環境下？怎麼樣才能夠把濕邪除掉？這些問題想通後，很多疾病治療都更有思路。

參究提示

1. 當你屢除病菌不行時，試圖去改變環境吧。森林中的腐木會長滿香菇木耳，怎麼剪除都剪不乾淨，當把腐木抱到陽光下曝曬就不長了。
2. 少停留於寒濕處，要勤洗曬內衣褲。多運動可以防腐，血氣流通病可除。

86 從草木枯槁領悟弦硬鬱脈

《臨證指南醫案》曰：「鬱則氣滯，氣滯久則必化熱，熱鬱則津液耗而不流，升降之機失度，初傷氣分，久延血分。」

《道德經》曰：「人之生也柔弱，其死也堅強，草木之生也柔脆，其死也枯槁，故堅強者死之徒，柔弱者生之徒。」

有個女病人，四十歲，早上起來手僵硬，腰酸，夜裡很煩躁，難寐。

她問老師，這是不是風濕啊？

老師摸完脈後說，不是風濕。

她疑惑地問，那是什麼呢？

老師問她，最近是不是經常吵架？

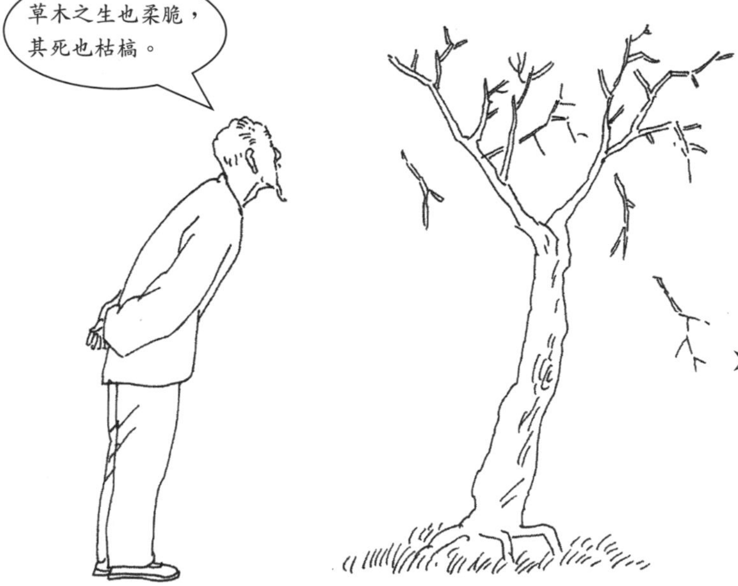

上觀天，下觀地

➤ 養生提示：
愛發脾氣，使人肝脈弦硬如枯枝；性格溫柔和氣，使人肝脈柔軟如綠草，人之養生是法綠草，養死是法枯枝。

她說，怎麼能不吵架呢？

老師說，你這病就是氣多了，關脈弦緊硬得很。肝鬱化火，傷了腎水。然後老師給她開了丹梔逍遙丸合五子衍宗丸。

病人再回來複診時說，醫生，吃了這藥後，我這手跟脖子僵硬好多了，腰也沒那麼酸了。

老師跟她說，以後要少發脾氣，就少得病，再這樣發脾氣，腎精肝血燒乾了，人就容易中風、腦血管硬化，到時就不是脖子僵、手硬那麼簡單了。

老師叫大家去參，爲何發脾氣會傷腎水？爲何生氣的人，脈象關鬱弦緊，而且女性容易掉頭髮？爲何氣鬱久會化火？爲何情志之火，不應該用涼藥直接清，要用解鬱藥，讓氣機重新流通起來？

老師治療鬱病鬱脈，是取法《道德經》的思路。取象的思維，其實在《道德經》裡頭就多次提到。老子就善於用日常生活中常見的現象，水啊，草木啊，山啊，來譬喻，從中悟道。《道德經》第七十六章中說：「人之生也柔弱，其死也堅強，草木之生也柔脆，其死也枯槁，故堅強者死之徒，柔弱者生之徒。」

這告訴我們，察脈要先審其陰陽，以別柔剛。脈柔緩的人，性格柔緩，即便有病，大都也能帶病延年。而脈僵硬而剛的人，多有著頑固的性子脾氣，就像草木一樣，容易枯槁；剛強的脾氣，會消耗大量的腎水，就像火太大了，把鍋中水都煮乾了。

這就是爲何脾氣粗暴、脈象弦硬的人，臉通紅，動脈血管容易硬化破裂、缺乏彈性，原來這就是一個乾硬枯槁的枯木之象。相反，爲何小孩子生機盎然，筋骨柔軟？因爲小孩子就像初生的草木，很

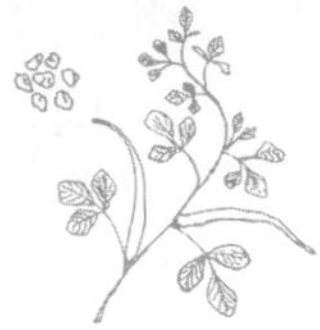

少情志的糾結牽掛，也很少發怒，這樣就能夠保持元氣的柔和，氣機也不容易壅堵，也不容易化火，所以生命力極其頑強。

我們再從「鼎三法」來看老師給這個女病人開的方子，思路就更清晰了。老師用五子衍宗丸，直接幫病人補腎水。因爲長期發脾氣肝鬱的人，盜用腎水很厲害，這剛硬的脾氣造就剛硬的脈象，不給他補足夠的腎水，這脈象就柔和不起來。好像樹木冬天乾枯一樣，必須待來年春水滋潤，它才會重新變柔軟嫩綠。這也是脾氣剛硬的人要注意養其眞的道理。

而逍遙散是順其性的方，病人生氣氣到夜難臥，手僵脖子硬，這時極待疏理中焦氣機，逍遙散以逍遙命名，就値得去參究，何爲逍遙？爲何治鬱脈首選此方？

最後，方中加入丹皮、梔子，這是針對氣鬱久必化熱。人體胸膈鬱久後，就會煩熱，這種氣鬱煩熱，必用丹梔，丹皮涼血分熱，梔子能涼氣分三焦熱。所以這兩味藥是專門爲降濁火而設的。

這樣將養眞、順性、降濁三大思路同時融於一方之中，把肝鬱化火又傷了腎水的病機，都考慮到了。所以病人煩躁解，手頸僵硬緩，感到輕鬆氣消。

參究提示

1.《道德經》就開始教人取象比類，學中醫要有法天象地、遠觀近擇的思維。
2. 脈象弦硬的人脾氣剛強，脈象柔和的人壽命長。爲什麼？去看枯枝與綠草就知道。
3. 脈象弦硬的人要多發愛心，多幫助人，多到大自然中去。讓剛強的脾氣調和過來，比單純吃藥更管用。

87 抽油煙機與通腸法

《黃帝內經》曰：「夫胃、大腸、小腸、三焦、膀胱，此五者天氣之所生也，其氣象天，故瀉而不藏。此受五臟濁氣，名曰傳化之府，此不能久留，輸瀉者也。魄門亦為五臟使，水穀不得久藏。」

有個病人，男，四十多歲，長期消化不好，食欲不振，稍微吃多一點，胃就脹，身體也肥胖，整個人成天都很累。他自己吃了很多附子理中丸，剛開始吃時，還有些效果，胃口可以開一陣子，消化也好一些，但吃的時間長了，居然沒感覺了。於是便來任之堂，想喝喝湯藥。

➤ 清油煙機，如同用腸六味除腸道垢積。

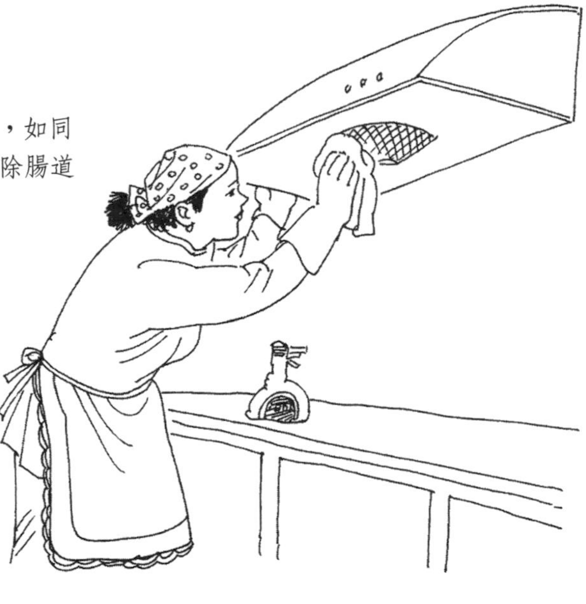

積滯洗淨，空氣清新

老師說，你整個氣色就像蒙了一層垢一樣，腸子裡頭起碼有幾斤重的積滯，黏在腸壁上，排不出去。你要少應酬，少吃葷，多吃素。

他爽快地說，好吧，聽你的，醫生。請師從師，來你這裡看病，你說怎麼辦就怎麼辦。

老師說，你這第一步還不能健脾，你左寸脈浮取不到，小腸積滯重，要先通通。然後給他用上腸六味（火麻仁、豬甲、艾葉、苦參、雞屎藤、紅藤）加上桂枝湯，再加上紅參、銀杏葉，雞屎藤用到60克。

開完藥後，老師說，你吃完後會拉出一些黑便，但不要緊，幾天後人就輕鬆了。

他不解地問，怎麼會拉黑便，那是什麼啊？

老師說，就像你家的抽油煙機，幾年沒洗，那煙機裡頭都是黑油，要請人來清。你這肚子也一樣，六腑常年沒有通過吃素來清洗，裡面有不少食物積滯，需要好好清理一番。不清理乾淨，這食物怎麼能消化吸收好呢？

果然，病人吃完幾劑藥，回來複診時回饋，正如老師所說。他說，我吃頭三劑藥，拉出的大便臭死了，在馬桶裡，沖都沖不下去，一天拉兩次。

老師跟他說，不管拉什麼、拉多少次，首先你覺得人輕鬆了些沒有？

他說，輕鬆很多了，所以才再回來看。

老師又問他，現在胃口怎麼樣了？

他說，從來沒有這麼好過，而且早上洗臉沒那麼油了。

原來人體臉部是陽明胃經所過之處，它反映的是胃腸通降功能的好壞。如果臉上成天油垢，像是蒙了層灰一樣，怎麼洗臉也洗不乾淨。這說明病人腸胃滿，有很多積滯下不去，如果用內調的藥，給他清腸子，臉部自然就光潔了。這就是面黑穢濁者必便難的道理。

老師點頭說，你們回去要參參如何提高病人的食欲。不一定非得用開胃的藥，病人之所以陽明胃氣不振，很多跟長期陳年積滯堆在腸胃有關。《黃帝內經》說腸道應「瀉而不藏」，每天要很通暢，只有腸道暢快，上面胃口才會開。

你們去想想，爲何腸道表面有很多積滯後，病人就沒食欲了，胃腸動力就差了，消化也不良了，整個人也沒勁了？爲何人體腸通一身勁呢？這個道理不難想清楚，好比一個人長期負重走路，他的精氣神肯定消耗大，肯定很睏倦，一給他減負，他就輕鬆了。

這消化道也是這樣，人長期吃很黏膩的食物，不容易排出去，這些肥甘厚膩，就會像黏在抽油煙機上的黑垢一樣留在胃腸之中，加重消化道的負擔。胃腸吸收一不好，動力又差，這樣食欲怎麼能開，消化怎麼能徹底呢？這也是老師之所以重用雞屎藤，先讓他排黑便的道理。

我們知道，很多機器在使用一段時間後，都需要清理裡面的輪軸或機頭。輪軸要保持潤滑，鐵鏽垢積絲毫不能久留，留久了就會消耗機器的能量，造成不必要的磨損。這樣重新再啓動機器時，明顯就感到有勁了。機器都如此，何況是人。

參究提示

1. 面黑者，必便難。
2. 陳莝去則腸胃潔，癥瘕盡則營衛昌，不補之中有眞補存焉。
3. 腸通一身勁。

88 從蟬蛻之象看辭舊生新

《神農本草經》曰：「蟬蛻，味鹹寒，主小兒驚癇，夜啼，癲病，寒熱。」

《中藥學》教材認爲，蟬蛻主疏散風熱，利咽開音，透疹，明目退翳，息風止痙。

近來有幾個慢性腎炎的病人來治療，蛋白尿經常是兩個或三個加號。老師但凡是摸脈發現下焦有鬱熱的，脈粗濁偏大，便會用升降散合梔子豉湯，其中升降散裡蟬蛻常重用到20克。大家不解，何以獨重用蟬蛻呢？

是不是量小走上焦，量大走下焦呢？

經過臨床上的觀察，大家發現，這重用蟬蛻的病人，普遍蛋白尿都能從三個加號變

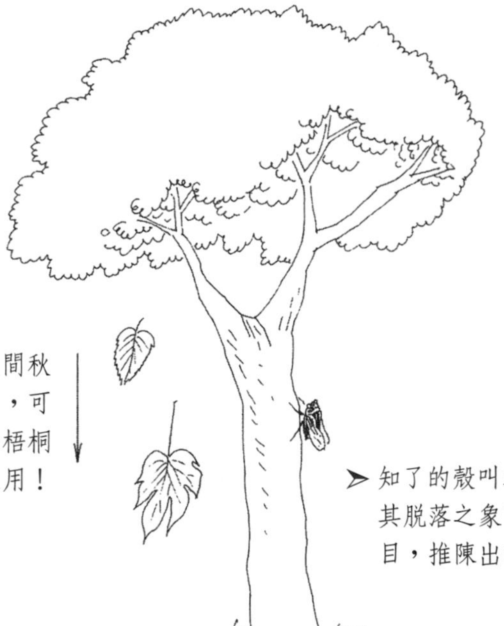

➤ 觀一葉而知人間秋涼。用霜桑葉，可降肝腸之氣，梧桐葉可為引產之用！

➤ 知了的殼叫蟬蛻，取其脫落之象可退翳明目，推陳出新。

爲兩個加號或一個加號，明顯呈好轉趨勢。

老師說，辨證開方時，加上蟬蛻治蛋白尿，是一個成熟的經驗。你們想想，它爲何能治蛋白尿？大家沒有想到，還是老師說了。你們看，蟬蛻它又叫蟬衣、蟬殼，是知了脫下來的外衣。我們直接取其象，就一個脫的象。把舊的脫掉，煥發出新的生機，這個脫的象，就有辭舊生新之意。

所以治療皮膚病、搔癢、蕁麻疹，我們常在辨證方中加蟬蛻或龍衣，目的是說明透疹，疏散風熱，取它以皮走皮之意，能夠把皮表陳舊的瘀滯脫落下來。有些小孩子比較敏感的，服用後，皮膚甚至會脫下一些屑來，但脫完後，就舒服了。

學生們還是想不明白，爲何蟬蛻能夠治蛋白尿？

老師接著又說，這脫落的象，不單是肌表脫，呼吸道也一樣。比如西醫說的聲帶息肉，說話咽痛，聲音嘶啞，我們不是常用會厭逐瘀湯加上蟬蛻嗎？這聲帶長息肉，西醫就直接用手術把結節去掉，然後就正常了。在中醫看來，就是咽部有瘀濁，瘀濁黏在那裡脫不下來，我們用蟬蛻，取它利咽開音、脫落瘀濁之功。用在方子裡頭，對聲帶息肉引起的咽喉梗阻不舒、聲音沙啞都有幫助。

你們想一下，這咽喉壁上的瘀濁是身體的瘀濁，而腎小球腎炎排出尿蛋白，它代表著有免疫蛋白黏在腎裡，這些也是瘀濁，我們也可以把它看成舊濁不脫落的象，通過重用蟬蛻走下焦，把它刮下來。取一個脫舊生新之象，這就是中醫的靈活之處。

大家聽後就明瞭了。

老師又說，還不止如此。咽喉上的瘀滯、腎裡面的瘀滯、皮膚表面的瘀滯，可以取脫落之象治之。那麼眼睛裡的瘀滯呢？也是一樣。本身蟬蛻就是專主明目退翳的，而且它善入肝經，善疏散風熱，治療胬肉攀睛、眼內長翳膜，在眼科裡是常用之藥。這都是它善脫的緣故。《名醫別錄》上說它「主婦人生子不下」，從這裡可以看出它有催產的作用，所以孕婦要慎用。

你們知道它爲何能催產嗎？

這回大家通透了，說，也是取它善於脫落的象！

老師接著又說，我們現在對藥物的認識還太有限，並未瞭解藥物本身的全部功效和作用。就好比現在科技雖然很發達，但人認識到的宇宙還是很小的一部分。

我們如果站在道的角度去思考，思路就會打開來。像皮膚病、癬疾、聲音嘶啞、蛋白尿、眼睛有翳障，我們可以用蟬蛻，這只是蟬蛻極小一部分功用的體現。那麼風濕性心臟病，瓣膜上有瘀斑黏在那裡，可不可以用呢？膽囊息肉，膽囊壁毛糙有垢積堵在那裡，可不可以用呢？

你們想想，當你們從這些角度來看時，一味藥的用途就相當廣泛了，一個辭舊迎新之象，就可以幫你們把這味藥用到淋漓盡致。

葉天士當時用湯方幫臨盆的婦人催產，正值秋風蕭瑟，胎兒不下，葉天士便在庭院裡思索，該加味什麼引藥，突然眼前飄落梧桐樹葉。他靈機一動，隨即用梧桐落葉做藥引，加入湯方裡去，胎兒遂順利落地。

如果他看到樹上有蟬蛻的話，他用上，想必也能達到同樣神奇的效果。所以你們不要局限於常規的藥物功用，得從裡頭跳出來，用道悟去體證每一味藥，到時估計你們用藥思路就越來越簡，心中越來越有把握。

順便提一下，民間有個單方專治小兒夜啼，用蟬蛻10克，大棗1枚，煎湯代茶飲，或睡前服用，效果良好。這種夜啼是小孩常常入夜哭鬧不安，白天卻安靜入睡，搞得大人們都不好休息，大都是心經有鬱熱，所以哭鬧。小孩想要借助這哭啼來升發振奮陽氣，讓鬱熱透出來。因爲白天有陽氣的幫助，可以順氣暢達，在夜間鬱住，熱出不暢，便以哭鬧來解之。

這時學生們說，這知了白天叫鬧，晚上安靜，取這個象治夜啼。

老師笑著說，這種取象不太恰當。晚上安靜的動物多得是，而且蟬白天吵鬧，也不見得小孩子服了蟬蛻後，白天叫鬧不止。

那該怎麼取象呢？你們看升降散裡，爲何用蟬蛻來升呢？《藥性賦》上說，透疹散熱用蟬衣。一味蟬蛻就能透散心經鬱熱，只要煩熱不擾心，小孩子就不鬧了。

這蟬從地裡破土而出，然後再把衣服一脫，最後飛到樹梢上。可以想出它從濁陰包圍的環境裡頭透出來，由陰而出陽，而小孩子晚上就在一片陰暗環境中，陽氣想透出來卻透不出，所以以哭鬧解之。用蟬蛻就取它由陰出陽、透氣外出的象。所以《藥性論》上說：「蟬蛻治小兒渾身壯熱驚癇。」

參究提示

1. 學藥要放到大自然中去學，看這味藥是怎麼生成的。
2. 蟬蛻取它脫落之象，以退翳明目。豬甲取它下墜之象，以通腸降濁。玫瑰花取它開放之象以解鬱，雞血藤取它血紅通達之象，以補血通脈。

89 刮鍋底與雞屎藤

《醫學入門》云：「脾與小腸相通。」

鍋底有垢，消耗木炭柴火，腸壁有積，消耗命門陽火。

有個女病人，四十多歲，得慢性結腸炎有好幾年了，每次解大便都黏稠，拉不盡，食物消化不徹底。常年的結腸炎使得她腰酸背痛，渾身乏力，胃口不開，進而頭暈，記憶力減退。

她吃了不少補脾益腸的中藥，就是沒有治根。我們想到大便不成形，是不是先用用風藥？

老師看了後說，病人腸道有濕熱，腸壁上黏了層厚厚的垢積。脾脈別通於小腸，這時要用通下的藥，通因通用。不把她腸道壁上的垢積

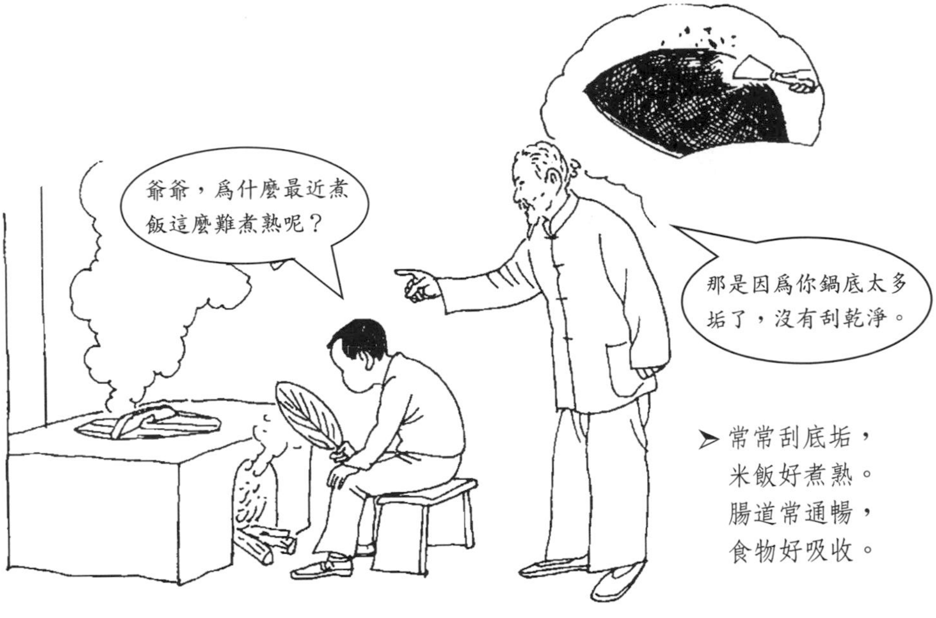
爺爺，爲什麼最近煮飯這麼難煮熟呢？
那是因爲你鍋底太多垢了，沒有刮乾淨。

➤ 常常刮底垢，
米飯好煮熟。
腸道常通暢，
食物好吸收。

刮下來，食物就難以消化徹底，大便也很難成形，脾虛就總也治不好。

然後給病人用了通腸六藥（火麻仁、豬甲、艾葉、苦參、雞屎藤、紅藤），重用雞屎藤50克。病人吃了五劑藥後，大便就成形了，多年的乏力頭暈也改善了，想不到這麼頑固的老毛病，直接用通腸消積法就把它給拿下來了。

老師說，像這種慢性結腸炎，腸道壁上黏了很多垢積，這不是一兩劑通下的藥就管用的，而且雞屎藤一定要打粉。腸道壁上的垢積，不是刮一兩下就能刮下來，陳年老積不服十劑八劑藥很難排乾淨徹底。剛開始通只是通大腸那一截，後面幾劑藥才能通到小腸裡面去。

老師然後叫大家去參，爲何通腸去垢積後，腰部舒服了，腰也不涼了，食欲增強了，消化也徹底了？

原來人體腸道的食物，要靠心火跟命門之火來共同加熱運化，特別是大便稀溏、腰涼的病人，明顯腰部命門之火不能助脾胃溫化水穀，就像這個病人。那我們直接給她補命門火不就成了嗎？可她以前也服過不少補命門火的藥，怎麼就補不起來？

原來道理就在這裡，我們看，那些農村用柴火做飯的人家，每隔一段時間都要把鍋拿到外面去，用小鏟把鍋底的灰垢刮淨。你問他們爲什麼這樣做，他們會跟你說，這鍋底灰垢多，很消耗火力。把鍋底灰垢刮乾淨，那火力一下子上來，做菜煮飯都容易。

這個道理我們再引申到人體腸子上。腸子裡食物靠命門火來溫化，如果腸道壁很多垢積，既消耗命門火力，也難以把食物徹底吸收。所以病人一方面表現出腰冷乏力、腿腳沉的病症，一方面又表現出大便黏膩、胃口不開的病症。

你這時補命門火加大火力也不對，用開胃消食的藥也不對，因爲這都不是病根所在。只有把腸道之積刮淨，食物才能迅速得到命門火力溫化，既不浪費身體命門陽火，也能源源不斷製造出氣血能量，身體一下子就能進入良性迴圈，病人的各種病症一下子全改善過來了。所以治病如果治到點子上，一點擊破，各點同時破開。

參究提示

1. 腸道有積會影響食物消化吸收，長期消化吸收不好，身體就會不舒服。
2. 心與小腸相表裡，命門陽火直接暖脾臟。
3. 小腸跟脾臟同時進行消化吸收食物的工作，需要大量陽火，直接就向心跟命門要。
4. 腸道上的積滯，會消耗大量的命門之火或心火，所以補火之前要先把垢積刮掉。

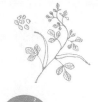

90 從耕種農忙看嗜睡傷人

《黃帝內經》曰：「久臥傷氣。」

《孟子》曰：「不違農時，穀不可勝食也。」

有個病人，每天都要睡夠八九個小時以上，但人還是沒勁疲憊，坐著就想躺著，躺著就想睡覺。

老師問他，你是怎麼睡的，晚上幾點入睡啊？

他說十二點到一點吧。

老師說，你要早睡啊，睡覺都沒保證，人能不累嗎？

他說，但早上我經常睡到九點、十點，加起來也有八、九個小時。但不知怎麼回事，睡醒後，人還想睡，還覺得很睏很累。

老師笑笑說，問題就出在這裡。久臥傷氣，你

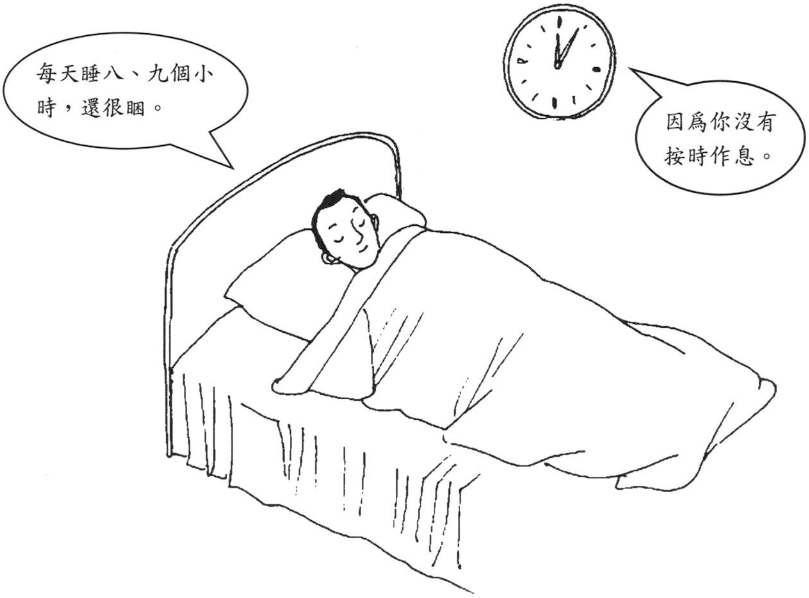
每天睡八、九個小時，還很睏。
因爲你沒有按時作息。

越不想動，就越不能動，你越躺在床上，就越沒勁。俗話說，摳成的瘡，睡成的病，你再睡下去，會出大問題的。

他疑惑地問，爲何呢？

老師說，你這種睡覺時間規畫，睡多少都沒用。人類經過千百年而形成了「日出而作，日落而息」的生活工作習慣，你白天九點、十點還不起來，還躺在那裡，該動的時候不動；晚上八、九點應該休息睡覺、補養精血，你卻還在工作，還在消耗。這樣白天動則生陽，你生不了陽氣；晚上靜則生陰，你養不出精血，久而久之，你陰陽兩虛，人還有朝氣精神嗎？

然後老師直接給他開桂枝湯加紅參。

才吃兩劑藥，人就精神多了，也沒那麼懶惰、嗜睡了。

老師然後叫大家去參，爲何種莊稼有七蔥八蒜之說？八月該種蒜時不種，等到十月十一月再種下去，你看它有沒有收成。到時候該收穫的時候，就收穫不了。

晚上八、九點該睡覺的時候不睡覺，拖到十一、十二點去睡，久而久之，看看身體還有沒有精神。別以爲靠食物營養就能夠補充這種消耗，天地間是有一種規則的，這種規則非人力能夠改變。

比如八月份不種蒜，到十月份去種，即使下再多肥料，澆再多水，看它能不能長得好。這時辰很重要，耕種農忙，就那麼前後十天八天，錯過後種上莊稼，要想得到好收成就難了。

如果人長期熬夜，錯過了晚上九點到十一點，這個三焦經大調整的最好休息睡眠時間，熬到深夜十二點、一點，傷了肝膽藏血生發之氣，那身體就很容易虛勞了。

大家就想到《孟子》裡頭有句話叫做「不違農時，穀不可勝食也」。一個農民知道農時，並按農時去幹活，就有吃不完的穀子；一個病人知道日出而作、日入而息的道理，晚上不熬夜，白天勤運動，過上規律的生活，那他就有用不完的精血，疾病慢慢地也會離他而去。

參究提示

1. 晚上九點是人體三焦經大調整的時候，九點到十一點這段時間沒睡，就錯過了排濕濁的黃金時間，其他時間睡都很難補得回來。
2. 人臥則血歸於肝，精藏於腎。睡覺沒按時睡，補再多精微物質都不受用。

91 從吹風機看風能勝濕

《黃帝內經》曰：「風勝濕。」又曰：「傷於濕者，下先受之。」

有個病人，男，三十六歲，屁股濕癢，一抓就流水，已經一個多月。先用藥膏抹，抹不好，反反覆覆，這才來找中醫，想用中藥調調。

老師一摸他的脈說，陽氣往下陷，鬱在下焦，濕性重濁，易襲陰位。誰主濕？脾主濕。誰能夠勝脾？肝能夠勝脾，木能夠剋土。所以風能夠勝濕，就用風藥吧，把他陽氣從下往上提拔上來。

那風藥的集成是哪個方子呢？當然是荊

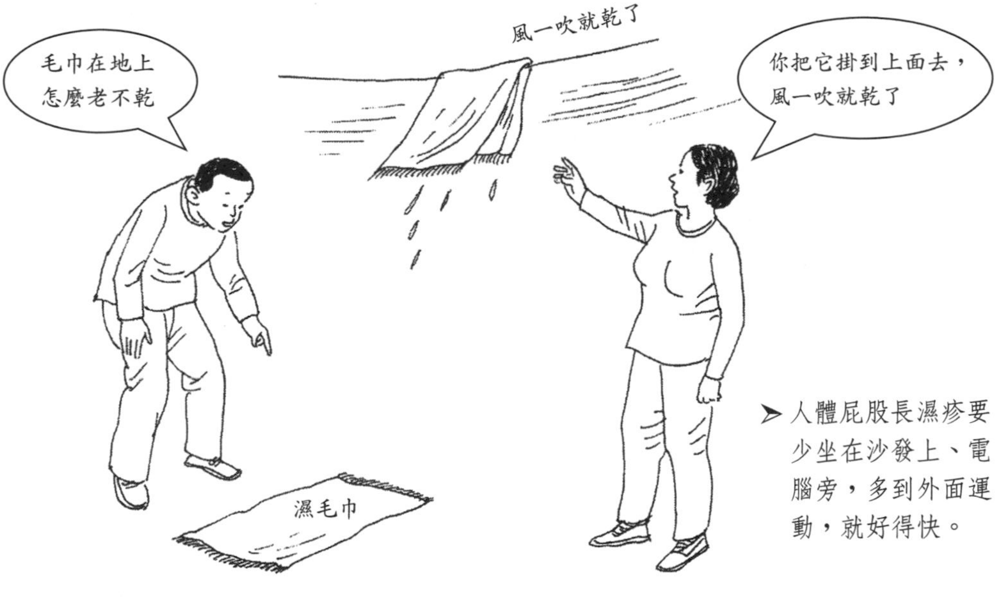
毛巾在地上
怎麼老不乾
風一吹就乾了
你把它掛到上面去，
風一吹就乾了
濕毛巾

➤ 人體屁股長濕疹要少坐在沙發上、電腦旁，多到外面運動，就好得快。

濕毛巾怎麼乾？

防敗毒散了。

老師說，把荊防敗毒散裡的前胡改成白朮，加強健脾除濕的力量。從來沒有誰說過這個荊防敗毒散能夠治療屁股濕疹啊，它是治虛人感冒，或者脾虛腹瀉的，跟濕疹有什麼關係呢？而病人只吃完三劑藥，濕疹就明顯好轉了。

老師便叫大家去參，爲何荊防敗毒散能治好這病人屁股上的濕疹？這就是風藥的功用，病人脈下陷，濕濁下注，鬱在下焦，下焦就濕癢、流水。這時我們直接把他陽氣往上升，什麼藥升陽氣最快？當然是風藥。中醫說風能勝濕，高巔之上唯風藥可到。

病人寸脈不足，就是高巔上缺乏精氣，用風藥的目的，就是把下焦精氣往上搬運，這樣上下能夠迴圈對流，濕疹濕瘡自去。

從這個案例，我們就可以想到，治濕癢不一定要用清熱除濕的思路，不一定要見濕治濕，如果病人身體升發之氣不足，越除濕就越生濕，把他升發之氣提起來，濕邪自然就乾了。

就好比濕毛巾，即使再怎麼去擰它還是濕的，如果把它往高處一掛，它很快就乾了。所謂濕氣，只是處在不當的位置上而已，一旦把它放在恰當的位置上，它可能就變成了津液。

又比如很多人晚上洗完澡後，頭髮濕漉漉，但又急著想睡覺。這時只要拿起吹風機來，吹個幾分鐘，頭髮很快乾了。這就是一個風能勝濕的象，吹風機吹出來的是熱風，很快把濕頭髮烘乾了。我們用辛溫的風藥，製造的也是一個熱風的場。故曰：

濕性重濁，易襲陰位。

風能勝濕，風藥治之。

參究提示

1. 濕濁在下是邪氣，令人長濕疹搔癢。
2. 把在下的濕邪用風藥搬運到周身爲身體所用，就使其變爲津液。

92 水足風起船自行

《醫貫》曰：「東方先生木，木者生生之氣，即火氣也，空中之火，附於木中，木鬱則火亦鬱於木中矣。不特此也。火鬱則土自鬱，土鬱則金亦鬱，金鬱則水亦鬱……予以一方治其木鬱而諸鬱皆因而癒。一方者何？逍遙散是也。方中唯柴胡、薄荷二味最妙。」

朱熹曰：「昨夜江邊春水生，艨艟巨艦一毛輕。向來枉費推移力，此日中流自在行。」

有個女孩子，月經量少，大便乾結，脅肋脹滿，舌淡苔薄白，舌邊有齒痕。

老師一開口便說，你這不要再穿裙子，吃水果、雞蛋了。

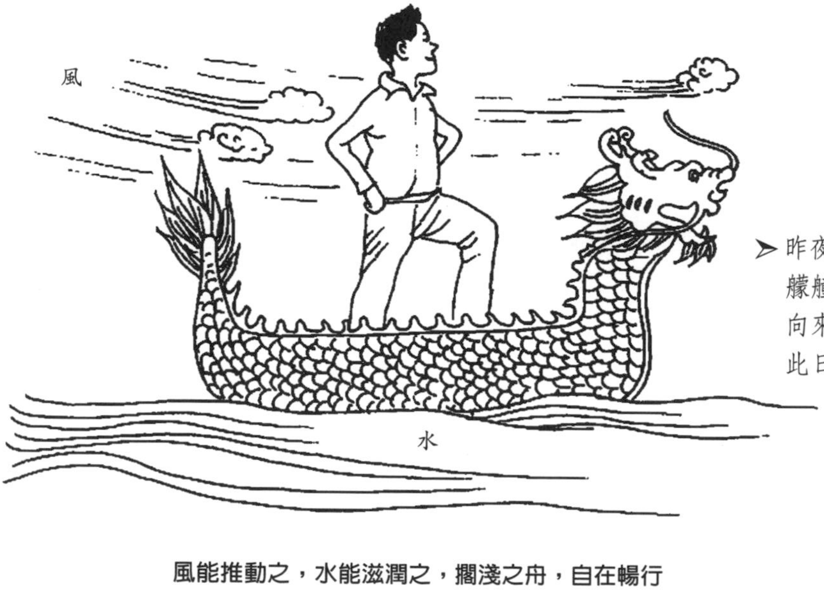
風
水
昨夜江邊春水生，
艨艟巨艦一毛輕。
向來枉費推移力，
此日中流自在行。

風能推動之，水能滋潤之，擱淺之舟，自在暢行

她說，我平時都比較少吃肉，就吃雞蛋了，不吃水果怎麼美容呢？老師說，跟你說吧，你這脅肋脹滿，就是吃雞蛋吃的。雞蛋黏糊糊的，是一個收的象，凡女人關脈鬱緊，肝氣鬱結，不能舒放，脾氣大，都要少吃雞蛋，越吃脾氣越大，心越急躁。

她說，那水果呢，我大便經常三、五天解一次，不吃水果不行啊。

老師說，吃水果，爲什麼你大便還是三、五天一次啊？你那月經量少，大便乾結，就是涼的東西吃多了，熱脹冷縮的道理你懂嗎？這涼冷的東西，一吃到肚子裡頭，小肚子都涼得慌，血脈一受到寒涼就收引，月經量怎麼會多呢？腸道一受到寒涼也收引，不能放鬆，大便能不乾結嗎？

她算是明白了，然後老師就給她開逍遙散，白朮重用到80克。

藥房裡剛來抓藥的學生都不解地問，這逍遙散，怎麼白朮用量這麼大？

我們跟他說，常規白朮用量10到15克，那是常法，用來健脾補氣的；這裡白朮重用80克，甚至100克，是一個變法。白朮多脂，重用可以通便，一邊加強脾動力，一邊潤腸，通便效果很好。

果然，病人吃完藥後，來複診時說，吃藥期間，大便都非常通暢，胸脅也不脹滿了。

老師問她，還吃水果、雞蛋嗎？她說不吃了。

老師說，不吃就好，讓血脈不要受涼，也不要穿裙子了，以後你月經量自然會增多，變爲正常。

老師然後叫大家去參，爲何我們用逍遙散可以幫助病人疏肝通便？原來古方逍遙散乃疏肝解鬱第一方，它不單能解肝鬱，五臟之鬱皆可以解之。逍遙散能夠恢復肝膽的升發之氣、舒展之氣，其氣柔嫩，如同草木穿地而起，得溫風一吹，鬱氣便條達，其中的柴胡、薄荷這兩味藥最妙，正好代表了春天生發之氣。

很多婦人情志抑鬱，鬱則五臟氣不通，五臟氣不通，則脅肋爲之脹，腸爲之閉結，月經爲之短少。以逍遙散疏解之，脅肋得以放鬆，鬱結散；腸道得以放鬆，便結通；子宮得以放鬆，月水下注。逍遙散能夠治木鬱，從而治肝鬱、腸鬱、子宮鬱等臟腑鬱。

老師加重了逍遙散中白朮用量，又有當歸、白芍這些柔潤多脂之物，就像直接給腸管下一場春雨一樣，增加管道裡的水分；配上柴胡、薄荷、生薑這些疏通之藥，如同給河道裡的船颳風一樣，這樣水足風起，即便是大船巨艦，也能夠得水而行，因風而動。這也是病人服藥後，乾結的大便能夠很順暢地下來的道理。

以前病人大便難，又是水果，又是潤腸丸，都沒能解決問題，這回雙管齊下，既增加河道裡的風力，又增加水量，五臟六腑、經脈得以放鬆，液充舟行，自然能揚帆萬里，不會被擱淺在局部。

這正是老師用藥順其性、養其眞的精妙之處。若不能順五臟之性，經脈管道就鬱結，怎麼滋潤也沒用。腸管消化道乾結，沒有足夠的油，怎麼用風去吹，大便也不容易下來。

這樣臟腑之性得順，臟腑之眞得養，何患病不得除。

參究提示

1. 肝能疏泄周身之鬱。
2. 腸道瘀滯也要靠肝去疏泄，這叫木能疏土。
3. 重用白朮可治便秘。

93 白帶渾濁與植樹造林

《傅青主女科》曰：「婦人有終年累月下流白物，如涕如唾，不能禁止，甚則臭穢者，所謂白帶也。夫白帶乃濕盛而火衰，肝鬱而氣弱，則脾氣受傷，濕土之氣下陷，是以脾精不守，不能化榮血以為經水，反變成白滑之物，由陰門直下，欲自禁而不可得也。治法宜大補脾胃之氣，稍佐以疏肝之品，使風木不閉塞於地中，則地氣自升騰於天上，脾氣健而濕氣消，自無白帶之患矣。」

關於白帶異常的話題，我們以前討論過，這類疾病，在婦人裡是比較多的。很多病人第一反應只想到吃消炎藥，或用外洗劑，把它當成炎症

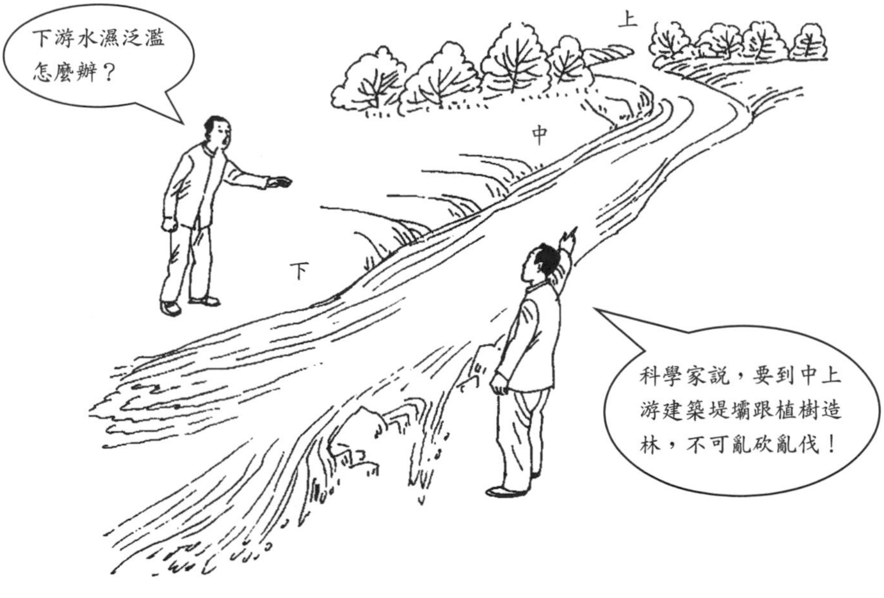
下游水濕泛濫
怎麼辦？
上
中
下
科學家說，要到中上
游建築堤壩跟植樹造
林，不可亂砍亂伐！

來治，一下子把正氣搞虛了，反而導致白帶纏綿不止。這裡有必要再提一下。

老師叫我們去參，陰道搔癢炎症，是不是真的局部有炎症？白帶色白是不是真的只是下焦濕濁重？

有個女病人，二十九歲，白帶量多，如牛乳，腐穢不堪，已有半年多，既用過洗劑，也用過消炎藥，反反覆覆不斷根。

老師說，當看到下游河水渾濁時，你會想到什麼？

我們一下子想到，一定是中上游土壤不固，植被遭到破壞，這樣一下雨，河水裡就夾雜著大量泥沙，像黃河一樣，通通沖到下游去了。

老師說，把人體與大自然相類比去考慮。把上中下三焦，當成河流的上中下三段來調，把渾濁的水看成人體血液渾濁黏稠、帶下臭穢、尿黃濁，把大自然中的土壤看成人體脾胃，把大自然中的樹木看成人體的肝，那麼關於下游河水渾濁你就知道怎麼去治理了。

大家一想，原來不過是在中上游植樹造林、修築堤壩而已。大家一下都明白了，這是中醫最自然的整體觀。

老師就給她開了完帶湯原方原劑量，病人吃完兩次藥，白帶量少了，也不稠了，而且沒那麼臭穢了。

我們看，完帶湯裡頭沒有一味藥是消炎的，更沒有多少藥是去利下焦之濕，大部分藥是建固脾土、疏達肝氣的，建固脾土等於鞏固堤防，疏達肝氣等於植樹造林，這樣堤防牢固，樹木茂盛，再下起大雨來，河水也就不再那麼渾濁了。

再發散開來，現在很多血液病，其實取一個象，可以把它看成血液渾濁。像血黏度高、血脂高，還有血糖高，這些在西醫看來，跟肝、胰腺分不開，而中醫看來卻是肝脾的問題。我們把整個人體血脈迴圈看成河流，河流裡的水渾濁了，不外乎是堤防的土壤不固，或者上游樹木遭到砍伐。這時只需要用些健脾的藥，疏肝的藥，或風藥，固護住土壤，把渾濁之物變爲有用的精血。這樣一想，完帶湯治療的範圍就更廣了，遠遠不止於白帶異常這一疾病。

老師在臨床上對於男性濕濁下注，前列腺炎，還有血脂方面的問題，也會考慮用這個方。這就叫做病機不變，女方男用。

參究提示

1. 治理下焦濕邪爲患，我們要在上游植樹造林、建築堤壩。
2. 植樹造林用的是疏肝之藥或風藥，建築堤壩用的是鞏固脾土的藥。
3. 風能夠勝濕，土能夠制水。
4. 中焦肝脾一調，下焦水濕自治。

94 養人如養花

《黃帝內經》曰：「恬淡虛無，真氣從之。精神內守，病安從來？」

二醜粉，排腸濁；延年壽，要淡泊。

有個小女孩，因爲吃了羊肉串，第二天就開始發燒，她媽媽是任之堂的老病號了，第一時間趕緊帶她來任之堂。

老師一摸脈，發現關尺部鬱滑，明顯腸道有積，積易化熱，便說，把肚子裡的臟東西排一排，燒就退了。

然後直接給她開了一塊錢的二醜粉，叫她拿回去伴點糖吃就可以，不但不苦口，還有點香。

因爲這些二醜粉都是周師傅親自炒香打粉的，對

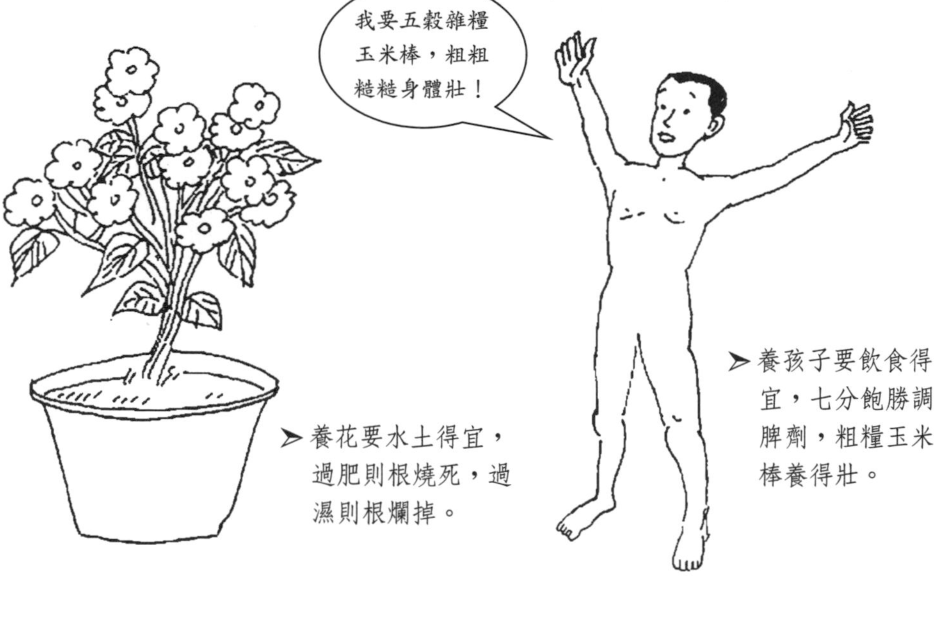
我要五穀雜糧玉米棒，粗粗糙糙身體壯！
➤ 養花要水土得宜，過肥則根燒死，過濕則根爛掉。
➤ 養孩子要飲食得宜，七分飽勝調脾劑，粗糧玉米棒養得壯。

於小兒腸積發熱，能夠起到搗毀病源、撤熱下行的效果。

小女孩的媽媽問，吃多長時間呢？

老師說，很簡單，吃到她大便排出很多臭穢之物時，就可以了。

這小女孩吃完後，當天就拉了很多，燒立即退了。她媽媽說，以前一發燒，送到醫院去折騰，沒有一兩百塊都搞不定，而且燒退了，還要咳嗽個三五天，胃口也不開，現在吃這中藥，燒退了，胃口又好，而且沒有後遺症，這就是我先選擇中醫的原因。

老師隨後交代她說，其實你孩子根本可以不生病的，就是大人們溺愛壞了，小孩子像幼苗，不用施太多肥料，你讓她六腑通調，她反而長得好，你擔心她營養不足，又是雞鴨魚肉，又是烤羊肉，天天這樣吃，好好的身子都給吃壞了。

現在很多小孩子之所以反覆生病，根源就在大人們的餵養不當。孩子的母親又問，以後該怎麼調？

老師說，若要身體安，淡泊勝靈丹。

老師叫大家去參，爲何過度餵養的小孩子總是多病，也生長發育不好？我們就想到陳老養花的道理。

廣東新寧的民間奇醫陳勝征老先生，不僅善於治病，而且善於養花。今年年初，我們跟亮哥、強哥一起開車去拜訪陳老，雖然時間只有一天，陳老給我們看了很多他治病的案例，並跟我們講解思路。最後將要離開陳家大院時，陳老就帶我們去看他在天井種的蘭花，這可是他最得意的蘭花草。

陳老風趣地說，這種蘭花特別難養，只有君子才能養好這種君子蘭。然後陳老跟大家分享他養花的經驗。

原來那些被人扔掉，幾乎將枯死的花木，在陳老手中一樣可以養活，而且從這如何養活瀕死花木裡頭，陳老悟出了養生治病的壽康之道。

那該如何養呢？

陳老就在居民倒垃圾的地方撿出一些病弱枯萎的花木。這些花木很多葉蔓都下垂枯萎卷起，而且根鬚都變黑，甚至腐爛掉了，看起來沒有多少生機了。

確實，如果直接把這些花木種植下去，當然活不了，但陳老他就有技巧，能讓這些花木活過來。他首先拿出剪刀剪掉花草的枝蔓，留下主幹。這樣可以減少水分的揮發，又可以保存養分，去長根鬚。養生也要這樣，減少物欲嗜欲，心中越簡單越清靜。

第二步就是把這些清理乾淨的花草，種植在全部是沙的花盆裡。這沙質看起來貧瘠，不夠肥沃，但它有個特點就是特別疏鬆，透氣非常好，一澆點清水，就立馬滲下去了。這人吶，在病弱期間，絕對消受不了肥膩之物，就像這病花，用上沃土肥料，反而會爛根，讓它清淡通透，卻能夠慢慢把生機養出來。

第三步陳老會用些黑色帶孔的薄膜紙將花草遮蓋住，以防白天強光曝曬，而晚上就把紙拿開。這樣不到十天半個月，那些枯萎的花木枝頭，居然開始冒出嫩芽，呈現一股生發之氣。而此時花木的根鬚，也長出新的白色根來。這時就可以開始適當施肥鬆土了。

這人體的消化道腸道，裡面有很多絨毛狀體，就如同花木的根鬚，所有營養都從這裡吸上來。當人體生病時，特別腸道功能受損時，比如各類腸炎潰瘍，就相當於花草的根部變黑糜爛。這時身體需要的不再是大魚大肉，飽食滿肚，所以生病的人，大多會沒胃口，不想吃東西，讓自己肚子餓一餓，這實際上是身體在自救。

老師常教我們治病要注意順其性，其中順應人體的自救反應，這是最大的順其性。但很多家長卻不明白，想到我這孩子都兩頓沒怎麼吃飯了，心急如焚趕快要送去打點滴，唯恐有半分營養供不上。其實他們不知道病弱的花木更需要清淡的土壤，而排斥太多的營養肥料。有經驗的老農都知道，剛移植的病弱樹木，稍微多下點肥料，就會燒根爛根，最後長不好，這時讓它清淡便是最高明的養生之舉。

所以小孩生病要注重忌口。把好這一關，身體自有強大的自癒機能。醫生只是順其性，用點二醜粉或小柴胡顆粒，幫助條達肝氣，祛除腸道腐濁之物。好像給病弱的花草，剪掉腐爛的根和葉，再澆點清水靜養，讓它們重新生出生發之氣來。只要花木根部不再受累，枝葉又會恢復往日的光彩，只要小孩子腸道不再被污染，身體隨後就會康復。

在離開陳老的家時，我們大受感動，陳老不僅精於醫道，更懂養生之道。我們發現那些能夠行醫一輩子的老中醫，大都是養生界的高手。陳老從養花裡頭，悟到養人之道，而岳美中老先生則從《種樹郭橐駝傳》一文中悟到治慢性病要有防有守之道，這二老雖然地處南北不同，但在醫學領悟上卻是殊途同歸的。

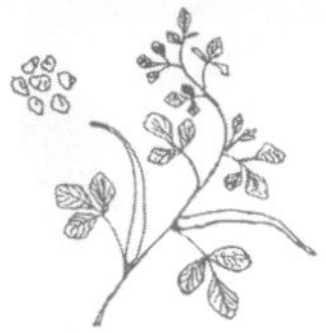

參究提示

1. 壽康之道在淡泊。
2. 吃好吃飽並不代表吃得健康。
3. 健康是七分飽，是粗茶淡飯。
4. 穿棉布衣服的身體舒服，吃玉米棒雜糧的肚子健康少病。

95 潤滑油與除鏽垢

《醫燈續焰》云：「陽主動，陰主靜。」

《靈素節注類編》云：「陽主溫煦，陰主濡養。」

人體關節就像機器輪軸，久了會生鏽，缺乏潤滑油，便屈伸不利，轉動不活，想要治好它，一要點潤滑油，二要除鏽垢。

十堰當地一個老阿婆，七十五歲了，血壓高，口苦、咽乾，膝關節痛，難以行步，最近還咳嗽。

老師說，這麼多問題，我們要分輕重緩急，像高血壓，這老毛病了，西藥先別急著停，口苦、咽乾可以用中藥很快緩解。

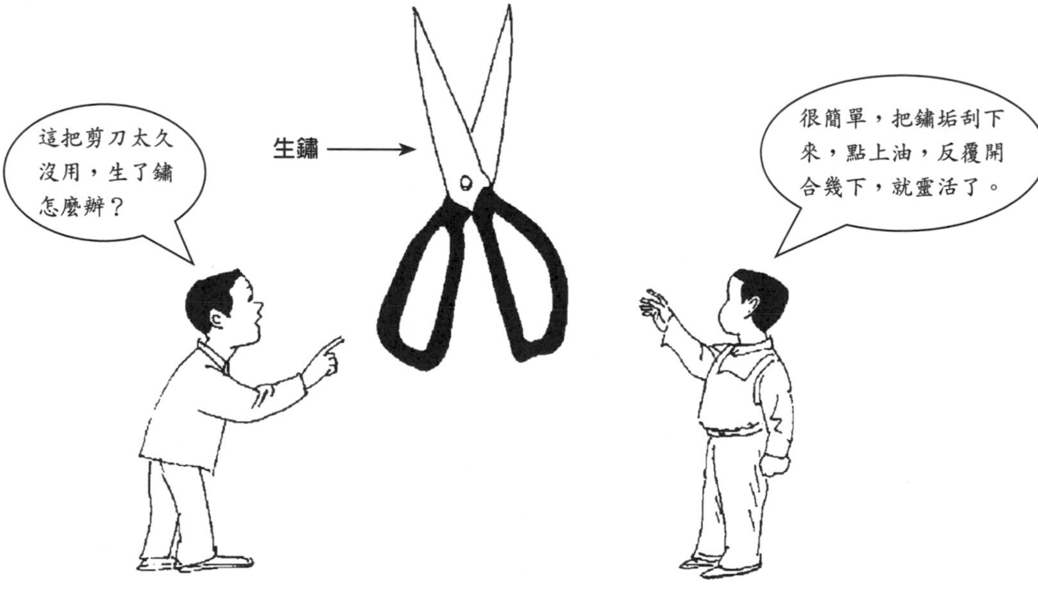
很簡單，把鏽垢刮下來，點上油，反覆開合幾下，就靈活了。
生鏽
這把剪刀太久沒用，生了鏽怎麼辦？

老人家說，那我膝蓋骨痛，上下樓梯都不方便怎麼辦？

老師說，這個也不是大問題，你的膝蓋骨就像老化的機器輪軸一樣，又生鏽，又沒油，它當然轉動不靈活了，把那些鏽給剝掉，再點上潤滑油，它就可以多使用上一陣子。

然後老師就給她開小柴胡湯合胸三藥（枳殼、桔梗、木香），再加生脈飲。

老人家喝完三劑藥，膝關節大好，口苦、咽乾、咳嗽都消失了。

學生們都不解，這藥裡頭，也沒有養筋湯治膝蓋，怎麼她膝蓋關節不痛了，也比以前靈活了？而且方裡頭沒有補肝腎的藥，不是說肝主筋腎主骨嗎，老年人筋骨不靈活，怎麼能繞得開治肝腎呢？

老師笑著說，想到治肝腎，還是五臟的思維，你如果跳出五臟來，那就是陰陽。陰陽就是陰主滋養，陽主推動。你就取一個象，她關節不靈活，缺乏油滋養，我們用生脈飲不就是直接滋養她心肺嘛。心能主血脈，肺能朝百脈，主治節，這心肺得到滋潤，就像天空降甘霖雨露一樣，五臟都能得到滋潤。加上這老年人平時容易心慌氣短，口乾渴，心肺上焦陰液又不足，所以不足以四布肢節，肢節缺乏滋潤，才會不榮則痛。

但滋陰的藥用上去，未必能夠順利地到達關節上去。所以我們要用陽動順氣的藥，把這些陰液膏油散佈到各處去。這就是用小柴胡湯加胸三藥的道理。

肝主疏泄，這老人家口苦咽乾，明顯肝膽經鬱滯；雙關脈鬱，胸部氣機不展。如果沒有這些順氣的藥，那吃進來的生脈飲這些點油滋潤的養其眞之藥，就很容易鬱在胸膈中，被煩熱所消耗掉，還來不及吸收展布到四肢去，就沒了。

所以我們用這氣藥的順達跟這養陰藥的滋養，順性養眞相結合。養眞者，養其不足也，順性者，順其鬱結也，養眞如同潤滑油，順性就像打通鬱結除垢積。這樣水庫放水，溝渠挖通，一下子水就到位了。所以老年人關節僵硬，不靈活，你們用藥不能一味地滋養，也不能夠一味地疏通，疏通要有後續滋養跟上，滋養要有前面疏通開路，這樣通而不傷，養而不膩，可以治病。

參究提示

1. 膝部寒濕長骨刺，就像機器老化長鏽垢一樣，治法不外乎就是點油除鏽垢。
2. 生脈飲可以點油，養筋湯也可以點油，小柴胡湯可以除鏽垢，膝三藥（鹿銜草、小伸筋草、透骨草）也可以除鏽垢。
3. 萬病最終要回歸到五臟上來思考，五臟最終要回歸到陰陽層面上來思考。

96 從爐火添煤看膏方之道

《太氏藥譜》曰：「凡久病、重病和老年性疾病，往往胃氣虛弱，不耐重劑，須從小量、微量開始，欲速則不達，好比奄奄一息的火爐，加煤是必需的，但若多量猛加，反而滅火。如果由微量開始，少添、勤添，很快就能燃燒起來。治病的道理同樣如此，輕可去實，可以理解為以輕治重，輕中出巧，輕中寓速，好比桌上的灰塵，用雞毛撣輕拂即去，若用大掃帚，不僅去塵不淨，反而刻痕留跡。」

治慢性病宜緩，精血虧虛，可用膏方養之。

去年開了不少膏方出去，大多數病人反映整個冬天手腳沒那麼怕涼，人的氣色也紅潤了些，甚至

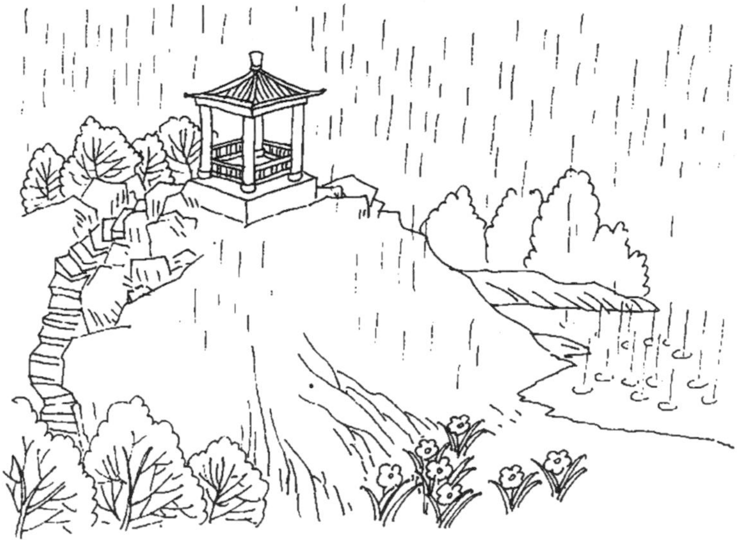

好雨知時節　當春乃發生
隨風潛入夜　潤物細無聲

臉上的斑都變淡消退了。

老師說，對於女性，精血虧虛的，在秋冬季適合吃滋補膏方。春夏養陽，秋冬養陰，秋冬滋潤得好，整年的陰血都好。

有個女病人，三十來歲，去年吃了一次膏方後，臉上斑淡了，冬天手腳不冷了，今年秋天，又特地趕來任之堂，要老師給她再開膏方。

老師摸完她脈說，沒錯，你關尺部細弱，適合吃膏方，雖然說虛不受補，但我們採取慢慢調的思路，用一些平和的中藥，把氣血養起來，身體正氣足，就不怕涼，斑色就消退了。

然後給她開了膏方：

菟絲子	150克	**枸杞子**	150克	**覆盆子**	100克	**五味子**	60克
車前子	100克	**熟地**	150克	**當歸**	150克	**雞血藤**	150克
菊花	80克	**生麥芽**	80克	**炒內金**	80克	**黨參**	150克
銀杏葉	200克	**紅景天**	150克	**竹茹**	250克		

以上藥熬出湯汁後，再加適量的蜂蜜、阿膠，熬到拉絲成線。如果不加些膠類藥或蜂蜜，熬出來的就是藥水糖漿。而加進去後，不斷攪拌，就能形成膏方。

然後老師跟大家說，這膏方用的大多是平和之藥。本身膏膩，不容易消化吸收，像我們用五子衍宗丸作底方，就比較平和。

膏方主要以養其眞爲主，但要讓裡頭的藥性轉起來，還要適當加些順其性、降其濁的藥，比如生麥芽順其性，炒內金、竹茹降其濁，這樣膏方吃進去，在脾胃中焦才能運得開。如果脾胃都吸收不了，那膏方就不能發揮效果。而且膏方不要隨便放那些苦寒、難喝的藥，這本身是長期吃、養氣血的，如果口感不好，叫病人怎麼消受。

這一料膏方一般可以吃兩個月左右，每次只吃那麼一調羹。老師要大家回去參，虛不受補的病人，要怎麼幫他補起來？爲何膏方在感冒還有月經期間要少吃？

我們一想，這膏方是在打持久戰。就像大自然中瓢潑大雨，暴下如注，結果水都流走了，不能濕透到地底三尺去。但如果下的是牛毛細雨，那點點滴滴都鑽進地裡去了，直接滲到地底三尺中。所以下暴雨，挖到深層土中去都是乾的，但下牛毛細雨，挖下去都是濕的。

從這個象裡頭，我們可以體會到，大補不如小補，快補不如慢補。很多虛不受補就是心太急了，想一下通過營養補藥來提高身體精力。殊不知這種想法就好比想用大雨淋濕地底一樣不現實。因爲本身身體虛了，消化食物、藥物的功能就減退，身體耐不住重劑，就像燃燒的火爐一樣，必須加煤才能一直燒下去，但如果加得太厲害，反而把火給滅了。所以要慢慢來，從小量增加，才能夠燃起熊熊大火。

老師秋冬天開滋補膏方的思想，就是取象於灶爐中添火的原理，要讓病人少量頻服，而不是一下子喝完。知道怎麼樣服食，有時遠比服食什麼更重要。就像懂得吃飯的人，細嚼慢嚥，專心致志，吃一碗飯，配著青菜蘿蔔，身體精力可能比那些不懂得吃的，狼吞虎嚥，三心二意，吃著滿漢全席的人還強壯。

至於為何感冒期間要少吃膏方，這就好理解了，感冒是要給邪以出路，膏方是收斂的，會滯住邪氣。月經期間也要少服膏方，因為月經是向下排瘀血，膏方是向裡、向內收的，會阻礙身體排瘀血，在月經期間服膏方不符合順其性的要求。

參究提示

1. 形不足者溫之以氣，精不足者補之以味。
2. 膏方味厚以養其真為主，秋冬養陰，所以以五子衍宗丸配合熟地、當歸或巴戟天、大雲、制首烏等味厚之品，助其封藏。
3. 膏方的服用是持之以恆的，每天一兩調羹，吃上一兩個月，到冬天手腳就暖和起來了。

97 舌裂與乾旱

《黃帝內經》曰：「心主舌……在竅為舌。」

《千金要方》曰：「舌者心之官，故心氣通於舌。」

有個老阿婆，六十七歲，舌面乾裂、痛，整整有半年多，多處就醫不效，經人介紹，來到任之堂。

她兒女陪她過來，老師叫她伸出舌頭來看看，明顯舌面乾裂，舌尖紅。

老師再摸摸老阿婆的雙手，熱燙熱燙的。一聞，口氣也重。

老阿婆的子女們問，這是怎麼回事

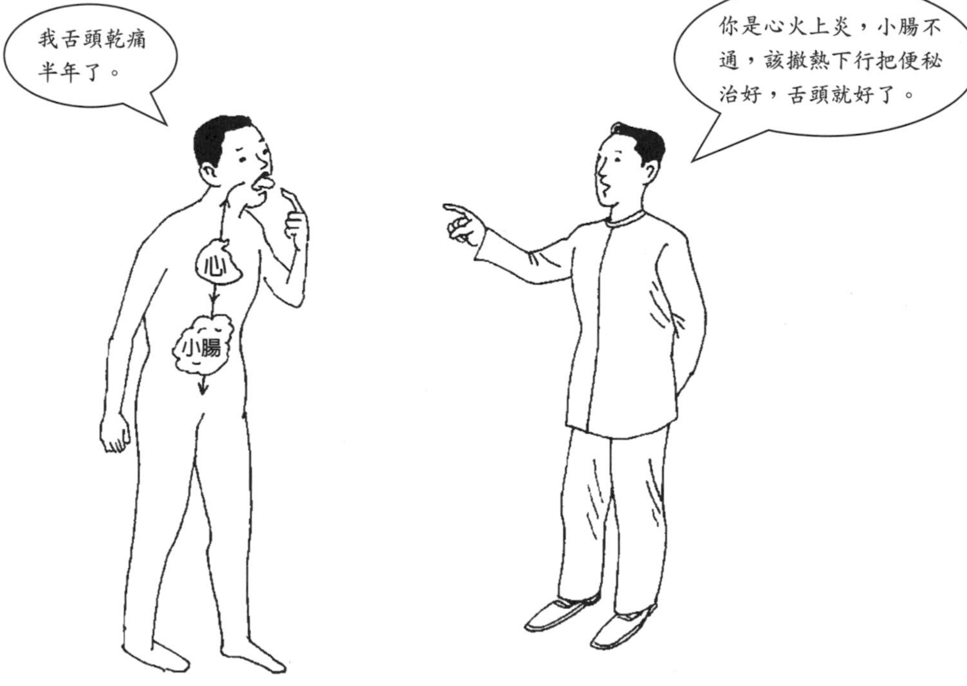
我舌頭乾痛半年了。
你是心火上炎，小腸不通，該撤熱下行把便秘治好，舌頭就好了。
心
小腸

呢，爲什麼舌面乾裂至此呢？

老師說，是不是老跟老伴吵架啊？她這脈象雙寸脈都偏數，手心又熱燙得很，舌面乾裂，就像莊稼地一樣，天上久不下雨，地面上都乾旱了，大地得不到水的滋潤，都乾裂了，像這種症狀就需要滋陰降火。

子女說，以前也吃了不少清熱降火的藥。

老師說，要看是降哪個臟腑的火，如果吃降心經之火的藥就好得快，還有她腸道也堵得厲害，不把腸道通開，下面火也降不下去。

子女說，對，老人家正有便秘的毛病。

老師說，是這樣的，火不能往下走，它就往上竄。所以這個要用通腸六藥（火麻仁、豬甲、艾葉、苦參、雞屎藤、紅藤）在前面開道，再用導赤散，把舌頭心經之熱火往下引導。方藥爲：

竹葉 5克	生地 10克	木通 10克	生甘草 8克
火麻仁 20克	豬甲 5克	艾葉 5克	苦參 5克
雞屎藤 30克	紅藤 20克	麥冬 10克	蒲黃 10克

3劑

老阿婆吃完藥後，口乾舌裂大減，本來心裡焦躁得慌，手掌也熱乎乎的，服藥後，這些中上焦的浮火，隨著二便都往下撤了。如同乾旱的大地突然下起一場雨，這樣土得滋潤，熱火便消。

然後老師叫大家去參兩點，一個是舌爲心之苗，一個是心與小腸相表裡。

中醫就是這樣，看到表面現象就知道臟腑虛實，舌紅赤、乾裂，說明心經有熱；心經有熱，再往下去發掘，就知道大便乾結、小便黃赤，所以用導赤散導小便黃赤，用通腸六藥通大便乾結。

故二便通利，諸症得減。

這一個導字很值得研究，爲何它叫做導赤散？這四味藥並沒有大清大瀉之意，而是很巧妙地導上焦之火熱，入下焦小腸膀胱排出去。人體熱氣本是好東西，只是因爲該降的降不下來，該升的升不上去，所以才出現煩熱熾盛。

中醫治病就像交警指揮交通一樣，在關鍵的十字路口，壅堵之處，指導南來北往的車，使車子各行其道，交通事故就少。浮火上擾，就把它向下引導；腸道不通暢，就讓它暢通，疾病就可以好。按照《傷寒論》上的說法就叫做「知何部不利，利之即癒」。

參究提示

1. 上病下取。
2. 心火通過舌竅發出來。
3. 心與小腸相表裡，想撤心火下行，就要釜底抽薪，從下面小腸消滅積滯化火之象。

98 脾是水堤防

《黃帝內經》曰：「五臟化液：心為汗、肺為涕、肝為淚、脾為涎、腎為唾。是為五液。」

又曰：「脾主口……在竅為口。」

小孩汗症，從心論治；鼻流清涕，從肺論治；迎風流淚，從肝論治；口角流涎，從脾論治；唾痰不止，從腎論治。

有一次碰到反覆流口水的小孩子，老師便問，這口水歸哪個臟管啊？我們第一反應是，歸腎臟管吧？

老師說，你們再想一下。

後來一想，原來口中流的涎水歸脾臟管，吐唾才歸腎臟管。

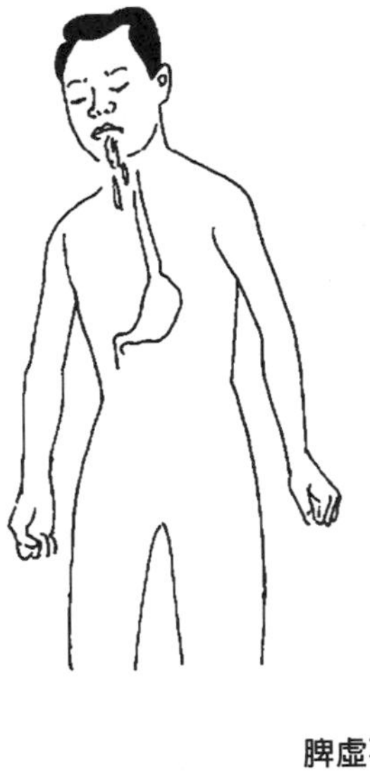

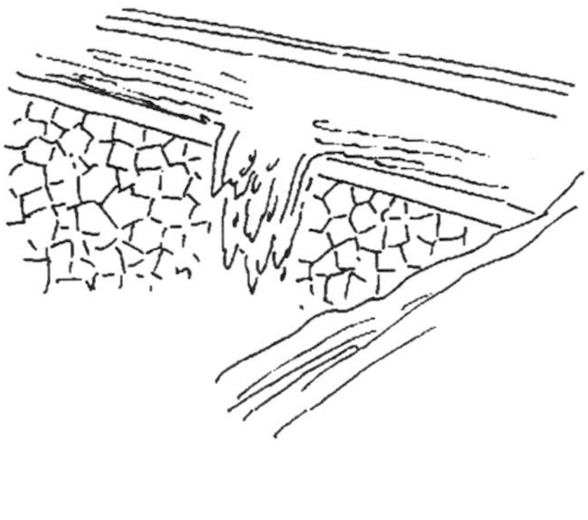

脾虛不制水，補脾土，口水除

正好，又有個三歲小孩過來，他奶奶說，這孩子成天都流口水，該怎麼辦？

老師說，這個好辦，流的是清水，從口中出，脾開竅於口，明顯是脾虛，不能運化統攝。

於是就開理中湯加味，方藥為：

1劑

紅參 10克	**炒白朮** 10克	**乾　薑** 10克	**炙甘草** 8克
芡實 10克	**蓮　子** 10克	**雞屎藤** 20克	**木　香** 15克
茯苓 15克			

這一劑藥是三天的劑量，熬成三半杯，給小孩子每天喝上半杯。三天藥喝完，小孩子口水淋漓的症狀就消失了。

為什麼這麼快呢？

我們可以看一下，口角流涎其實就是水滑苔的加重，水滑苔不正反映著脾虛濕盛嗎？中醫認為脾主運化，《黃帝內經》又說，諸濕腫滿，皆屬於脾。不管是嘴角裡面的水液泛溢，還是皮膚表面的濕疹，或者腳下的水泡，抑或者臟腑裡面的積液，這些都可以看成水濕，水濕就離不開健運脾土，以助運化，變濕氣為津液，周流全身，為我所用。

老師說，你們參參，這濕我們為什麼不輕易把它利掉呢？

原來體虛濕盛，利濕之後，又會再生出來。只有把中土健固，使不再生濕，才是治濕之道。古代的醫家把脾臟比喻成人體的攔河壩，如果攔河壩出現決口，水濕四處蔓延，不斷地疏導，永遠疏導不乾淨，還必須從源頭上去治理。當把攔河壩修好後，那些滲出來的多餘水濕自動都會運化掉。

這就是我們用理中湯治療小兒口角流涎的原因，用它的目的就是鞏固堤防。而我們讀《傷寒論》時，最後一篇有一句條文說：「大病瘥後，喜唾，久不了了，胸上有寒，當以丸藥溫之，宜理中丸。」

這段話告訴我們，溫補脾陽，可以治療口中吐稀痰或流涎。所以我們常用理中湯的思路，治療很多病後打點滴，水飲不化，咳痰的小孩子。結果發現脾陽一振作，水濕一化，病就好得快，不然咳嗽半個月都恢復不過來。

參究提示

1. 諸濕腫滿，皆屬於脾。
2. 脾開竅於口。
3. 土能制水。

99 瓦斯與養生

《黃帝內經》曰：「壯火之氣衰，少火之氣壯。壯火食氣，氣食少火。壯火散氣，少火生氣。」

我們剛來富康社區時，社區買的瓦斯桶都是新的，正常來說起碼可以用到兩個月，但用了一個多月，它就沒氣了。

老闆來換桶時，我們問他是怎麼回事，爲何以前都能用兩個多月，現在只能用一個多月，是不是瓦斯充少了？

他說，不是的，你們家瓦斯爐那裡，有地方可以調節。你們用久後，這個火都偏大，同樣炒菜，用太大火，就是浪費。你們只需要調到適中即可，既能炒好菜，也不浪費氣。

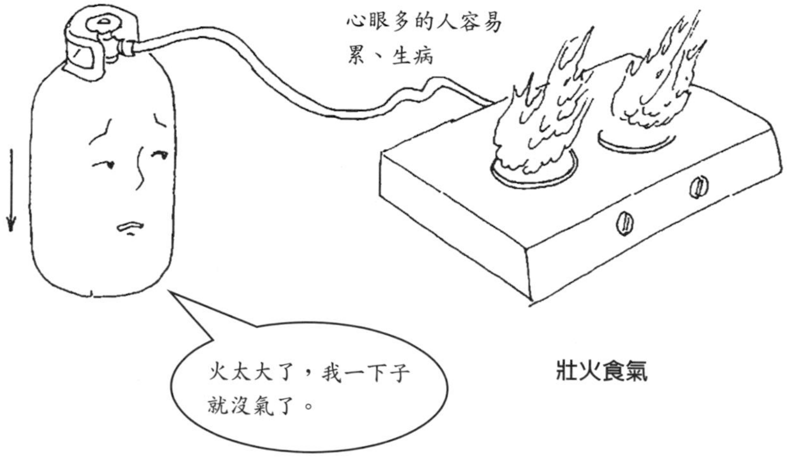
心眼多的人容易
累、生病
火太大了，我一下子
就沒氣了。

壯火食氣

然後他就幫我們調了。後來再用瓦斯時，果然用了兩個月。我們從這裡想到了中醫之道。老師常說，壯火食氣，少火生氣。火太大，人就很容易累，所以老發脾氣、性格要強的人，其實臟腑裡面精血都不夠用，消耗得很厲害。

有個病人，肝脈弦硬，脾氣大，晚上失眠，每天還沒下班就開始疲憊勞累，腿都沉重，不聽使喚。

他問老師是怎麼回事，是不是衰老了？

老師說，不是的，壯火食氣，你脾氣、火氣太大了，消耗了大量元氣，你只要把脾氣收斂一點，人家高聲，我小語，人家煩惱，我清靜，人家急躁，我不怒……處於少火生氣狀態，自然精充神滿，氣力過人。

然後老師就給他開了梔子淡豆豉湯合升降散，再加生脈飲。結果，他喝完藥後，人不煩躁了，晚上睡覺一下子就安穩了很多，而且上班疲累感也消失了。

老師說，你們要回去好好參參這壯火食氣的道理。現代很多人有疲勞症候群，做事沒幹勁，顯出一派虛象。他們的營養並不見得比常人少，但爲何容易疲累呢？這虛的背後是什麼？你們要把這道理想通。

原來這是壯火食氣、氣陰兩虛。壯火食氣，用梔子淡豆豉湯或升降散，把火氣調小下來，那同樣量的精血就耐燒。氣陰兩虛，用上養氣陰的生脈飲，這樣人就不容易勞累了。

後來，我們又去看相關的養生書，其中《三元延壽參贊書》上有段話講得很妙，曰：

「人生大期，百年爲限，節護之者，可至千歲，如膏之小炷與大耳。眾人大言而我小語，眾人多煩而我少記，眾人悖暴而我不怒，不以人事累，意淡然無爲，神氣自滿，以爲不死之藥。」

這養生典籍上把人比喻成膏油，就好像瓦斯桶裡的瓦斯。每個人先天稟賦都是有限的，有人多，有人少，但決定活得長短的還有後天的活法，是在拼命消耗，還是有所節制。若揮霍無度，便是再多的先天稟賦也不夠用，懂得開源節流，即便是體虛病多，也可以耐老延年。這就是後天的修養，遠遠要比先天稟賦更重要的道理。

一桶瓦斯能用多久，關鍵看是否恰到好處地用，不過用，不過於浪費火力。

參究提示

1. 氣虛不能見虛就補，要看是爲什麼虛。如果是鬱悶而虛，當解其鬱；如果是激動急躁而虛，當緩其急；如果是過度勞累而虛，當減其勞。這樣用藥就能針對疾病的根本。
2. 現代人很多虛證，都是由於脾氣大、急躁、焦慮、容易激動，把身體的火一下子調到很大，一天還沒過到一半就勞累了。就像一桶瓦斯，調中火，可以用一個月，調超大火，只能用半個月。這叫壯火食氣。

100 從天地人三才觀看皮膚病外洗方

《黃帝內經》曰：「傷於風者，上先受之，傷於濕者，下先受之。」又曰：「其高者，因而越之，其下者，引而竭之。」

皮膚濕疹，看似小問題，治療起來，常常反覆難癒，因爲它不像治表濕那麼簡單。這濕邪可夾風而爲風濕，到處都發；可夾寒爲寒濕，痛癢難耐；也可在局部變爲鬱熱，皮膚流血水不止。

那該怎麼治呢？

思路肯定不局限於某一邪氣，必察全域而統觀之，察其五臟六腑之升降出入。俗話說，

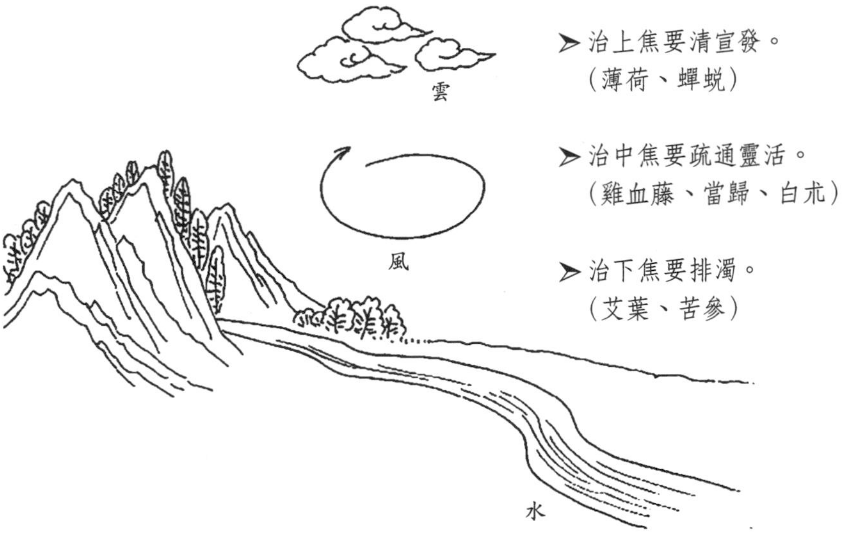
雲
風
水
➤治上焦要清宣發。
（薄荷、蟬蛻）
➤治中焦要疏通靈活。
（雞血藤、當歸、白朮）
➤治下焦要排濁。
（艾葉、苦參）

皮膚病這樣治，五臟六腑也是這樣治

不謀萬世者不足以謀一時，不謀天下者不足以謀一域。所以即便是皮膚病，眞正的傳統中醫也要從天人合一的整體觀裡取得思路，從全域去治理。

一位病人，女，四十多歲，二〇〇三年就開始皮膚開裂，手指部起硬皮，一活動、運動、洗衣服後，開裂就加重，流出血水，又痛又癢，眞是血肉模糊。

這病一直伴著她十餘年，這次老師看後說，病雖複雜，我們可以給她開個外洗方，用天地人三才觀的思路，先把她的風濕鬱熱，該往皮表透的透發出去，該往下滲的滲出去，再把中間氣血培補壯大起來，看看如何，於是開方。

方藥爲：

薄荷 30克	蟬蛻 20克	雞血藤 50克	白朮 40克
當歸 30克	艾葉 30克	苦參 30克	3劑

一劑藥煎水可以泡個兩三天。

結果，病人六月份開的方子，回去泡手後，皮膚濕疹基本全收口了。這次十月份再過來看病時，是看另外的疾病了。

老師說，這個方子不錯，可以成爲協定方。你們回去參參，這個湯方裡頭，是如何體現中醫治病的整體觀，天地人合一的思路？

原來人體的皮膚也要分爲天地人三層。濕氣藏在最下一層，這叫濕傷於下。艾葉、苦參這兩味藥，能夠燥濕清熱，除濕於下，是地部用藥。而薄荷、蟬蛻，是疏風透熱之藥，這風邪就傷於上，傷於皮膚最外一層，此二藥是天部的用藥，要輕靈，能夠把浮風散出去，這樣風癢就會止住。然後是中間人部的用藥，有雞血藤、當歸、白朮，主要是流通氣血，把肉給補回來。這局部損傷必伴隨氣血受創，血脈不通，不通所以會痛，開裂後局部流血水，要讓它長回來，就需要加用局部益氣活血之藥，以助正氣把邪濁托透出來。

這樣，三組藥分天地人，天清地濁人要活。天部用藥要輕靈，多用風藥，將在皮表的邪氣發越出去；地部用藥要重濁，多用除濕藥，將在肌肉深層的伏濕清除出去；人部用藥要靈活，多用藤類藥，取其靈活走竄之意，並且可以調和氣血，疏通培補中間的損傷。這樣從天地人三才觀出發來治這皮膚濕疹，便得以打開思路，取得療效。

可見中醫治病的思路是多麼開闊，絕不拘泥於局部止痛止癢，而是在人體大環境中去調風、調濕、調熱、調氣、調血，這樣整體環境調和，人體便趨向健康，故曰：

調病必從五臟觀，治疾不離天人地。
內外調節皆一理，著重看的是整體。

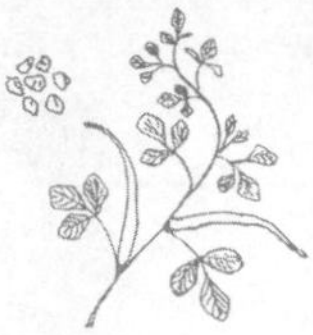

參究提示

1. 皮膚濕疹要治水。
2. 皮膚搔癢要治風。
3. 治水要治脾，治風要治血。
4. 血行風自滅，濕毒撤走，皮膚不開裂。

【後記】
醫門實修文

書法、京劇、武術、中醫都是中華文化。書法有著深厚的文化精神底蘊；京劇的獨特神韻深入民心；武術強身健體強我中華；中醫一根針一把草，解除人民困苦病痛，與廣大民眾生活息息相關。四者雖然表現形式不同，但要求修學者所用的工夫都是一致的，都需要深入去學習，甚至花一輩子時間去參究。

反覆地參究琢磨，不僅是一種精神，更是做任何事情不可缺少的功夫。比如書法家王羲之，他練習書法時，常常進入凝神苦思、廢寢忘食的狀態。即使是吃飯走路，他也一邊思考字的結構跟氣勢，一邊還在衣服上以指代筆來回書寫，年深日久，衣服都被劃破了。甚至晚上休息時，躺在床上他也在琢磨，以床板爲紙書寫不已，久而久之，床板都被劃得入木三分。

相傳有一次他在聚精會神練字時，家人端來熱騰騰的餃子跟醋蒜醬給他，催他趁熱吃。他隨口應了，又繼續揮毫疾書，當他想到要吃時，隨手拿餃子蘸到墨盤裡就往嘴裡塞。原來他把墨汁當成醋蒜醬，弄得滿嘴黑墨，家人都笑他是書癡。正因爲這股癡勁，這股反覆參究的精神，使得他門前池塘因爲洗毛筆硯臺，都被洗成「墨池」了。而被他寫禿的筆，可以堆成一個筆塚。

許多人只看到名家的光環，沒看到他背後勤學苦練、反覆參究的毅力與精神，不凡之人必有不凡之處。所以曾鞏在《墨池記》中說，以精力自致者，非天成也。

醫理的頓悟過程，也需要這漸悟的積累。現在我們學習中醫，一不缺乏書籍知識，二不缺乏師長教導，其實最缺乏的還是個人的反覆參究功夫。工夫到，鐵杵磨成針，制心一處，無事不辦。就像以火燒水一樣，火再大，如果一下間斷了，水也煮不開。火雖小，但持續燒之不斷，文火也可煮沸水，凡事貴在「專、恆」二字。

人心專，石山穿。參究一個醫理話頭也是這樣。《慎齋遺書》的作者周慎齋在賞月中領悟到陰陽之理。傳說，慎齋中年得了中滿之證，遍訪名醫乏效。他腹中脹滿，胸中憋悶，如同陰霾久久不散。一夜，在庭院中賞月，突然烏雲遮月，他立刻感到心胸鬱悶，隨後清風徐來，烏雲散盡，皓月當空，他頓覺胸中亦爲之舒暢，於是頓悟：

烏雲爲陰，風爲陽。陽氣通暢，陰雲消散。凡人體生病之處，皆是陽氣不到，陽氣一到，病邪立跑。

於是他隨即擬方和中丸，溫中和陽，疏通氣機，服藥後胸悶腹脹遂癒。這也給我們後人以啓發，治療胸痹悶脹，要取一個天地之象，用一些造陽光通氣機的湯藥。由此，你再去領悟仲景治胸痹的方子，便豁然開朗。

一個話頭常掛胸中，在觀察天地風雲時，都能領悟到天地陰陽之理，從而應用於實踐，這也是傳統儒醫的格物致知的功夫。

老師常跟大家提到九個字：上觀天，下觀地，中觀人。

醫道的琢磨要放到大自然中去琢磨參究，這樣你的思路就會大開大合，學中醫就能學出大氣象來。但凡世界上好的東西，都需要一番刻骨銘心的追求，需要反覆地積累，醫之道更是如此。所以我們輯成下面這篇《醫門實修文》，希冀大家不獨領悟醫道中片言隻語，更能將這參究精神貫徹終身。那麼無論在任何行業任何崗位上，我們都會沒有遺憾。文曰：

無論初學久修，一入醫門，必須勤求古訓，博采眾方，待人誠懇，遇事不慌，一切言動，都要安詳。

讀書臨證，必須日有一得。如春日之苗，不見其增，日有所長；修心養性，貴在夜省一失，如磨刀之石，不見其損，日有所減。這樣學問日增，心性夜長，誠可謂君子博學而日三省乎已，則智明而行無過矣。

從朝到暮，從暮到朝，皆有早晚課，風雨無阻，不令間斷，長期口誦，薰陶受持，心性必有大明之時。

行住坐臥，穿衣吃飯，心存一話頭，反覆參究，細細琢磨，或心思之，或身行之，醫道必有頓悟之日。

這般博極醫源，精勤不倦，心思志在聖賢，所學用於民間，臨證應變，實踐檢驗。如此岐黃道統，如花葉遞榮，山勢延綿，仲聖心印，若木有根本，水有泉源。如是則醫門龍象，國之棟樑，便代不乏焉。

衆生系列　JP0184X

醫經心悟記——中醫是這樣看病的

作　　者／曾培傑、陳創濤
責任編輯／劉昱伶
業　　務／顏宏紋

總 編 輯／張嘉芳
出　　版／橡樹林文化
城邦文化事業股份有限公司
104 台北市民生東路二段 141 號 5 樓
電話：(02)2500-7696　傳眞：(02)2500-1951
發　　行／英屬蓋曼群島商家庭傳媒股份有限公司城邦分公司
104 台北市中山區民生東路二段 141 號 2 樓
客服服務專線：(02)25007718；25001991
24 小時傳眞專線：(02)25001990；25001991
服務時間：週一至週五上午 09:30 ～ 12:00；下午 13:30 ～ 17:00
劃撥帳號：19863813　戶名：書虫股份有限公司
讀者服務信箱：service@readingclub.com.tw
香港發行所／城邦（香港）出版集團有限公司
香港灣仔駱克道 193 號東超商業中心 1 樓
電話：(852)25086231　傳眞：(852)25789337
Email: hkcite@biznetvigator.com
馬新發行所／城邦（馬新）出版集團【Cité (M) Sdn.Bhd. (458372 U)】
41, Jalan Radin Anum, Bandar Baru Sri Petaling,
57000 Kuala Lumpur, Malaysia.
電話：(603) 90578822　傳眞：(603) 90576622
Email：cite@cite.com.my

內　　文／歐陽碧智
封　　面／兩棵酸梅
印　　刷／韋懋實業有限公司

初版一刷／ 2021 年 8 月
二版一刷／ 2022 年 7 月
ISBN ／ 978-626-96138-7-8
定價／ 480 元

城邦讀書花園
www.cite.com.tw

國家圖書館出版品預行編目（CIP）資料

醫經心悟記：中醫是這樣看病的 / 曾培傑，陳創濤著．-- 二版．-- 臺北市：橡樹林文化，城邦文化事業股份有限公司出版：英屬蓋曼群島商家庭傳媒股份有限公司城邦分公司發行，2022.07
面；　公分．--（衆生；JP0184X）
ISBN 978-626-96138-7-8(平裝)

1.CST: 中醫

413.1　　111008974

廣 告 回 函
北區郵政管理局登記證
北 台 字 第 10158 號
郵資已付 免貼郵票

104 台北市中山區民生東路二段 141 號 5 樓

城邦文化事業股份有限公司

橡樹林出版事業部 收

請沿虛線剪下對折裝訂寄回，謝謝！

|橡|樹|林|

書名：醫經心悟記——中醫是這樣看病的 書號：JP0184X

橡樹林文化

讀者回函卡

感謝您對橡樹林出版社之支持，請將您的建議提供給我們參考與改進；請別忘了給我們一些鼓勵，我們會更加努力，出版好書與您結緣。

姓名：＿＿＿＿＿＿＿＿＿＿ □女 □男 生日：西元＿＿＿＿＿年

Email：＿＿＿＿＿＿＿＿＿＿＿＿＿＿＿＿＿＿＿＿

● 您從何處知道此書？

□書店 □書訊 □書評 □報紙 □廣播 □網路 □廣告 DM □親友介紹

□橡樹林電子報 □其他＿＿＿＿＿＿

● 您以何種方式購買本書？

□誠品書店 □誠品網路書店 □金石堂書店 □金石堂網路書店

□博客來網路書店 □其他＿＿＿＿＿＿

● 您希望我們未來出版哪一種主題的書？（可複選）

□佛法生活應用 □教理 □實修法門介紹 □大師開示 □大師傳記

□佛教圖解百科 □其他＿＿＿＿＿＿

● 您對本書的建議：

＿＿＿＿＿＿＿＿＿＿＿＿＿＿＿＿＿＿＿＿

＿＿＿＿＿＿＿＿＿＿＿＿＿＿＿＿＿＿＿＿

＿＿＿＿＿＿＿＿＿＿＿＿＿＿＿＿＿＿＿＿

＿＿＿＿＿＿＿＿＿＿＿＿＿＿＿＿＿＿＿＿

＿＿＿＿＿＿＿＿＿＿＿＿＿＿＿＿＿＿＿＿

非常感謝您提供基本資料，基於行銷及個案管理或其他合於營業登記項目或章程所定業務需要之目的，家庭傳媒集團（即英屬蓋曼群商家庭傳媒股份有限公司城邦分公司、城邦文化事業股分有限公司、書虫股分有限公司、墨刻出版股分有限公司、城邦原創股分有限公司）於本集團之營運期間及地區內，將不定期以MAIL訊息發送方式，利用您的個人資料於提供讀者產品相關之消費與活動訊息，如您有依照個資法第三條或其他需服務之業務，得致電本公司客服。

我已經完全瞭解左述內容，並同意本人資料依上述範圍內使用。

＿＿＿＿＿＿＿＿＿＿（簽名）

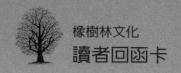